Andrew Weil

La felicidad
te está esperando

WITHDRAWN

URANO
Argentina – Chile – Colombia – España
Estados Unidos – México – Perú – Uruguay – Venezuela

Título original: *Spontaneous Happiness*
Editor original: Little, Brown and Company, New York
Traducción: Martín R-Courel Ginzo

1.ª edición Noviembre 2013

La presente obra se limita a ofrecer información. No pretende sustituir las recomendaciones de los profesionales de la medicina. Cualquier uso que se haga de la información incluida en este libro es responsabilidad del lector. La autora y la editorial no son responsables por ningún concepto ni directa ni indirectamente del uso o la aplicación de la información proporcionada en este libro. Solicite el consejo de un profesional de la salud para su caso concreto.

Copyright © 2011 by Andrew Weil, MD
All Rights Reserved
© 2013 de la traducción *by* Martín R-Courel Ginzo
© 2013 *by* Ediciones Urano, S.A.
Aribau, 142, pral. – 08036 Barcelona
www.edicionesurano.com

ISBN: 978-84-7953-844-6
E-ISBN: 978-84-9944-644-8
Depósito legal: B-23.585-2013

Fotocomposición: Ediciones Urano, S.A.
Impreso por: Rodesa, S.A. – Polígono Industrial San Miguel – Parcelas E7-E8
31132 Villatuerta (Navarra)

Impreso en España – *Printed in Spain*

Índice

Introducción

A principios de la década de 1970 vivía en Colombia, dedicado al estudio del uso de las plantas medicinales y psicoactivas por los nativos. Durante mi estancia, realicé numerosos viajes al departamento de Vaupés, en la cuenca del Amazonas, para visitar a la tribu de los indios cubeo. Para llegar allí, tenía que descender en coche desde los más de 2.400 metros sobre el nivel del mar de la capital, Bogotá, hasta una ciudad de las llanuras orientales, más bajas y calurosas, y coger un avión de carga hasta el minúsculo pueblo fronterizo de Mitú, ya en el bosque húmedo. Desde allí, todavía me quedaba un viaje de medio día en lancha motora hasta la aldea de los cubeo. El clima era implacablemente caluroso y húmedo, y una vez en la aldea, disponía de una variedad harto limitada de comida y bebida. Cuando no andaba entrevistando a los cubeos o acompañándolos en sus excursiones por el bosque húmedo, me tiraba las horas tumbado en una hamaca bajo una mosquitera, generalmente fantaseando con bebidas heladas.

En concreto, era incapaz de dejar de pensar en mi bar de zumos favorito de la céntrica Séptima Avenida de Bogotá y en las deliciosas bebidas heladas que servía a base de mezclas de frutas frescas, tanto conocidas como exóticas. Uno que me resultaba irresistible siempre que andaba cerca del establecimiento era el *jugo de maracuyá*,* hecho con una variedad del

---

* En español, en el original, así como el resto de cursivas del pasaje. *(N. del T.)*

fruto de la pasión al que añadían la cantidad justa de azúcar para contra-
rrestar su acidez natural y la proporción exacta de hielo picado. Habría
dado lo que fuera por saborear uno allí tumbado en la hamaca de la jungla,
sediento y sudoroso y sin otra cosa que beber que agua hervida o té tibios
o la bebida agria parecida a la cerveza (*chicha*), también templada, que los
indios elaboraban a partir de un tubérculo de textura harinosa. Imaginaba
que con tal de poder tener aquel zumo frío allí y entonces, sería inmensa-
mente feliz.

Llegado el momento de abandonar la aldea de los cubeo, mis planes de
visitar el bar de zumos eran ya una obsesión. Me imaginaba cogiendo un
taxi para ir allí directamente en cuanto pusiera el pie en Bogotá, pero ¿qué
me tomaría primero? ¿Debería tirarme directamente a por la bebida de
fruta de la pasión de mis sueños, o acrecentar mis expectativas y placer
empezando con un granizado de mango fresco? ¿O tal vez con un batido
de piña y coco? A lo largo de todo el viaje —río abajo en el barco, durante
lo que se me antojaba una noche interminable en la pensión de mala muerte de Mitú, en el avión de carga (que había perdido su puerta) y el largo
viaje por carretera hasta Bogotá— sólo era capaz de reflexionar sobre la
felicidad que me aguardaba. Pero cuando la carretera empezaba a ascender
por las estribaciones de los Andes hacia la altiplanicie de la capital, sentía
que mis expectativas se desvanecían mientras la realidad se colaba en mis
fantasías. A medida que el viaje avanzaba, el tiempo se iba enfriando cada
vez más, y cuando llegaba a las afueras de Bogotá me encontraba en medio
de la niebla gélida y húmeda que envuelve a menudo a la ciudad. Cuando
estaba en la jungla y no podía conseguirlo, había deseado mi bebida hela-
da; ahora que estaba a punto de tenerla, ya no tenía calor ni estaba sediento y casi no me apetecía. Cuando llegaba, estaba más interesado en regis-
trarme en un hotel y ponerme ropa de abrigo que en ir al bar de los zumos.
Y cuando sentía que la posibilidad de la satisfacción se evaporaba, mi decepción se agravaba al darme cuenta de la idiotez de mis fantasías y mi
propensión a permitirme ser feliz a condición de conseguir algo no disponible en el aquí y el ahora.

El psicólogo de Harvard Daniel Gilbert ha dedicado más de un decenio a estudiar la pésima aptitud de los seres humanos para predecir qué acontecimientos futuros les harán felices. Una de las conclusiones de Gilbert es que tendemos a ignorar la magnitud en que el contexto futuro —en mi caso el cambio de clima con el que me encontraba— devalúa el potencial de felicidad de la meta perseguida, como puede ser el caso del refrescante *jugo*. A este respecto, la ciencia confirma el consejo de los santos y los sabios de todas las épocas: el bienestar emocional ha de provenir de dentro, porque alcanzar las metas externas conlleva frecuentemente una decepción.

A todas luces, en la actualidad hay mucha gente infeliz. Oigo muy a menudo la frase: «Estoy deprimido» —de pacientes, amigos, colegas, conocidos y extraños—, y en más de una ocasión yo mismo la he pronunciado. Pero ¿a qué se refieren las personas cuando dicen que están deprimidas?

Para algunos, no es más que una manera de describir un mal día, el desánimo que les causa el clima o la derrota de su equipo favorito; otros están admitiendo que padecen una enfermedad mental crónica que puede menoscabar su salud. Entre medias, se sitúa un amplio espectro de estados de ánimo y emocionales negativos, que incluyen la tristeza, el pesimismo y la incapacidad para experimentar placer o mantener el interés en los aspectos de la vida gratificantes y potencialmente dichosos.

La raíz del significado del verbo «deprimir» es «hundir, meter en lo hondo». Estar deprimido es tener el ánimo o la moral abatidos. ¿Y quién o qué provoca ese hundimiento? ¿Y cómo podemos definir «abajo» como no sea en relación a otra cosa? ¿Cuál es el equivalente emocional al nivel del mar, ese punto desde el cual pueden medirse todas las posiciones por encima o por debajo? ¿Y nos sentimos mejor situados cerca de ese nivel o deberíamos esforzarnos en mantenernos por encima?

Todas estas preguntas me interesan sobremanera en mis esfuerzos continuados tanto por aceptar los cambiantes contornos de mis propias emociones, como por entender las razones de que hoy día haya tantas personas que padezcan depresión. Además, no estoy seguro de saber responder a la pregunta: «¿Eres feliz?», que tan a menudo se me hace. *Feliz* podría significar «contento», «alegre», «dichoso» o sencillamente no triste. ¿Y cómo de feliz tengo que ser o ha de ser cualquiera? Aunque existen herramientas de autovaloración pensadas para ayudar a las personas a determinar su nivel de felicidad, a mí responder a sus preguntas me resulta frustrante y además no le veo ninguna utilidad.*

También hay muchos libros que sugieren formas de alcanzar la felicidad, y no poca bibliografía sobre la depresión y su tratamiento (con o sin fármacos tan populares como el Prozac). Este libro es diferente. Versa sobre el bienestar emocional, y participa de la nueva ciencia de la salud mental integradora, un campo que he contribuido a desarrollar.

La salud mental integradora trabaja desde la filosofía general de la medicina integradora (MI), cuyo primer postulado es la capacidad innata del organismo humano para la curación y la autorregulación. La MI considera la mente y el cuerpo como un todo inseparable: los dos polos de un ser humano. Este enfoque toma en cuenta todos los aspectos del estilo de vida que influyen en la salud y en los riesgos de enfermedad. También utiliza todos los métodos disponibles para mantener la salud y apoyar la curación, ya sean las terapias convencionales, ya las alternativas de cuya eficacia existan pruebas científicas.

Por mi parte, entiendo la «salud» como un estado dinámico de integridad y equilibrio que nos permite avanzar por la vida y no sucumbir a los fallos de nuestra fisiología ni acabar perjudicados por todas las influencias potencialmente dañinas con las que nos encontramos. Si eres una persona saludable, puedes entrar en contacto con los gérmenes y no contraer ninguna infección, con los alergenos y no padecer reacciones alérgicas, con las toxinas y salir indemne. Por otra parte, una persona saludable tiene una reserva de energía que le permite una participación gratificante con la vida. Las cualidades esenciales de la salud son la resiliencia o entereza y la energía.

Cuando describo la salud como algo dinámico, quiero decir que siempre está cambiando, permitiendo al organismo encontrar nuevas configuraciones de equilibrio cuando las condiciones externas e internas cambian. Los fisiólogos utilizan el término «homeostasis» para denominar a esta autorregulación dinámica de los organismos vivos. Gracias a esto, nuestros cuerpos pueden mantener en unos niveles relativamente constantes la temperatura, el azúcar

---

* La mejor es el Cuestionario de la felicidad de Oxford. Véase http://www.meaningandhappiness.com/oxford-happiness-questionnaire/214/.

en sangre, la química de los tejidos, etcétera, a pesar de las grandes variaciones en las condiciones y exigencias medioambientales. Si, como creo, es más útil considerar a la mente y al cuerpo como dos aspectos de la única realidad de nuestro ser, entonces la homeostasis también debe ser esencial para una salud emocional óptima. Aprovechando las analogías con la ciencia de la fisiología y utilizando los principios de la medicina integradora, trataré de responder a las preguntas que he planteado anteriormente en esta introducción.

Permítame empezar señalando algunos nuevos descubrimientos sobre la función del corazón humano. A lo largo de la historia, y en muchas culturas diferentes, la gente ha considerado el corazón como la sede de las emociones. Nuestro idioma refleja esta asociación (cordialidad, descorazonado, dolor de corazón, rompecorazones...); en el chino y el japonés escritos, el mismo ideograma significa tanto corazón como mente.* A menudo sentimos emociones fuertes en el pecho, probablemente a causa de la permanente comunicación nerviosa y hormonal entre el corazón y el cerebro que conecta la actividad de ambos órganos.

Cuando estudié en la Facultad de Medicina cómo realizar un reconocimiento médico, se me enseñó que debía empezar midiendo el ritmo cardíaco del paciente tomando el pulso en la arteria radial de la muñeca. También se me enseñó a determinar si el ritmo era regular o irregular, y, en este segundo caso, a si era «regularmente irregular» (a causa de unas contracciones prematuras benignas) o «irregularmente irregular» (como ocurre en una fibrilación auricular, una patología más grave). La mayoría de los pacientes que examinaba tenían unos pulsos regulares que oscilaban en un margen normal de 70 a 80 pulsaciones por minuto. Entonces llegué a considerar al corazón sano como una especie de metrónomo viviente que marcaba el ritmo a intervalos perfectamente regulares, y entendía que si un corazón latía demasiado deprisa o con demasiada lentitud o se desviaba de su ritmo habitual, es que no estaba en buenas condiciones y podía poner en peligro la salud general.

Esto sucedía a finales de la década de 1960. Desde entonces, los análisis mucho más concienzudos de los electrocardiogramas han revelado un

* En chino, *xin*; *shin* o *kokoro*, en japonés.

hecho sorprendente: que los corazones sanos no laten como los relojes mecánicos ni los metrónomos. Antes al contrario, la duración de los intervalos entre latidos varía ligeramente, y es más, esta variabilidad en la frecuencia de los latidos es una característica fundamental de la salud cardíaca. Los cardiólogos saben ahora que esa pérdida de la variabilidad del ritmo cardíaco es un síntoma precoz de enfermedad; y que cuando es significativo, es señal de un mal pronóstico de recuperación de un ataque cardíaco. También hemos descubierto diversas formas de mantener e incrementar la variabilidad del ritmo cardíaco en los individuos sanos recurriendo a la combinación del ejercicio, la disminución del estrés y las intervenciones cuerpo-mente.

Tal vez te estés preguntando la razón de que los corazones sanos latan a intervalos variables. A mi modo de ver, es una señal de resiliencia y flexibilidad en la respuesta a los cambios momentáneos del resto del organismo. Es evidente que las frecuencias cardíacas extremas son patológicas y enfermizas; pero «normal» y «saludable» no son sinónimo de «estático». En esta función fundamental del organismo humano, podemos apreciar la realidad e importancia del cambio dinámico que es característico de la salud.

Los estados emocionales de los humanos también varían desde lo sumamente negativo a lo extremadamente positivo. En un extremo está una desesperación absoluta, en la que la carga de dolor de la experiencia cotidiana es tan insoportable que el suicidio se antoja la única salida. En el otro, hallamos una dicha extática tan intensa que atender a las necesidades corporales básicas deviene en imposible. Los ejemplos de desesperación abundan; es muy posible que conozcas a personas así de desgraciadas. Los ejemplos de aquellos que disfrutan de una felicidad extática no son habituales hoy día, aunque he estudiado los relatos históricos de algunos, como el de Ramakrishna Paramahansa (1836-1886), un famoso santón hindú que durante gran parte de su vida se mantuvo en un estado de «intoxicación divina» dedicado a vagabundear, bailar y cantar en estado de éxtasis,* mientras desatendía por completo

---

* La palabra éxtasis procede del griego, y significa «estar fuera», esto es, el alma (o la conciencia) está desterrada del cuerpo.

su cuerpo. Las personas corrientes lo creían loco, y Ramakrishna no habría sobrevivido si sus seguidores no le hubieran cuidado.

Estoy seguro de que estaremos de acuerdo en que tales estados de ánimo negativos y positivos extremos ni son normales ni deseables si persisten, aunque ¿podría ser que nos ayudaran —señalando los límites de la variación emocional— a descubrir el punto medio neutral de la salud emocional?

De entrada confesaré que no considero en absoluto que la felicidad sea ese punto medio. Ni tampoco que lo considere como un estado de ánimo en el que debiéramos estar todo o la mayor parte del tiempo. Antes he escrito que no estoy seguro de lo que significa ser feliz, sobre todo cuando pienso en la raíz de la palabra. La palabra inglesa *happiness* deriva de «*happ*», una raíz del nórdico antiguo que significa «azar» o «suerte», y está íntimamente relacionada con las palabras *happenstance* [casualidad] y *happening* [acontecimiento]. A todas luces, nuestros ancestros consideraron la buena fortuna como base de la felicidad, situando la fuente de emoción tan codiciada fuera de nuestro control y en la esfera de lo circunstancial; lo que , añadiría yo, no es una buena ubicación. La felicidad que proviene de ganar una apuesta o de otro golpe de buena suerte es pasajera y no modifica el punto de ajuste de nuestra variabilidad emocional. Además, como todos descubrimos en algún momento, la fortuna es caprichosa; y si enganchamos nuestro estado de ánimo a ella, nos estamos abonando a estados de abatimiento tan intensos como los que podamos tener de euforia.

No obstante, he observado que muchas personas buscan la felicidad «ahí fuera», porque imaginan que les alcanzará si obtienen un aumento de sueldo, un coche nuevo, un nuevo amante, un refrescante vaso de zumo o cualquier otra cosa que deseen pero que no tienen. Mi propia experiencia, mil veces repetida, es que la verdadera recompensa emocional de conseguir y tener suele ser mucho menor que la imaginada. Todas las recomendaciones contenidas en este libro van dirigidas a ayudarte a crear un estado interior de bienestar que sea relativamente refractario a los altibajos transitorios de la vida e independiente de lo que tengas o dejes de tener.

He dicho más arriba que no considero que la felicidad tenga que ser nuestro punto de partida ni nuestro estado de ánimo más habitual. Antes de que me acuses de embaucarte para que leyeras este libro valiéndome de un título seductor, permíteme que explique la razón de elegir la palabra «espontánea» [*Spontaneous Happiness*, es el título original del libro en inglés]. Utilicé ese mismo adjetivo en el título de mi obra anterior, *La curación espontánea*, a fin de fomentar la confianza en las capacidades innatas del organismo humano para conservarse y curarse, regenerarse y amoldarse al daño y a la pérdida. Y llamo espontáneos a esos procesos para señalar que son naturales, que derivan de causas internas y son independientes de los agentes externos. Éste es un hecho biológico importante, que suele ser mal interpretado y despreciado tanto por los médicos como por los pacientes. El concepto de autocuración es un principio esencial de la medicina integradora y constituye un eje central de mi trabajo desde hace mucho tiempo. Estoy convencido de que si la gente confiara más en el potencial del cuerpo para curarse a sí mismo y hubiera más médicos que respetaran el poder curativo de la naturaleza, habría mucha menos necesidad de una asistencia sanitaria y unas intervenciones tan onerosas.

La realidad de la curación espontánea no te excusa de hacer todo lo que esté en tus manos para apoyarla eligiendo con sensatez tu estilo de vida. Ni tampoco significa que no sea necesaria una asistencia médica juiciosa. El término se limita a llamar la atención sobre el hecho de que la curación es una capacidad innata del organismo cimentada en la naturaleza. Al unir las palabras «espontánea» y «felicidad» te estoy pidiendo que cuestiones el hábito predominante de hacer que las emociones positivas dependan de agentes externos, y que pienses en la felicidad como en uno de los muchos estados de ánimo que están a nuestra disposición, siempre que dejemos margen para una variabilidad saludable en nuestra vida emocional.

Mi opinión personal es que la posición neutra en el espectro de los estados de ánimo —lo que denominé nivel del mar emocional— no es la felicidad, sino más bien la alegría y la apacible aceptación que constituyen la meta de muchas prácticas espirituales de diferentes clases. Desde este punto de vista, es posible aceptar la vida en su totalidad, tanto en lo bueno como en lo malo, y saber que todo está bien, como debería estar, incluidos tú y tu lugar en el mundo. Sorprendentemente, esta aceptación no engendra la pasividad. He descubierto que soy más efectivo creando un cambio positivo cuando me encuentro en este estado; la energía habitualmente empleada en evitar la frustración por la resistencia o el miedo al fracaso, es canalizada en su lugar exactamente adonde tiene que ir. Así que basándome en los momentos en que he sido capaz de estar allí, estoy seguro de que es el lugar donde quiero estar la mayor parte del tiempo.

He aquí algunos principios básicos que inspiran mi obra escrita sobre el bienestar emocional:

- Es normal y saludable experimentar un ámbito variable de estados de ánimo y emociones, tanto positivos como negativos.
- Actualmente hay demasiadas personas a las que se les ha diagnosticado o padecen una depresión.
- Puede ser normal, saludable y hasta productivo padecer una depresión de leve a moderada de vez en cuando como parte del espectro emocional variable, pero no es normal ni saludable quedarse atascado en ese estado ni padecer una depresión mayor.
- El punto de ajuste de la variabilidad emocional en nuestra sociedad se ha visto desplazado en exceso hacia la zona negativa. Somos demasiados los que nos sentimos tristes y descontentos.
- Querer ser feliz permanentemente es una absurdidad.
- La felicidad surge espontáneamente de fuentes que están dentro de nosotros. Buscarla fuera es contraproducente.
- Es deseable cultivar la complacencia y el sosiego como el punto medio neutral de la variabilidad emocional.
- Es deseable e importante desarrollar una mayor flexibilidad en la capacidad de respuesta emocional a los aspectos tanto negativos como positivos de la vida y el mundo.
- Es posible aumentar la resiliencia emocional y desplazar el punto de ajuste emocional hacia un positivismo mayor.
- Es posible evitar y controlar las formas más comunes de depresión utilizando un enfoque amplio de la salud mental integradora.
- Lograr un bienestar emocional óptimo es tan importante como mantener una salud física óptima.

Estos principios no son simples opiniones personales; todos y cada uno están soportados por un número cada vez mayor de investigaciones científicas rigurosas. Si te sientes a gusto con ellos, te invito a que sigas leyendo.

En el primer capítulo de este libro te doy una opinión sobre lo que significa el bienestar emocional, el objetivo de tu trayecto y el papel que juega en ello la felicidad.

El capítulo 2 es una visión de conjunto de la depresión, en la que se incluye lo que a mi entender son las causas de su actual epidemia.

El capítulo 3 examina los límites del modelo biomédico actualmente dominante en psiquiatría, en particular su fracaso en ayudar a evitar la depresión, en tratarla con efectividad entre la población, o en mejorar el bienestar emocional general. En este capítulo, también comparto mi entusiasmo por el incipiente campo de la salud mental integradora y explico en qué aspectos difiere su punto de vista sobre las causas de la depresión con el que mantiene el modelo biomédico.

El capítulo 4 aporta las pruebas de la efectividad de integrar las estrategias de la psicología oriental con la occidental para optimizar el bienestar emocional, recurriendo por igual a la tradición milenaria y a la neurociencia contemporánea.

La segunda parte de este libro la dedico a proporcionar recomendaciones concretas.

El capítulo 5 presenta una lista general de las terapias corporales que tienen por objeto apoyar el bienestar emocional.

El capítulo 6 se centra en las formas de reprogramar y cuidar la mente para cambiar los hábitos mentales que socavan la resiliencia emocional y nos mantienen atrapados en los estados de ánimo negativos.

El capítulo 7 trata de la importancia de ocuparse de las dimensiones no físicas de nuestra experiencia —lo que denomino espiritualidad laica— para intentar conseguir un bienestar emocional óptimo.

Un último capítulo te proporciona una minuciosa guía para ayudarte a utilizar esas estrategias, a fin de que satisfagas tus necesidades individuales. Seas o no proclive a la depresión, mis sugerencias te ayudarán a tener mayor positivismo y resiliencia y contribuirán a tu salud y bienestar generales.

Me he esforzado en presentar las pruebas científicas para mis recomendaciones con palabras que las personas sin conocimientos científicos entiendan. Los lectores que deseen más información o detalles sobre la ciencia de las emociones humanas, encontrarán las referencias fundamentales sobre bibliografía médica en las notas, que empiezan en la página 261. El Apéndice B de la página 253 te conducirá a más fuentes de información, productos y servicios que te respaldarán en tu trayecto hacia el bienestar emocional óptimo.

Acabaré esta introducción con algunas garantías personales. Si tú o alguien a quien quieres está teniendo problemas con la depresión, o si lo que quieres es sólo un grado mayor de felicidad en tu vida o simplemente sentirte mejor en una época difícil y problemática, sé que las sugerencias contenidas en estas páginas te ayudarán. Todas ellas se basan en datos científicos solventes y en mi propia experiencia clínica de cuarenta años. Tómate tu tiempo con ellas y ponlas en práctica a tu ritmo. «Puede» que te sientas mejor —mucho mejor— de lo que te encuentras ahora. Espero servirte de guía en tu viaje.

═

PRIMERA PARTE

TEORÍA

1

¿Qué es el bienestar emocional?

No afirmo haber alcanzando el bienestar emocional óptimo. En realidad, creo que bien puede constituir el objetivo de toda una vida, pues a mi modo de ver se trata de un proceso continuado que exige concienciación, conocimiento y práctica. Conozco muy bien la sensación de una buena salud emocional, y eso me motiva a insistir en la práctica. Me gustaría compartir parte de mi experiencia contigo.

Hay ocasiones, tanto si las cosas van bien como si no, en que me invade la profunda sensación de que todo está como debería estar, de que mis opiniones sobre mi situación son irrelevantes. Es una conciencia liberadora. Eso me ayuda a permanecer cómodamente en los alrededores del nivel del mar emocional, la zona de la complacencia y la serenidad que he mencionado en la introducción.

Déjame que te hable de dos de tales ocasiones.

En junio de 1959, durante varias semanas antes y después de terminar el bachillerato superior en Filadelfia, me sentí espontáneamente feliz, no en el sentido habitual de la palabra, sino más bien desde una conciencia profunda de que me encontraba muy bien, de que estaba en el camino correcto y haciendo aquello para lo que había sido puesto aquí. Aquella primavera las cosas me estaban yendo muy bien. Tenía unas amistades fantásticas, me llevaba bien con mis padres, contaba con el cariño y el apoyo de unos profesores excelentes, estaba listo y entusiasmado para irme de casa, y ante mí veía abrirse un montón de oportunidades para viajar, correr aventuras, aprender y descubrir. Me gustaba a mí mismo. Tenía muchos motivos para sentirme feliz en el sentido habitual del término, y muy buena suerte, pero el sentimiento más profundo derivaba del conocimiento de que era la persona que tenía que ser, equipado de manera irrepetible para navegar por el mundo y enfrentarme a todos los desafíos que pudiera. Me parecía que siempre podría mantener ese sentimiento. Y, de hecho, me acompañó durante muchos días, y por supuesto regresa. Y siempre que lo hace, me siento agradecido.

Cuarenta y siete años más tarde, a finales de julio de 2006, estando en mi retiro veraniego de la Columbia Británica, me despertó una llamada telefónica extraordinariamente madrugadora. Mi colega el doctor Brian Becker me comunicó que una riada había arrasado mi finca del desierto, en las afueras de Tucson. Lo primero que le pregunté fue: «¿Hay algún herido?» Sentí un gran alivio al enterarme de que las dos personas que vivían allí habían escapado ilesas, cuando un muro de agua de más de cuatro metros atravesó la propiedad en plena noche. El edificio de mi despacho se había llevado la peor parte. A lo largo de las horas y días siguientes, me enteré de que todos mis archivos, la mayoría de mis documentos personales y muchos de mis libros se habían perdido. La riada se había llevado fotografías y recuerdos que se remontaban a la época de la escuela primaria, muebles y efectos personales de mi madre recién fallecida y muchas de mis plantas favoritas. Aunque tales pérdidas me entristecieron durante una temporada, me sentí extrañamente en paz con todo lo acaecido. Para perplejidad de mi pareja, que aseguró que se le haría inimaginable estar tranquila ante semejante noticia, rehusé regresar a Arizona, pues no sentía ninguna necesidad de supervisar la limpieza y evaluación de los daños. Fui capaz de liberarme del apego por mis posesiones, y, una vez más, en esa ocasión en circunstancias que podría haber esperado me hicieran bastante desgraciado, me vi espontáneamente envuelto por la sensación de que todo era como debería ser, de que mis opiniones no importaban nada y de que estaba emocionalmente libre.

Experiencias así me proporcionan la sensación de bienestar emocional, sobre todo en sus aspectos esenciales de resiliencia y equilibrio. Ya he señalado a estos factores como características destacadas de la salud que permiten al organismo interactuar con las influencias potencialmente dañinas y no padecer perjuicio ni daño por ello. En la esfera emocional la resiliencia te capacita para resurgir de las pérdidas y los reveses y para no atascarte en los estados de ánimo en los que no quieres permanecer. Piensa en una venda elástica que puede ser retorcida y estirada, pero que siempre vuelve a su forma más o menos original. Si trabajas tu resiliencia emocional, no tendrás que oponerte a sentir la tristeza conveniente; aprendes que tus estados de ánimo son dinámicos y flexibles y que no tardarán en volver a su punto de equilibrio neutral, la zona de la complacencia, el consuelo y la serenidad.

Cuando le pido a la gente que me dé imágenes de complacencia, se les suele ocurrir algunas como éstas:

- Un niño lamiendo un helado de cucurucho.
- Una persona tumbada en un sofá después de una estupenda comida festiva en compañía de su familia y amigos.
- Una vaca lechera ronzando en la exuberancia de una pradera de postal perfecta.
- Un perro tumbado delante de una chimenea, mientras es acariciado por su compañero humano.

Tales imágenes las calificaría de satisfacción antes que de complacencia, algo que no pasa de una reacción pasajera a las necesidades satisfechas o los deseos gratificantes. La complacencia, me parece, tiene más que ver con estar en paz y sentirte bien sobre quién eres y lo que tienes, sin tener en consideración la satisfacción de tus deseos y necesidades. La complacencia es duradera; la llevas encima. En el siglo VI a. C., el filósofo chino Lao-Tsé lo expresó correctamente (como siempre) en unas pocas palabras: «El que alberga contento, permanece contento». Un aspecto llamativo de este estado mental es que no promueve la pasividad (lo que los occidentales critican a menudo de los filósofos orientales). Tanto en 1959 como en 2006 y siempre que ha regresado, ese sentimiento que me embarga de que todo está en orden con el mundo, en realidad me ha estimulado para actuar con eficacia y mejorar mi eficiencia.

Lo que quiero sugerir con esto es que la capacidad para estar contento o complacido es un elemento clave del bienestar emocional. También es un objetivo de muchas religiones y filosofías que reconocen que el origen de la desdicha humana radica en nuestra costumbre de comparar nuestras experiencias con las de los demás y en que nos parezca que la propia realidad es deficiente. La elección es nuestra: podemos seguir ansiando lo que no tenemos y así perpetuar nuestra infelicidad, o podemos amoldar nuestra actitud a lo que tenemos, de manera que nuestras expectativas se ajusten a nuestra experiencia. Hay muchos tratados de fisósofos y de maestros acerca de este tema, porque al final todos aprendemos que no siempre podemos conseguir lo que queremos. ¿Cuántos de nosotros nos esforzamos en apreciar lo que tenemos?

Si no estás seguro de a qué me refiero con lo de «esforzarse en apreciar lo que tenemos», te interesará saber que existen técnicas exclusivas para esta clase de práctica, que incluyen antiguas formas de meditación y novedosas psicoterapias, y de las cuales hablaré en el capítulo 6, donde analizo las maneras de cambiar los hábitos mentales destructivos a fin de mejorar el bienestar emocional.

¿Y qué pasa con el consuelo? La palabra inglesa que lo define, *comfort*, proviene de una raíz latina que significa «dar vigor y fuerza» y denota un estado de alivio y de descanso del dolor y la angustia. Sentirse animado es disfrutar del contento y la seguridad y presumiblemente salir reforzado de resultas de ello. Por mi parte, argumentaría que al igual que la complacencia, el consuelo es algo que llevas contigo, un sentimiento al que deberías poder acceder en una considerable diversidad de circunstancias.

Dado que me crié como un niño de ciudad y que no viví fuera de un entorno urbano hasta casi los treinta años, me sentía inquieto en la naturaleza y era incapaz de disfrutar de ir de acampada o de estar en los espacios naturales más allá de unas horas. Tuve que aprender a sentirme tranquilo en la naturaleza, pero una vez que me decidí a hacerlo, el proceso no fue difícil. Esto me cambió, me hizo más sano de cuerpo y mente y me abrió a mundos de experiencias nuevas que han enriquecido sobremanera mi vida. Un aspecto afortunado del cambio fue perder el miedo a estar cerca de los insectos, en especial de las abejas y las avispas, algo que me impedía por completo relajarme cuando estaba al aire libre. No sé muy bien cómo ocurrió, pero cuando sucedió, llegué a comprender el comportamiento de estas criaturas, a apreciar su belleza y a coexistir pacíficamente con ellas. Durante la mayor parte de mi vida adulta he vivido en la naturaleza o cerca de ella y ya no tengo problemas con los insectos.

Es bueno sentirse animado en la naturaleza, pero aún es más importante sentirse así dentro de tu propio pellejo. Cualesquiera que sean tus circunstancias externas, no conocerás alivio si no te encuentras a gusto contigo mismo. Cuanto más cómodo estoy conmigo mismo, más efectivo soy a la hora de comunicarme, enseñar y trabajar con los pacientes, muchos de los cuales me consideran una presencia consoladora que les facilita hablar sobre sus preocupaciones y problemas y darme la clase de información que necesito para realizar diagnósticos precisos y decidir el mejor tratamiento.

La serenidad es otra cualidad que asocio al nivel del mar emocional. Podríamos imaginarnos la apacibilidad del aire inmóvil y un cielo sin nubes o una masa de aguas plácidas, pero la palabra «serenidad» también hace referencia a la ausencia de tensión mental y angustia. Una vez más, este estado emocional es susceptible de ser cultivado y mantenido, incluso en medio de la agitación exterior. Una fábula sufí habla de un barco de peregrinos que es engullido por una gran tormenta marina. Los pasajeros están atenazados por el miedo; lloran y gimen, convencidos de la inminencia de la muerte. Únicamente cuando la tormenta remite se dan cuenta de que sólo uno de ellos ha permanecido sentado en medio de toda la batahola, meditando en silencio. Se apiñan en torno a él asombrados, y varios le preguntan: «¿No sabes que podríamos haber perecido en cualquier momento?» A lo que él responde: «Sé que siempre puedo morir en cualquier momento, así que he aprendido a reconciliarme con ese conocimiento».

La serenidad puede ser un don de la vejez si eres receptivo a ella. Muchas personas mayores me cuentan que gozan de un equilibrio emocional mucho mayor del que tenían de jóvenes y que están más capacitadas para amoldarse a las vicisitudes de la vida. La serenidad también proviene de forma natural de la aceptación, sobre todo de «las cosas que no puedo cambiar», en palabras de la muy repetida oración de la Serenidad.* Pero alcanzar la serenidad es, asi-

---

* Compuesta en 1943 por el teólogo Reinhold Niebuhr.

mismo, un proceso y una práctica. Mis esfuerzos por cultivarla por medio de la meditación y la práctica del desapego han generado el beneficio práctico de capacitarme para conservar la calma en los momentos de crisis y que reaccione con rapidez y eficiencia y no con pánico, tal como hice cuando mi propiedad se inundó.

Si gozas de una buena salud emocional, deberías ser capaz de reaccionar de la manera adecuada a cualquier situación en la que te encuentres: sentirte debidamente feliz por la buena suerte, y adecuadamente triste por la mala; ser capaz de sentir la adecuada ira o frustración por la situación del mundo y el indignante comportamiento de los demás y *desprenderte de esos sentimientos una vez que los hayas reconocido*. Es importante no olvidar que nuestros estados de ánimo tienen que oscilar entre las regiones positivas y negativas del espectro emocional.

Así como tenemos días soleados y encapotados, así nos sentimos completamente tristes en ocasiones, y felices en otras; tales cambios forman parte del equilibrio dinámico. Las emociones desequilibradas son más evidentes en personas con trastorno bipolar, caracterizado por los ciclos anormales de la manía (estado de ánimo exaltado, acompañado de energía y agitación) y la depresión. El trastorno bipolar puede ser causa de un enorme sufrimiento, tanto para los individuos que lo padecen como para los que están a su alrededor. Muchas personas que lo padecen poseen un enorme talento creativo, y algunos consiguen grandes logros, sobre todo cuando se encuentran en la fase maníaca, pero sin tratamiento, estos individuos tienen pocas oportunidades de mantener relaciones o una productividad estables, y el riesgo de suicidio es elevado. Las investigaciones sobre el trastorno bipolar sugieren que viene causado por factores tanto genéticos como ambientales, e identifican determinadas zonas del cerebro con un funcionamiento alterado. El control del trastorno se confía por igual a la medicación psiquiátrica y a la psicoterapia.

A lo largo de los años, muchos pacientes bipolares han recabado mi ayuda. Descontentos con los tratamientos convencionales, y en especial con los efectos colaterales de su medicación, aspiran a encontrar la forma de tener mayor control sobre sus erráticos estados de ánimo. En los detallados historiales que realizo de ellos, he advertido que el desequilibrio emocional en estos pacientes siempre va acompañado de desequilibrios en otras áreas de sus vidas. Sus patrones de sueño son imprevisibles, como lo son sus comidas, actividad física y capacidad para mantener en orden sus espacios vitales. El problema esencial que percibo en todos ellos es el de una *vida desequilibrada*. Las alteraciones del estado de ánimo que los atormentan se me antojan como exageraciones de la variabilidad emocional normal, diferentes cuantitativa, que no cualitativamente, a los estados de ánimo cambiantes que experimentamos la mayoría. Jamás aconsejaría a los pacientes con trastorno bipolar que interrumpieran su medicación, aunque sí que les aconsejaría encarecidamente que cultivaran un equilibrio mayor en sus vidas siempre que puedan, comiendo a horas regulares, ateniéndose a un horario fijo de sueño y vigilia, creando orden en sus entornos físicos, haciendo ejercicio habitualmente, aprendiendo yoga o tai chi, y probando alguna clase de meditación. De este modo, es posible que mejoren indirectamente su salud emocional y pasen menos tiempo en los extremos del espectro anímico y más en los alrededores del punto medio. Yo mismo sigo este consejo y lo he incorporado al plan de actuación que te sugiero en el capítulo 8.

Las oscilaciones anímicas del trastorno bipolar ejemplifican una clase de problema emocional. De igual manera que la variabilidad en los latidos de un corazón sano es sutil, la variabilidad de las emociones humanas debería ser moderada. Es absolutamente normal tener «bajones», como lo es experimentar alegría y dicha, pero la optimización del bienestar emocional significa conseguir un control mayor sobre la variabilidad de los estados de ánimo, reduciendo las oscilaciones y disfrutando de las recompensas del punto medio. También implica no bloquear esa variabilidad dinámica y no atascarse emocionalmente. Imagínate a ti mismo como si estuvieras sentado en un columpio. El objetivo es que disfrutes de excursiones placenteras alrededor del punto de equilibrio, no que soportes violentas oscilaciones ni que dejes de moverte. Y sin duda no es tu deseo quedarte pegado al suelo.

Es en los alrededores del punto de equilibrio donde encontrarás la resiliencia, la complacencia, el consuelo y la serenidad. Éste es tu puerto seguro emocional, el cual puedes abandonar, pero al que deberías poder regresar fácil y naturalmente. Mi consejo es que tengas cuidado con el sinnúmero de bibliografía, sitios web, programas televisivos, seminarios, religiones y drogas (especialmente las drogas) que prometen una dicha sin fin. La idea de que un ser humano debería ser permanentemente feliz es especialmente moderna, singularmente yanqui y excepcionalmente destructiva.

No hace mucho una amiga alemana me dijo que el ritual del saludo norteamericano —a saber, la persona 1 dice: «¿Cómo estás?», y la persona 2 debe sacarse una sonrisa de la manga y responder: «¡Genial, genial!»— le parece desmedidamente estrafalario, artificial y agotador. Estoy de acuerdo. Permanentemente, se me pregunta cómo estoy, y recito el obligatorio: «¡Genial!» No puedo evitar preguntarme por qué lo hago. La pregunta se antoja indiscreta, la respuesta insincera, y toda la conversación falsa.

No obstante forzada, una alegría casi intimidante domina nuestra cultura. En su libro *Bright-Sided: How the Relentless Promotion of Positive Thinking Has Undermined America*, Barbara Ehrenreich escribe que cuando le diagnosticaron un cáncer de pecho en el año 2000, la cultura desenfrenadamente optimista del lazo rosa que rodeaba la circunstancia le resultó casi tan sobrecogedora como la enfermedad en sí. Tenía prohibido manifestar su miedo, la ira, la preocupación, todas ellas reacciones absolutamente normales a ese diagnóstico en principio mortal. En vez de eso, se le decía una y otra vez que el cáncer era su oportunidad para madurar espiritualmente, abrazar la vida y encontrar a Dios. El mensaje que se le impuso era: «Lo que no te destruye [parafraseando a Nietzsche] te hace una persona más evolucionada y valiente». Así que alegra esa cara.

Ehrenreich continúa desmontando la carrera de George W. Bush, un animador de instituto (el/la animador/a, observa Ehrenreich, es un invento norteamericano) que siguió interpretando ese papel a lo largo de todo su mandato presidencial, manteniéndose testaruda y destructivamente optimista sobre todos los temas, desde la incapacidad de Wall Street para controlarse a sí mismo a las medidas antiterroristas del país. «El presidente casi exigía el optimismo», comentó la secretaria de estado de Bush Condoleezza Rice. «No le gustaba el pesimismo, la angustia ni la duda.» Los detractores de Bush llamaban a esto «optimismo venenoso».

¿Somos más o menos felices que la gente de otras partes del mundo? No es una pregunta fácil de responder, en parte porque las diferentes culturas definen la «felicidad» de maneras distintas, y las traducciones de la palabra podrían no transmitir el mismo significado. En el *Journal of Happiness Studies* han aparecido diversos artículos académicos sobre este tema. Uno de ellos, de 2004, observa que en Europa y Estados Unidos, donde la independencia del yo es una norma cultural, la felicidad suele interpretarse como un atributo positivo del yo, que ha de perseguirse mediante el esfuerzo y el logro personales. Por otro lado, en Asia oriental, la felicidad está subordinada a las relaciones sociales positivas de las que el yo es una parte; en otras culturas, buscar la felicidad personal perjudica con frecuencia las relaciones sociales, al provocar la envidia en los demás, y por consiguiente se desea menos. Otros artículos académicos aportan notables diferencias de un país a otro en los niveles de la felicidad declarada, en los que los norteamericanos estamos situados en lo más alto, aunque queda lejos de estar claro si en realidad somos más felices que los alemanes o los griegos o si sólo somos más aficionados a decir que los somos. (Una interesante observación es que mientras que el significado de felicidad en inglés [*happiness*] no ha cambiado, el adjetivo feliz [*happy*] ha perdido fuerza, de manera que muchas personas ahora lo utilizan indistintamente en lugar de otros vocablos que expresan conformidad, como *okay* o *all right*, en frases como: «*I'm happy with the new schedule*» [«Me parece bien o estoy de acuerdo con el nuevo horario»].)

Nuestra insistencia cultural en ser felices resulta a todas luces más contraproducente durante la temporada navideña. A lo largo de la mayor parte de la historia escrita, los pueblos del hemisferio norte han considerado los días próximos al solsticio de invierno como una época peligrosa, cuando la fuente de luz y calor está en su punto más bajo y débil en el cielo, los meses de clima más inclemente se acercan y los días se acortan y las noches se alargan, cuando sólo el sabio podría apreciar el regreso de la luz. La reacción cultural natural a esto era reunirse en las casas y acurrucarse delante del fuego, darse un festín juntos, contar cuentos y sacar provecho de los lazos sociales. Por el contrario, nuestra actual cultura nos dice que la temporada navideña es la época más maravillosa del año, en la que todos deberíamos ser permanentemente felices. Bombardeados con este mensaje una y otra vez a todo volumen, en todas las cadenas para que no podamos eludirlo, hemos desarrollado unas expectativas imposibles. La discordancia entre nuestras expectativas de felicidad y las realidades emocionales de las vacaciones, es una de las principales causas de la alta incidencia de la depresión en esta época del año.

Permíteme que introduzca una palabra que describe un objetivo emocional más realista. *Lagom* es una palabra sueca que no tiene un equivalente preciso en inglés; significa algo parecido a «lo apropiado» o «exactamente lo necesario». Se la ha denominado la más sueca de las palabras suecas e impregna toda la cultura del país: la arquitectura, la política, la economía y todos los aspectos de la vida cotidiana.

La complacencia, la serenidad, el consuelo, el equilibrio y la resiliencia juntos constituyen una versión del *lagom* de la emotividad positiva y, a mi modo de ver, una alternativa sensata a la perpetua felicidad esperada y exigida en nuestra sociedad. Esto debería ser más que suficiente para sostenernos, sin agotarnos ni condenarnos a los ciclos alternativos de la dicha y la desesperación. Esto fue lo que sentí en 1959 y 2006 y en otras ocasiones en una vida larga y azarosa, y me parece que es algo que se puede cultivar hasta que se convierta en nuestro estado emocional por defecto. Es lo que intento hacer en mi vida. Y es lo que este libro te ayudará a hacer en la tuya.

2

Una epidemia de depresión

«Todo el mundo que conozco está deprimido, incluso yo», dice una amiga de Nueva York. Y añade: «Me parece que todo el país está deprimido». No se trata más que de unas exageraciones, por supuesto, aunque las estadísticas indican que algo verdaderamente malo les ha pasado a nuestras emociones. La Organización Mundial de la Salud predice que en 2030 habrá en todo el mundo más personas deprimidas que afectadas por cualquier otra enfermedad. El número de norteamericanos que toman antidepresivos se duplicó en el decenio de 1996-2005, pasando de los 13,3 millones a los 27 millones. En la actualidad, un asombroso 10 por ciento de la población de Estados Unidos, incluidos millones de niños, consume uno o más de estos medicamentos.

La depresión siempre nos ha acompañado, aunque nunca hasta este extremo. Los antiguos griegos lo llamaban melancolía, que significa literalmente «bilis negra». Según sus creencias, el equilibrio de los cuatro humores (los fluidos corporales) determinaba la salud personal, y un exceso de bilis negra derivaba en tristeza. Una palabra de origen latino que significa «triste» es lúgubre, que también significa «fúnebre», lo que es revelador de que la depresión ha sido aceptada desde hace mucho tiempo como una reacción natural a la pérdida de un ser querido, y que sólo es patológica cuando permanece más allá de los límites normales del duelo. Los leones, algunos pájaros y unos cuantos animales más pueden reaccionar de esta manera a la muerte de una pareja; algunos pierden interés por la comida y el propio cuidado y hasta es posible que mueran como resultado de ello. Algunos perros muestran un comportamiento similar cuando pierden un compañero, ya sea canino, o humano, con el que tenían una estrecha relación.

La tristeza del duelo es un ejemplo de «depresión situacional», la reacción a una pérdida terrible o a otra catástrofe, y para nosotros tiene lógica, sobre todo si el ánimo mejora después del transcurso del tiempo. Pero cuando la depresión surge sin ninguna razón aparente y, lo que es peor, se resiste a desaparecer, eso nos confunde. Antonio, en el *Mercader de Venecia*, de Shakespeare, se queja de una tristeza injustificada, un reflejo, según creen algunos biógrafos, de la propia melancolía del dramaturgo.

De verdad, no sé por qué estoy tan triste:
Esto me desalienta; y decís que os desalienta a vosotros.
Pero cómo la adquirí, la encontré, o tropecé con ella,
De qué sustancia está hecha, de dónde proviene,
Enterarme tengo...

A lo largo de la historia, la gente se ha esforzando en explicar tal «depresión endógena» (que proviene del interior). A mí me sigue pareciendo útil la distinción entre depresión endógena y depresión situacional, aunque el *Diagnostic and Statistical Manual of Mental Disorders* (DSM), que publica la Asociación Norteamericana de Psiquiatría, actualmente divide la depresión en multitud de tipos y subtipos. La más grave de todas es la depresión mayor.

La actual edición del DSM proporciona criterios específicos para el diagnóstico de esta forma de depresión más grave. Para ser encuadrado en esta categoría, un paciente debe haber padecido al menos un episodio depresivo mayor, que es definido como:

[Un] período de al menos dos semanas durante el cual se da un estado depresivo o pérdida del interés o placer en casi todas las actividades. En los niños y adolescentes, el estado de ánimo se caracteriza más por la irritabilidad que por la tristeza. El individuo debe haber padecido también al menos cuatro síntomas adicionales extraídos de una lista en la que se incluyen las alteraciones en el apetito o el peso, el sueño y la actividad psicomotriz; pérdida de energía; sentimientos de inutilidad o culpa; dificultades para pensar, concentrarse o tomar decisiones, o pensamientos recurrentes sobre la muerte o ideas, planes o intentos suicidas. Para que se considere un episodio de depresión mayor, uno de los síntomas debe haber aparecido recientemente o empeorado bastante en relación a la situación de la persona previa al episodio. Los síntomas han de persistir durante la mayor parte del día, casi cada día, durante al menos dos semanas consecutivas. Desde el punto de vista clínico, el episodio ha de ir acompañado de una angustia significativa o de discapacidad en lo social, lo profesional u otras áreas importantes de la actividad.

La depresión mayor es una enfermedad grave que entraña un alto riesgo de suicidio, y exige siempre el control autorizado de los profesionales de la salud mental. **Las recomendaciones contenidas en este libro pueden resultar muy útiles como tratamientos complementarios de la depresión mayor, pero jamás deberían sustituir a la medicación ni a ninguna otra terapia.**

El lenguaje clínico del DSM a duras penas transmite el sufrimiento de las personas con una depresión severa. El novelista William Styron, autor de *La decisión de Sophie*, proporciona una elocuente y desgarradora visión interior de la enfermedad en su libro de 1990 *Esa visible oscuridad*:

> El dolor de una depresión severa es casi inimaginable para los que no la han padecido[…] Lo que había empezado a descubrir era que, misteriosamente y de formas que son absolutamente ajenas a la experiencia normal, el grisáceo calabobos del terror causado por la depresión asume la naturaleza del dolor físico. Pero no es un dolor identificable de inmediato, como el de una pierna rota. Tal vez sea más preciso decir que la desesperación, debida a cierta jugarreta perversa que le juega al cerebro enfermo la psique que lo habita, llega a parecerse al desasosiego diabólico de estar prisionero en una habitación salvajemente sobrecalentada. Y dado que ninguna brisa remueve este caldero, y dado que no hay escapatoria del encierro asfixiante, es natural que la víctima empiece a pensar incesantemente en el olvido.

Por mi parte, nunca he sentido un dolor emocional tan duradero ni padecido un episodio de depresión mayor. En varios momentos de mi vida, sin embargo, he experimentado estados de ánimo depresivos durante la mayor parte del día la mayoría de los días a lo largo de semanas e incluso meses. Durante esos períodos, también me fallaba la energía y me sentía desesperado y con pocas ganas de relacionarme socialmente. A veces también me angustiaba y me sentía inquieto. Dado que el sueño no me reconfortaba, me costaba arrastrarme fuera de la cama por las mañanas para enfrentarme a otro desolador día de cavilaciones sombrías sobre las decepciones de la vida y mis particulares carencias. Desde ese punto de vista emocional era incapaz de ver algo que me hiciera sentir alegre, encontrar algo de lo que disfrutar, algún motivo para reírme. Por suerte, en ningún momento intenté levantarme el ánimo recurriendo al alcohol u otras sustancias. (Era consciente de la estrecha asociación entre depresión y la drogodependencia de cualquier tipo.) Recurría a la comida por comodidad, a veces comiendo demasiado o tomando cosas que normalmente no consumiría, como helados y patatas fritas.

Algunos de mis recuerdos más dolorosos son de las depresiones que me abrumaban cuando estaba viviendo en sitios especialmente bonitos. En 1972, por ejemplo, pasé un mes en una casita de campo a las orillas del lago Atitlán, en los altiplanos de Guatemala, de camino a Sudamérica. El escritor inglés Aldous Huxley escribió lo siguiente de este lugar: «El lago Como [en Italia], es mi impresión, roza el límite del pintoresquismo permisible, pero Atitlán es igual que Como con la decoración añadida de varios volcanes inmensos. Realmente es algo desmesurado». Mirara donde mirase sólo veía belleza: la cristalina superficie azul oscuro del lago, los conos nevados de los volcanes, los indios mayas con alegres vestidos que circulaban por los caminos primitivos que conectaban sus pueblos lacustres. Y yo me sentía desgraciado, incapaz de quitarme de encima aquella pesadumbre. El contraste entre mi estado de ánimo y el entorno me hacía sentir en cierto modo contaminado e indigno del lugar, lo que no sólo se sumaba a mi desesperación, sino que me hacía sentir aun más aversión a aventurarme a salir y buscar el contacto social. Me decía que no debía exponer a los demás a mis emociones negativas ni arriesgarme a «contagiar» a cualquiera de ellos.

A lo largo de los años probé distintas formas de psicoterapia y asesoramiento, aunque fue escaso el beneficio que obtuve de ello. En una ocasión, cuando contaba cuarenta y pocos años, me hice una receta para un antidepresivo (Zoloft), aunque lo dejé pocos días después porque no toleraba los efectos secundarios. Me entumecía el cuerpo y me embotaba la mente. Aunque sabía que esos efectos inmediatos sólo eran pasajeros y que tendría que esperar varias semanas para que se produjera la mejoría de ánimo, no estaba dispuesto a soportarlos. Al final llegué a aceptar mis episodios depresivos como algo de naturaleza existencial —como una parte de mi ser— que tenía que soportar y no imponer a los demás. Esta manera de pensar aumentó mi tendencia a la insociabilidad y el aislamiento, rasgos ambos nada infrecuentes en los escritores. Hasta llegué a sospechar que la introspección asociada con esos episodios podría ser fuente de creatividad e inspiración. (A toro pasado, creo que el aislamiento social fue un factor determinante en la intensificación y prolongación de mis depresiones.) Este patrón de mi vida emocional fue frecuente desde mis veinte años a los cuarenta y luego empezó a debilitarse, ha seguido disminuyendo regularmente y en la actualidad rara vez reaparece. Cuando lo hace, pocas veces dura más de uno o dos días, incluso cuando me encuentro en situaciones difíciles. Posiblemente, la mejoría sea una recompensa natural a hacerse mayor, aunque lo más probable es que se deba al resultado acumulado de los cambios que he realizado en mi vida. Según la clasificación del DSM, lo que se me habría diagnosticado sería un trastorno distímico,* la forma entre leve y moderada más frecuente de la depresión. Este diagnóstico representa gran parte de la epidemia de depresión actual y es el tipo que mejor se adapta a las intervenciones que se sugieren en este libro.

El trastorno distímico se distingue claramente de la depresión asociada a la psicosis, los episodios maníacos, los efectos directos de las drogas y fármacos psicoactivos o las enfermedades comunes (como el hipotiroidismo). El criterio diagnóstico para este trastorno incluye un estado depresivo durante la mayor parte del día la mayoría de los días durante al menos dos años, y la

---

* Distimia proviene del griego y significa «alteración de la mente».

presencia, mientras dure la depresión, de dos (o más) síntomas de los que se relacionan a continuación:

- pérdida de apetito o sobrealimentación
- insomnio o hipersomnia (sueño excesivo)
- escasa energía o fatiga
- poca autoestima
- falta de concentración y dificultad para tomar decisiones
- sentimiento de desesperación

Además, durante el período de dos años, el estado depresivo y el resto de síntomas no han de estar ausentes durante más de dos meses seguidos, y, desde el punto de vista clínico, deben provocar una angustia significativa y una importante discapacidad social, profesional o en otras áreas de la actividad.

En cierto modo estoy cansado de tratar de clasificar nuestros estados emocionales en categorías definidas como hace el DSM, y con códigos numéricos, nada menos. El DSM coloca los trastornos de la angustia en una sección distinta a la de las formas de depresión, con códigos numéricos distintos, pero, como ocurrió en mi caso, la angustia acompaña frecuentemente a la depresión. (Un destacado sitio web relacionado con la salud deja constancia de que de un grupo encuestado, el 85 por ciento de los que padecían una depresión mayor también fueron diagnosticados con un trastorno de la angustia generalizado.) Me temo que, a pesar de los sinceros esfuerzos de la psiquiatría por emular la mayor precisión de otras especialidades médicas, la depresión no puede ser encasillada fácilmente en compartimentos diagnósticos. La depresión es tan proteica como la propia naturaleza humana. Si padeces una depresión, te aconsejo que no le des muchas vueltas a las descripciones técnicas de sus diversas formas contenidas en el DSM, salvo para asegurarte de que no tengas una que requiera de un control profesional y medicación, como es el caso de la depresión mayor o el trastorno bipolar. Por el contrario, céntrate en encontrar la forma de desatascarte emocionalmente y de alejar tu punto de ajuste emocional de la depresión.

Paso ahora a la pregunta que planteé al principio de este capítulo: ¿Por qué hay hoy una epidemia de depresión? ¿Por qué hay tantas personas desdichadas? ¿Qué hemos podido cambiar en nuestra sociedad durante las últimas décadas que explique la escalada sin precedentes de los diagnósticos de depresión? Hablo de «nuestra sociedad» porque, aunque la depresión se da en todas partes, en ninguna afecta a tantas personas como en los países desarrollados, ricos y tecnológicamente avanzados.

Se ha tratado de relacionar una predisposición genética con la depresión, pero nuestros genes no han cambiado de manera significativa en los últimos veinte años.

Sabemos que las hormonas influyen. Las mujeres son dos veces más propensas que los hombres a padecer depresión; una de cada cuatro mujeres puede sufrir un episodio de depresión mayor a lo largo de su vida. Antes de la pubertad, las tasas de depresión son iguales en los niñas que en las niñas, lo que sugiere que las influencias hormonales pueden explicar en buena medida la disparidad existente en la población adulta. Estos hechos son interesantes, aunque no explican la nueva tendencia.

También sabemos que la depresión coexiste habitualmente con la enfermedad física: afecta al 25 por ciento de los pacientes con cáncer, diabetes o un accidente cerebrovascular; al 33 por ciento de los supervivientes a un ataque cardíaco, y al 50 por ciento de los enfermos de Parkinson. Muchas de estas enfermedades crónicas son hoy más frecuentes, aunque no lo suficiente para explicar tantísima depresión.

¿La epidemia podría tener algo que ver con el elevadísimo índice de envejecimiento de nuestra población, un cambio tan reciente como espectacular? La gente mayor es más propensa a sufrir muertes de seres queridos, enfermedades, pérdida de independencia y otros momentos de tensión en la vida que pueden socavar el bienestar emocional, sobre todo en ausencia de un apoyo social fuerte. Sin embargo, los expertos en el envejecimiento están de acuerdo en que la depresión no es una consecuencia normal de hacerse mayor. Y uno de los grupos de edad más afectados tiende al extremo opuesto en el espectro etario.

El Instituto Nacional de la Salud Mental de Estados Unidos informa de que en un año cualquiera, el 4 por ciento de los adolescentes de nuestra sociedad padece una depresión severa. La depresión también está siendo diagnosticada con mucha más frecuencia que nunca en los preadolescentes. Junto con el trastorno de déficit de atención e hiperactividad (TDAH) y el autismo, la depresión explica la inaudita y generalizada prescripción de medicación psiquiátrica a nuestra población infantil.

La situación de nuestro planeta es sin duda causa de angustia y pesadumbre, pero esto no es nada nuevo. En la primera mitad del siglo xx, muchas personas padecieron las guerras más terribles de todos los tiempos, además de la peor depresión económica, y sin embargo se encontraban mejor emocionalmente de lo que se encuentran muchas otras en la actualidad. Recuerda el famoso comienzo de *Historia de dos ciudades*, de Dickens: «Fueron los tiempos más propicios, fueron los peores tiempos, era[…] la época de las Luces, la época de la Oscuridad, fue la primavera de la esperanza, fue el invierno de la desesperación, lo teníamos todo delante de nosotros, no teníamos nada detrás[…]» Tal es el estado del mundo, pasado, presente y, probablemente, futuro. Es cosa nuestra decidir si le prestamos más atención a su belleza o a su fealdad.

Así las cosas, se me ocurren dos explicaciones como las más convincentes para la actual epidemia, y de ninguna manera son excluyentes. La primera es que una parte significativa de la epidemia ha sido fabricada por el complejo médico-industrial. La segunda es que los espectaculares cambios experimentados por las condiciones de vida han alterado la actividad del cerebro humano, disminuyendo la variabilidad emocional y desplazando su punto de ajuste hacia la depresión.

Examinémoslas una a una.

Cuestionar la legitimidad de la creciente incidencia de los diagnósticos de depresión es tan provocativo como polémico. Aunque lo que es innegable son los descomunales beneficios que se están obteniendo de la actual epidemia, tanto por las empresas farmacéuticas como por las grandes aseguradoras y compañías de asistencia sanitaria; todas tienen enormes incentivos para sostener y fomentar la epidemia. En la actualidad, la publicidad directa al consumidor de antidepresivos fomenta incansablemente la idea de que toda infelicidad es sinónimo de depresión y que es tratable con medicación. En 1996, la industria farmacéutica gastó 32 millones de dólares en publicidad directa; en 2005, esa cifra casi se había cuadruplicado, alcanzando los 122 millones.

No cabe duda de que la estrategia ha funcionado. En 2008 se extendieron más de 164 millones de recetas de antidepresivos, lo que ascendió a 9,6 millardos de dólares en ventas sólo en Estados Unidos. Ésa es la razón de que en la actualidad, los anuncios de televisión como este sean omnipresentes:

Una persona de aspecto taciturno en una habitación a oscuras está mirando por una ventana azotada por la lluvia. Rápidamente el anuncio pasa a un alegre logotipo de un ISRS (inhibidor selectivo de la recaptación de la serotonina, el tipo más habitual de medicamento antidepresivo). Con un fundido vuelve a la misma persona, medicada y sonriente, que sale al sol para recoger flores, montar en bicicleta o servir una tarta de cumpleaños a unos niños que se ríen. Una voz en *off* sugiere amablemente: «Pregúntale a tu médico si [el nombre del medicamento] es indicado para ti».

Los mensajes son claros: la tristeza, dure lo que dure, es una depresión; la depresión es consecuencia de un desequilibrio químico en el cerebro, y una pastilla te hará feliz, así que pídele a tu médico que te la recete.

Tras haber creado un inmenso mercado para los antidepresivos en Estados Unidos, las empresas farmacéuticas están exportando ya activamente estos sospechosos mensajes por todo el mundo. *Crazy Like Us: The Globalization of the American Psyche*, del periodista Ethan Watters, es un inquietante relato sobre cómo los conceptos psiquiátricos norteamericanos están desplazando las visiones culturales tradicionales de la salud y la enfermedad, en especial aquellas en torno a la tristeza. Las alteraciones del estado de ánimo afectan a personas de todas las culturas, pero sus formas de expresión varían. Un nigeriano, escribe Watters, «podría padecer una forma culturalmente diferente de depresión, que describiría como una sensación de picor en la cabeza. Un granjero chino quizás hablaría sólo de un dolor en el hombro o en el estómago. Un indio de la India quizás hablara de la pérdida de semen, de un corazón hundido o de una sensación de calor. Un coreano podría hablarte de una «enfermedad ígnea» que se experimenta como una quemazón en las entrañas. Alguien de Irán te hablaría de opresión en el pecho, y un indio norteamericano describiría la experiencia de la depresión como algo parecido a la soledad».

Hasta hace muy poco, el término psiquiátrico de la depresión en Japón era *utsubyô*, vocablo que nombra «una enfermedad mental tan crónica y devastadora como la esquizofrenia» que imposibilita la vida laboral o tener algo parecido a una vida normal y que requiere de una hospitalización prolongada. El *utsubyô* era un trastorno infrecuente y que iba acompañado de un grave estigma social. Desde luego, no ofrecía demasiadas oportunidades a las empresas farmacéuticas para sacar tajada.

Sin embargo, a lo largo del último decenio, una gigantesca campaña publicitaria lanzada en Japón por GlaxoSmithKline, fabricantes de Paxil y otros antidepresivos ISRS, ha cambiado todo eso. Asesorados por los psiquiatras académicos occidentales sobre las diferencias existentes entre los conceptos de depresión en Japón y Estados Unidos —y, más concretamente, sobre las maneras de poder modificar esos conceptos—, la farmacéutica promovió la idea de que la depresión debería ser rebautizada como *kokoro no kaze*, que significa algo así como «un resfriado de mente-cuerpo». Este nuevo nombre consiguió tres cosas:

- Insinuar que la depresión no era una enfermedad grave y que no debía conllevar un estigma social.
- Sugerir que tratarla debía ser tan simple como tomar la medicación para un resfriado.
- Señalar que del mismo modo que todo el mundo se resfría de vez en cuando, todas las personas se deprimen alguna que otra vez.

El hecho de que la publicidad directa sea ilegal en Japón no supuso un gran impedimento; la empresa promocionó la idea a través de anuncios de interés público ligeramente velados en la televisión, además de artículos en revistas, libros y otros medios de comunicación aparentemente objetivos. Resultado: en 2000, el primer año en el mercado japonés, Paxil recaudó 100 millones de dólares; en 2008, las ventas anuales en Japón superaron los mil millones de dólares. Preguntado acerca de lo que sentía por ayudar a las farmacéuticas a expandir su mercado, un profesor de psiquiatría norteamericano se echó a reír y comentó: «Que fuimos unas prostitutas muy baratas».

Los médicos, tanto de Estados Unidos y Japón como de cualquier otro país que esté en el punto de mira de la industria farmacéutica, deberían ser la última línea de defensa contra el interminable bombardeo de la publicidad farmacéutica y la propaganda editorial. Después de todo, ninguna de éstas funcionaría si los médicos se negaran a prescribir estos productos.

Pero los médicos sí que los prescriben. ¿Y por qué?

La realidad es que la agresiva mercadotecnia de las farmacéuticas encuentra poca resistencia en los profesionales saturados de trabajo que integran las plantillas de los sistemas sanitarios de gran parte del mundo desarrollado. Sobre todo en Estados Unidos, los médicos suelen etiquetar a los pacientes de depresivos sin realizar historiales médicos detallados y exhaustivos, y la utilización de este diagnóstico se ha convertido en una manera habitual y perezosa de tratar a aquellos con síntomas imprecisos o desconcertantes. De igual manera, medicar a los niños sustituye frecuentemente el abordaje de las causas complejas del comportamiento, aprendizaje y alteraciones de los estados de ánimo, o incluso de dolores y molestias no explicados. Los adolescentes malhumorados, hostiles o rebeldes también pueden ser considerados depresivos y ser tratados con medicación psiquiátrica aunque no estén tristes.

A mi modo de ver, prescribir medicamentos antidepresivos es, con demasiada frecuencia, un sustitutivo rápido y fácil de la elaboración de planes de tratamiento que aborden la totalidad de los problemas de salud y los factores relacionados con el estilo de vida que repercuten en el bienestar, incluido el emocional. Dado el acortamiento de las visitas médicas en el consultorio en la actual era de la atención médica administrada y de la medicina con fines de lucro, tales tendencias han empeorado.

Así pues, ¿cuánto hay de real en la epidemia de depresión, y cuánto de engaño? Un estudio publicado en el número de abril de 2007 de los *Archives of General Psychiatry*, basado en una encuesta con una muestra de más de ocho mil norteamericanos, concluyó que las estimaciones que señalan que el porcentaje de personas que padecen una depresión al menos una vez en la vida es del 25 por ciento, son demasiado altas. Los autores observaban que los aspectos que los médicos consideran para decidir si los pacientes están depri-

midos no tienen en cuenta la posibilidad de que quizás estén reaccionando
«de manera normal» y pasajera a perturbaciones diversas, como puedan ser
la pérdida de un empleo o un divorcio. (Sólo los duelos por fallecimiento son
tenidos en cuenta en las valoraciones clínicas habituales.)

Aunque gran parte de la epidemia actual sea artificial, nos sigue quedan-
do un aumento en la incidencia de la depresión real en los últimos veinte
años; en efecto, la tasa es ahora de más del doble. Y no sólo es alarmantemen-
te alta en Estados Unidos, sino que también está subiendo en el resto del
mundo desarrollado, en países donde la mayoría de las personas tienen una
vida acomodada y disfrutan de las ventajas de la tecnología. A pesar de las
comodidades y seguridad que poseen —envidiable desde el punto de vista de
los habitantes de zonas menos desarrolladas— impera una infelicidad mayor.

Cuando abandono la vida moderna y viajo a esas zonas del globo menos
desarrolladas, me suelo encontrar con menos depresión y una mejor salud
emocional general. He convivido con campesinos de la India, Tailandia, Lati-
noamérica, África y el Ártico, y he descubierto que en general son más felices
y alegres que la mayoría de los norteamericanos que conozco, aunque carecen
de las facilidades y comodidades de nuestra sociedad avanzada. (Como es
natural, disponen de comida, agua, refugio y seguridad.) Los amigos y colegas
que han vivido en países pobres de todo el mundo confirman mi impresión.
A continuación, incluyo un extracto de la carta que me envió el doctor Russell
Greenfield, médico de urgencias y uno de los primeros posgraduados en Medicina Integradora del Centro para la Medicina Integradora de Arizona, que
yo dirijo. Russ pasó varias semanas en Haití como médico voluntario tras el
devastador terremoto del 12 de enero de 2010.

> Me gustaría contarle la historia de un chaval (diecinueve años), al que
> ayudé a cuidar, y se llama Junior.
>
> Se encontraba en la cuarta planta de un edificio cuando éste se de-
> rrumbó, y quedó atrapado entre los escombros durante varios días, hasta
> que fue encontrado debajo de un sofá y una nevera. Cuando conocí a Ju-
> nior al cabo de unas semanas de producirse el terremoto, había perdido
> ambas piernas por debajo de la rodilla y el brazo derecho justo por debajo

del hombro. Sin embargo, todos los días, cuando yo llegaba a la clínica y le preguntaba en mi desastroso criollo cómo se encontraba, siempre respondía lo mismo, levantando el brazo izquierdo en el aire y exclamando con una sonrisa resplandeciente: «De maravilla, doctor Roos!» Un día que mantuvimos una larga charla, Junior me habló de sus planes para llegar a ser ministro. A todas luces, había seguido adelante.

Y le juro que lo mismo me sucedió con la mayoría de los pacientes que atendí. De vez en cuando, se sinceraban y hablaban de lo que había ocurrido, pero no era eso lo que ocupaba su atención. Miraban al futuro. Rápidamente habían conseguido un grado de aceptación que nunca me habría imaginado, dadas las circunstancias. En lugar de obsesionarse por lo que les había sucedido, sólo prestaban atención a lo que iban a hacer entonces. Les admiraba por ello, pero estaba perplejo a más no poder.

Después de más de veinticinco años de ejercicio de la medicina y con más de cincuenta de experiencia vital, confiaba en mi comprensión de la naturaleza humana; sin embargo, mi formación y experiencia previa no me habían preparado para lo que presencié en Haití. Las personas con las que se topaba nuestro grupo tenían motivos sobrados para estar deprimidas y furiosas, y yo no esperaba otra cosa. Después de todo, habían perdido seres queridos, extremidades, sus casas y sus vidas, y lo que les aguardaba era, en el mejor de los casos, la incertidumbre. Pero no reaccionaban con pensamientos negativos, sino con una pasmosa resiliencia emocional que desafiaba a sus circunstancias. Rebosaban gratitud por estar vivos y por lo que seguían teniendo, y manifestaban sin cesar su esperanza en el futuro. En las tiendas del hospital de campaña las canciones y los rezos prorrumpían sin previo aviso, y su comunidad de asistencia se extendía de verdad.

Bajo ningún concepto es mi intención rebajar el sufrimiento del pueblo haitiano. Sin embargo, estoy fascinado por su formidable resiliencia emocional, como el doctor Greenfield y otros observaron.

Hay un cúmulo de pruebas que confirman que la depresión es una «enfermedad de la prosperidad», un trastorno de la vida moderna en el mundo industrializado, aunque una reciente investigación transcultural sugiere que uno de los índices de la felicidad, el denominado de «satisfacción vital», sí que aumenta con los ingresos. Aunque la misma investigación informa de que el sentimiento cotidiano de felicidad personal («sentimientos positivos») está casi completamente desligado del nivel de ingresos. De acuerdo con mi experiencia, cuanto más tiene la gente, menos probabilidades hay de que estén contentos. Piensa en lo que sigue:

- El riesgo de padecer una depresión mayor se ha decuplicado desde la Segunda Guerra Mundial.
- Las personas que viven en los países pobres tienen un riesgo menor de padecer depresión que los de las naciones industrializadas.
- En los países modernizados, las tasas de depresión son más altas entre la población de las ciudades que entre los que viven en el medio rural.
- En general, los países con estilos de vida más alejados de los patrones de la vida moderna tienen los índices más bajos de depresión.
- En Estados Unidos, la tasa de depresión entre los miembros de las comunidades amish —una secta religiosa que rechaza la modernidad en aras de un estilo de vida que sigue más o menos el de los norteamericanos rurales de hace un siglo— es la décima parte que la del resto de los norteamericanos.
- Las comunidades de cazadores-recolectores del mundo moderno tienen unas tasas de depresión extremadamente bajas. El pueblo toraja de Indonesia, los isleños de las Trobriand de la Melanesia y los kaluli de Papúa Nueva Guinea son ejemplos de esto. Entre miles de kaluli estudiados para determinar la presencia de la depresión mayor, el investigador sólo pudo encontrar una persona con esta enfermedad.

El psicólogo Martin Seligman, fundador del campo de la psicología positiva y director del Positive Psychology Center de la Universidad de Pensilvania, ha estudiado a los amish y los kaluli. El profesor relata que «en ninguna de estas culturas la presencia de la depresión se parece en nada a la frecuencia con que se da entre nosotros». Y concluye: «Si sumamos todo esto, parece que hay algo en la vida moderna que crea un terreno abonado para la depresión».

Otro destacado investigador cuyo trabajo respeto es Stephen Ilardi, profesor de psicología en la Universidad de Kansas y autor de *The Depression Cure*. Este académico observa: «Cuanto más "moderno" es el estilo de vida de una sociedad, mayor es su tasa de depresión. Tal vez resulte desconcertante, pero la explicación es sencilla: el organismo humano nunca estuvo pensado para el entorno posindustrial moderno».

En la medida en que la epidemia de depresión sea real, ¿podría esta derivarse de una inadecuación entre el entorno y nuestra herencia genética? ¿Se trata de una consecuencia de los estilos de vida tremendamente influidos por la riqueza y la tecnología y radicalmente distintos a los de nuestros padres y abuelos?

Mi opinión es que sí. Cada vez nos hacemos más sedentarios y pasamos la mayor parte del tiempo dentro de casa. Consumimos alimentos procesados que son notablemente alterados desde sus orígenes naturales, y hay motivos de preocupación en cuanto al efecto que la modificación de nuestros hábitos alimentarios está teniendo en nuestra actividad cerebral y estados de ánimo. Nos vemos inundados por un exceso sin precedentes de información y estímulos en esta época de internet, correos electrónicos, telefonía móvil y dispositivos multimedia, todo lo cual favorece el aislamiento social y sin duda afecta a nuestra salud emocional (y física).

Ten en cuenta que los comportamientos íntimamente asociados a la depresión —disminución de la actividad física y el contacto humano, consumo excesivo de alimentos procesados, un deseo ilimitado de distracciones— son los mismos comportamientos en los que se complacen actualmente cada vez más personas, o que se ven incluso obligados a adoptar por la naturaleza de sus trabajos sedentarios en espacios interiores.

Este tipo de vida no ha sido sencillamente una cuestión de elección a lo largo de la mayor parte de la historia de la humanidad, ya que no había infraestructuras que lo permitieran ni mucho menos lo exigieran. No hay nadie en la Tierra que ande demasiado lejos, cronológicamente hablando, del estilo de vida del cazador-recolector. La agricultura nació hace diez mil años, y todavía hasta 1801 el 95 por ciento de los norteamericanos seguía viviendo en granjas. En 1901, el número era del 45 por ciento, y a principios del siglo xxi, la cantidad no llegaba al 2 por ciento. Y antes del advenimiento de la agricultura industrial, los agricultores llevaban unas vidas bastante más saludables de la que llevamos la mayoría en la actualidad. Al carecer de las ventajas de la medicina moderna y los avances en la sanidad pública, corrían un riesgo mayor ante las enfermedades infecciosas, pero pasaban mucho más tiempo al aire libre y en medio de la naturaleza, preparaban sus cuerpos con ejercicios integrales mediante las labores manuales, comían alimentos saludables, se comunicaban con los demás personalmente y gozaban del apoyo social de las comunidades rurales.

Seligman, Ilardi y yo no sostenemos que la vida fuera (ni sea) fácil para nuestros antepasados ni para los contemporáneos que rehúyen la vida moderna. De hecho, era con frecuencia bastante ardua en aspectos que ni siquiera nos acercamos a imaginar hoy día. Pero *difícil* no significa depresivo, como *fácil* no es sinónimo de alegre. De hecho, la vida difícil como la de nuestros antepasados o nuestros contemporáneos «primitivos» parece mantener mejor regulado el punto de ajuste emocional del hombre. Por citar simplemente un cambio complejo: nuestras vidas en el mundo desarrollado hace mucho que pasaron de ser *difíciles* y *generalmente alegres* a *fáciles* y *frecuentemente deprimidas*.

Los seres humanos evolucionamos para prosperar en los entornos naturales y en grupos sociales vinculados. Hoy día, pocos podemos disfrutar de una vida así y el equilibrio emocional que engendra, pero nuestra predisposición genética a ello no se ha modificado. El término *trastorno de déficit de naturaleza* acaba de entrar en el vocabulario popular, aunque todavía no lo ha hecho en el DSM ni ha sido aceptado por la comunidad médica. Acuñado hace algunos años* para explicar una extensa gama de problemas del comportamiento en niños que pasaban poco tiempo al aire libre, ahora se le invoca para explicar la causa fundamental de una gama aún más amplia de trastornos, tanto físicos como emocionales, en personas de todas las edades que no tienen ningún contacto con la naturaleza.

A mi entender, estamos recopilando las pruebas científicas que demuestran los beneficios de vivir cerca de la naturaleza, no para disfrutar simple-

---

* El primero en utilizarlo fue Richard Louv en su libro *Lost Child in the Woods* (2005).

mente de su belleza ni para obtener sustento espiritual, sino también para mantener nuestro cerebro y sistema nervioso en buen funcionamiento. Veamos algunos ejemplos:

- Sintetizamos la vitamina D, que ahora sabemos que es necesaria para una salud óptima del cerebro, estando al sol.
- Nuestros ciclos de sueño y vigilia y otros ritmos circadianos se mantienen mediante la exposición a la luz brillante durante el día, y a la oscuridad de noche. La falta de luz natural brillante durante las horas de vigilia y la exposición a la luz artificial de noche interrumpen tales ritmos, interfiriendo en nuestro sueño, energía y estados de ánimo.
- Los cazadores-recolectores y otros pueblos «primitivos» no desarrollan deficiencias visuales ni tienen necesidad de lentes correctoras en las primeras etapas de la vida, como ocurre en nuestra sociedad, lo que probablemente se deba a que crecen mirando paisajes lejanos más a menudo que leyendo libros, escribiendo o mirando el televisor o la pantalla de un ordenador. Dado que el ojo es una extensión directa del cerebro, la salud ocular es un indicador de la salud cerebral.
- Nuestro oído ha evolucionado para prestar atención y analizar los cambios en los complejos patrones acústicos de la naturaleza, como los de los bosques, las corrientes de agua, la lluvia y el viento. La evolución no nos preparó para soportar la clase de ruidos artificiales que impregnan nuestras ciudades y vidas en la actualidad. El ruido afecta poderosamente a nuestras emociones, sistema nervioso y fisiología. Por mi parte, lo identifico como la causa principal de la angustia.

Los problemas derivados del trastorno de déficit de naturaleza son el ejemplo de un desajuste entre nuestros genes y el entorno moderno. Nuestros cerebros simplemente no son adecuados para el mundo moderno. Es posible que el deterioro del bienestar emocional, característico de la vida urbana contemporánea, represente un efecto acumulativo de cambios en el estilo de vida que ha estado sucediendo durante muchos años, un efecto que ahora se pone repentinamente de manifiesto. Sin embargo, no estoy seguro de qué cambios en concreto podrían explicar el espectacular aumento de la depresión en los últimos veinte años. La urbanización y la desconexión con la naturaleza llevan sucediendo desde hace mucho tiempo. La proliferación de los alimentos procesados es algo que ha venido ocurriendo desde los últimos cincuenta años o poco más, aunque dudo que haya que señalar este hecho como el principal culpable. Si tuviera que destacar un cambio reciente, apuntaría a las nuevas tecnologías revolucionarias de la comunicación y difusión de la información, que me parece están alterando la actividad de nuestros cerebros e impulsando el aislamiento social. Por supuesto que no sólo sufrimos de déficit de naturaleza, sino que también estamos experimentando un exceso de información. En la actualidad, muchas personas pasan gran parte de su tiempo de vigilia navegando por internet, enviando mensajes de texto y hablando por los móviles, contestando correos electrónicos, viendo la televisión y recibiendo el estímulo de otros medios de comunicación novedosos; todas ellas, experiencias que no estaban disponibles hasta hace muy poco. A mi modo de ver, todos estos estímulos, inauditos tanto en calidad como en cantidad, son un desafío mayúsculo para el bienestar emocional y probablemente un factor significativo de la actual epidemia de depresión.

A medida que la gente prospera, se aísla más. La sobreabundancia material nos convence de que realmente no necesitamos grupos de allegados (y todos los inevitables conflictos interpersonales que acompañan a las familias numerosas o a las tribus). Antes de que la gente pudiera permitirse comprar los aparatos de aire acondicionado, por ejemplo, pasaban las calurosas noches veraniegas en las escaleras de entrada o en los porches y en las plazas de las ciudades, relacionándose con sus vecinos. (Ése es un recuerdo muy vivo de mi infancia en una casa adosada de Filadelfia.) El aire acondicionado y otras ventajas modernas nos permiten permanecer dentro de casa a solas. «Ahora me puedo ocupar de mí», decimos, pensando que es algo bueno. Mientras tanto, la seducción del entretenimiento sintético —televisión, internet— es una siniestra reminiscencia de la falsa promesa de los alimentos procesados. Parece una síntesis de las cosas buenas de la vida social: siempre entretenida aunque fácil de abandonar cuando se vuelve tediosa o desafiante. Pero, al igual que la comida basura, en última instancia es insatisfactoria y potencialmente dañina. Nuestros cerebros, genéticamente adaptados para ayudarnos a recorrer con eficacia los entornos naturales complejos, cambiantes y con frecuencia peligrosos, se ven enfrentados de pronto a un exceso de información y unos estímulos independientes de la realidad física.

Y aquí estamos. Con más humanos que nunca deprimidos. La única solución que encuentro es que adaptemos nuestros estilos de vida, no haciéndonos granjeros, cazadores-recolectores o cavernícolas, sino adecuando los hábitos y comportamientos saludables de esas personas al contexto del mundo moderno. Para evitar y tratar la depresión y alcanzar un bienestar emocional óptimo, tenemos que comer y ejercitarnos de manera adecuada, pero también tenemos que prestar atención a la manera en que utilizamos nuestra mente y esforzarnos en reducir la distracción y el aislamiento social. En la segunda parte de este libro te daré los detalles.

Antes de dejar el tema de la depresión, quiero analizarla desde otra perspectiva más, la del campo relativamente nuevo de la psicología evolutiva, que trata de explicar nuestros rasgos psicológicos como adaptaciones o productos funcionales de la selección natural. Al describir mi propia experiencia de la depresión, escribí que entonces creía que la intensa introspección asociada con ella era en cierta manera una fuente de inspiración. Tenía la sensación de que volverme hacia mi interior tan profundamente, incluso en unos estados de ánimo tan negativos, me permitía acceder a una energía creativa que de lo contrario era inalcanzable. Como ya he comentado, muchas personas creativas y dotadas se han tenido que enfrentar a la depresión. Si tuviera que nombrar a todos los escritores, artistas plásticos, compositores y actores afectados por la enfermedad, la lista sería en efecto muy extensa. Muchos se han hecho adictos al alcohol o a las drogas que modifican el ánimo, y no pocos se han suicidado.

Más de veinte investigaciones apoyan la relación entre depresión y creatividad. Posiblemente, escritores, artistas y demás personas creativas sientan un impulso mayor a tratar de comprenderse, así que vuelven la mente hacia su interior, recapacitando sobre las posibilidades, buscando respuestas y explorando mentalmente lo que está mal y cómo podría arreglarse. Una palabra para este proceso mental es la cavilación, aspecto generalmente considerado como propio de la patología de la depresión. Cavilar o rumiar es «pensar una y otra vez, meditar, elucubrar, sopesar». Los psicólogos clínicos consideran que rumiar las cosas es una «manera de reaccionar a la ansiedad que conlleva centrarse de manera repetitiva en los síntomas de la ansiedad y en sus posibles causas y consecuencias». Pero la cavilación también parece ser precisamente el proceso mental interior de concentración que subyace en la creatividad. ¿Podría esto, e incluso la propensión humana a la depresión, servir a un fin desde una perspectiva evolutiva?

Andy Thomson, psiquiatra de la Universidad de Virginia, y Paul Andrews, psicólogo evolutivo de la Virginia Commonwealth University, han sugerido una respuesta a esta pregunta, como describieron en un artículo publicado en 2010 en el *New York Times Magazine* titulado «Depression's Upside»:

> [Los dos investigadores] empezaron observando que rumiar era a menudo una reacción a un golpe psicológico concreto, como la muerte de un ser querido o la pérdida de un empleo. (Darwin se sumió en un pena debilitante después de que su hija de diez años, Annie, muriera a consecuencia de una escarlatina.) Aunque el DSM, la biblia diagnóstica de los psiquiatras, no tiene en cuenta tales factores estresantes cuando se trata de diagnosticar la depresión —la excepción es la pena causada por el duelo, siempre que dure más de dos meses—, está claro que los problemas de la vida cotidiana tienen una tremenda influencia en el desencadenamiento de las enfermedades mentales. «Por supuesto, rumiar es desagradable —dice Andrews—. Pero suele ser una reacción a algo real, a un verdadero contratiempo. No parecería correcto que el cerebro se descontrolara justo cuando más lo necesitamos.»
>
> Imagina, por ejemplo, una depresión desencadenada por un divorcio lleno de resentimiento. Las cavilaciones podrían adoptar la forma del arrepentimiento («Debería haber sido un cónyuge mejor»), de los contrafácticos recurrentes («¿Y si no hubiera tenido aquel devaneo amoroso?) y de la angustia sobre el futuro («¿Cómo lo encajarán los niños? ¿Podré permitirme la pensión alimenticia?). Mientras que tales pensamientos refuerzan la depresión —ésa es la razón de que los terapeutas traten de detener el ciclo

de cavilación—, Andrews y Thomson se preguntaban si también podrían ayudar a las personas a prepararse para la soltería o permitirles que aprendieran de sus errores. «Empecé a pensar de qué manera la depresión, aunque lleves deprimido unos cuantos meses, podría valer la pena si te ayuda a entender mejor las relaciones sociales», dice Andrews. «Tal vez te des cuenta de que necesitas ser menos rígido o más afectuoso. Éstos son hallazgos que pueden provenir de la depresión, y pueden ser muy valiosos.»

Al igual que Thomson y Andrews, y como escribí en la introducción a este libro, creo que una depresión de leve a moderada de vez en cuando puede ser normal, saludable y hasta productiva como experiencia dentro del espectro emocional variable, bien como una reacción adecuada a las situaciones o como una manera de volverse hacia el interior de uno mismo y rumiar mentalmente los problemas para encontrar soluciones. Por mi parte, sigo valorando mis ocasionales períodos depresivos como fuentes de conocimiento intuitivo, inspiración y energía creativa, y cuando salgo de ellos, me siento más vital y soy más productivo. Haber encontrado unas estrategias que me ayudan a superarlos, hace que me sienta tremendamente aliviado por no seguir quedándome atascado en ellos.

El poeta John Keats escribió en una carta: «¿No ves cuán necesario es un mundo de penas y problemas para educar una inteligencia y tornarla en alma?» Pero yo tengo mis dudas en cuanto a ir demasiado lejos justificando o idealizando la depresión. Ésta puede dar algunos frutos que merezcan la pena un dolor ocasional, pero nadie, a mi modo de ver, se beneficia de meses o años de tristeza, de odio hacia sí mismo e interminables cavilaciones recurrentes. Estoy seguro de que la mayoría de las personas atrapadas en la actual epidemia de depresión desean verse libres de ella. La mejor manera de conseguirlo es comprender y abordar todos los factores bajo nuestro control que influyen en nuestra resiliencia y punto de ajuste emocionales. Sigue leyendo: te explicaré cómo hacerlo en cuanto te explique las maneras, nuevas y antiguas, de comprender e influir en las relaciones entre la actividad de nuestro cerebro y nuestras emociones. Y te aseguro que es posible. Puedes conseguirlo.

3

La necesidad de un nuevo enfoque de la salud mental

La epidemia de depresión está teniendo lugar en un momento en el que el campo de la salud mental aparenta una gran solidez. Ahora hay más profesionales de la salud mental tratando a más gente que nunca con anterioridad en la historia: psiquiatras, psicólogos clínicos, trabajadores sociales capacitados, consejeros y terapeutas de todo tipo. Disponemos de un poderoso «arsenal terapéutico» de medicamentos para hacernos más felices, serenos y cuerdos. Cuando hojeo los anuncios de las farmacéuticas que ocupan tantísimo espacio en las revistas de psiquiatría, tengo la sensación de que todos deberíamos gozar de una fantástica salud emocional, y de que la depresión y la angustia deberían estar igual de superadas que la viruela y la polio. Pero en este momento, más personas que nunca están desconectadas y no experimentan ningún bienestar emocional óptimo. ¿Qué es lo que pasa con este panorama? ¿Por qué la vasta empresa de la salud mental profesional es incapaz de ayudarnos a que nos sintamos mejor?

Quiero que reflexiones sobre la posibilidad de que las suposiciones básicas de la medicina psiquiátrica dominante estén obsoletas y ya no nos sirvan adecuadamente. Tales suposiciones constituyen el modelo biomédico de la salud mental y dominan todo el campo.

En 1977, la revista *Science* publicó un provocativo artículo titulado «The

Need for a New Medical Model: A Challenge for Biomedicine» [«La necesidad de un nuevo modelo clínico: un desafío a la biomedicina»]. Considero tal artículo un hito en la filosofía médica y el fundamento intelectual de la medicina integradora actual. Su autor, George L. Engel, era profesor de psiquiatría de la Facultad de Medicina de la Universidad de Rochester (Nueva York). Decidido a superar la limitadora influencia del dualismo cartesiano, el cual asigna a la mente y al cuerpo dos esferas independientes, Engel imaginaba a los estudiantes de medicina del futuro aprendiendo que la salud y la enfermedad son el resultado de la interacción de lo biológico, lo psicológico, lo social y los factores conductuales, y no exclusivamente de los factores biológicos. Partiendo de aquí, concibió el campo de la medicina psicosomática y dedicó gran parte de su actividad profesional a ensanchar nuestra comprensión de la enfermedad. Su interés se centró especialmente en la salud mental.

George Engel murió en 1999 sin ver cumplido su sueño en buena medida. De hecho, el campo de la medicina psicosomática perdió impulso antes de su muerte y jamás pudo desafiar el predominio de la medicina biológica.

«La biología lo explica todo» estaba en su apogeo cuando yo estudiaba en la Facultad de Medicina de Harvard a finales de la década de 1960. Entonces, se me enseñó que sólo cuatro enfermedades tenían un componente psicosomático: la úlcera péptica, la artritis reumatoide, el asma bronquial y la colitis ulcerante. Sólo cuatro de entre todo el catálogo de enfermedades no es mucho, pero al menos en cuanto a esas cuatro los médicos admitían la influencia de factores emocionales y mentales. La úlcera péptica fue eliminada de la lista a principios de la década de 1980, cuando se identificó a una infección bacteriana (*Helicobacter pylori*) como la «verdadera» causante de las úlceras, tratables a partir de entonces con antibióticos. La investigación de los factores biológicos relacionados con las tres enfermedades restantes ha derivado en unos tratamientos medicamentosos más fuertes de dichas dolencias y en una considerable pérdida de interés en la atención a cualquier factor psicológico, social o conductual que pudiera estar implicado. Actualmente, los reumatólogos, por ejemplo, están más que entusiasmados con una nueva clase de fármacos inmunodepresores denominados inhibidores del TNF-alfa,* que a menudo parece provocar la completa remisión de la artritis reumatoide y la colitis ulcerosa. No importa nada que tales fármacos puedan ser tremendamente tóxicos y muy caros; una vez que los médicos los prescriben para estas enfermedades, ya no tiene ningún sentido abordar los factores emocionales o de estilo de vida de los pacientes que las padecen.

Aunque el empeño de George Engel en la medicina psicosomática se adelantó a su tiempo, su trascendencia en la actualidad es grande, y mi consejo es que todos los profesionales de la salud, en especial de la salud mental, lean su artículo de 1977 en *Science*. Resumiré su «desafío a la biomedicina» aquí, porque desenmascara las grandes limitaciones del modelo conceptual que en la actualidad domina la medicina en general, y la psiquiatría en particular. Tal modelo no consigue frecuentemente ayudar a los médicos a mantener y curar los cuerpos físicos, y ha dificultado en gran medida nuestra comprensión y capacidad para controlar la epidemia de depresión y otros trastornos anímicos que atormentan a nuestra sociedad. El modelo en cuestión no nos señala el camino hacia la complacencia, el consuelo, la serenidad y la resiliencia, como tampoco nos muestra la manera de alcanzar el bienestar emocional óptimo.

Los modelos son sistemas de creencias, conjuntos de suposiciones y explicaciones que construimos para dotar de sentido a nuestra experiencia. En palabras de Engel: «Cuanto más socialmente perturbador o personalmente inquietante sea el fenómeno, más acuciante será la necesidad de los humanos de inventarse unos sistemas aclaratorios». La enfermedad es un fenómeno muy inquietante, y a lo largo de la historia los humanos han ideado una diversidad de sistemas de creencias para explicarla, desde la ira de los dioses a la posesión diabólica, pasando por la desavenencia con las fuerzas de la naturaleza. El modelo dominante de enfermedad en nuestra época es el biomédico, erigido sobre los cimientos de la biología molecular. Como Engel explica:

---

* Acrónimo [en inglés] de «factor de necrosis tumoral alfa», un mensajero químico del sistema inmunitario: Remicade (infliximab) es uno de los más conocidos.

[Este modelo] asume la enfermedad como algo que es explicado completamente por las desviaciones de la norma de las variables biológicas
(somáticas) mensurables. Dentro de su estructura no deja espacio para las
dimensiones sociales, psicológicas y conductuales de la enfermedad. El
modelo biomédico no sólo exige que la enfermedad sea encarada como
una entidad independiente del comportamiento social, sino que también
reivindica que las aberraciones del comportamiento sean explicadas sobre
la base de la alteración de los procesos (bioquímicos o neurofisiológicos)
somáticos. Así las cosas, el modelo biomédico adopta tanto el reduccionis-
mo, la postura filosófica de que los fenómenos complejos derivan en última instancia de un único principio primario, como el dualismo mente-
cuerpo.

Engel sigue diciendo: «El modelo biomédico[...] se ha convertido en un
imperativo cultural, cuyas limitaciones son alegremente ignoradas. En pocas
palabras: ya ha adquirido la condición de "dogma"[...] El dogma biológico
exige que todas las enfermedades, incluidas las enfermedades "mentales",
sean conceptualizadas desde el punto de vista de la alteración de los mecanismos físicos subyacentes». Asimismo, propuso una alternativa: un modelo
«biopsicosocial» de la salud y la enfermedad.

Es incuestionable que a lo largo del siglo pasado, la biomedicina ha mejorado nuestro conocimiento de la biología humana, pero la verdadera prueba de un modelo científico —la cuantificación de su superioridad sobre un
sistema de creencias alternativo— es si ha incrementado o no nuestra capacidad para describir, predecir y controlar los fenómenos naturales. En mis
libros sobre la salud y la cura, he escrito muchísimo sobre cómo la aplicación
estricta del modelo biomédico lo que ha hecho en realidad ha sido dificultar-
nos la compresión y el control de las enfermedades comunes. Por ejemplo,
he señalado que este modelo no consigue explicar el hecho de que muchas
personas infectadas con *H. Pylori* jamás hayan desarrollado úlceras pépticas
ni mostrado el menor síntoma de la enfermedad. Estas personas conviven
con la bacteria en un perfecto equilibrio. A todas luces, existen factores,
aparte de la mera presencia del germen, que influyen en las úlceras pépticas,

incluida la fortaleza o debilidad de las defensas del portador, y la resistencia de cada individuo. Una de esas defensas es el ácido gástrico, cuya producción está influida por el sistema nervioso autónomo (vegetativo) y a través de éste por las emociones. En la reacción de lucha o huida, la división simpática del sistema nervioso vegetativo suprime la función gastrointestinal, lo que en una emergencia es innecesario, a fin de diversificar la energía y el flujo de sangre que va a los músculos. Esto incluye cerrar la producción de ácido en el estómago. En un estado crónico de angustia y estrés, los nervios simpáticos se encuentran en un estado de permanente hiperactividad, y por consiguiente la presencia de ácido en el estómago es permanentemente menor para evitar que los gérmenes potencialmente invasivos ocasionen daños en los tejidos. Decir que una infección por *H. pylori* está íntimamente ligada a la úlcera péptica es correcto; decir que sea la única causa de las úlceras es ignorar la complejidad de la causalidad y la posible influencia de las emociones.

En 1980, la American Psychiatric Association revisó a fondo el *Manual de diagnóstico y estadísticas-III* (DSM-III) para adecuarlo al modelo biomédico. De resultas de ello, el papel de los psiquiatras pasó de ser el de orientadores de los pacientes al de dispensadores de fármacos modificadores de la química del cerebro. Aunque algunos psiquiatras siguen confiando en la psicoterapia, de todas las especialidades médicas, la profesión en su conjunto es la que está más sometida, y a mi entender más lastrada, por la fe ciega en la biomedicina. Los psiquiatras se dejaron seducir fácilmente a causa de un complejo de inferioridad colectivo en relación al lugar que ocupaban en la jerarquía médica. Todavía referidos como curanderos y loqueros, ellos mismos están acostumbrados a cuestionar su condición de verdaderos médicos y la necesidad de recibir la misma formación médica básica que los cardiólogos y los cirujanos. El espectacular ascenso de la biomedicina no hizo más que aumentar su incomodidad, y no queriendo quedarse atrás, buscaron la manera de ser aún más biológicamente correctos que sus colegas de otras especialidades. Los psiquiatras vieron su pasaje hacia la aceptación en el nuevo y dinámico campo de la psicofarmacología, esto es, el estudio de los efectos de los fármacos en los trastornos mentales y emocionales.

En 1921, el farmacólogo alemán Otto Loewi (1873-1961) demostró que las células nerviosas (neuronas) se comunican mediante la liberación de sustancias químicas. Con anterioridad a este momento, los neurocientíficos enseñaban que la comunicación nerviosa se producía mediante impulsos eléctricos. Entre los muchos e importantes avances que siguieron al trabajo de Loewi se contaron el de la identificación de los neurotransmisores y el descubrimiento de los receptores en las superficies de las células que los unen. Los neurotransmisores son unas sustancias químicas producidas por el organismo, almacenadas en unas diminutas vesículas agrupadas en el interior de una neurona y que se liberan en la sinapsis, el espacio intermedio entre la neurona y la célula receptora, que puede ser otra neurona (neurona postsináptica) o una célula glandular o muscular. Las moléculas así liberadas se unen a los receptores —proteínas especializadas situadas en la membrana superficial de la célula receptora— provocando modificaciones en esa célula, haciendo que tenga más o menos probabilidades de producir una corriente eléctrica (en el caso de una neurona), contraerse (en el caso de un músculo) o segregar una hormona (en el supuesto de una célula glandular). A continuación, los neurotransmisores se separan de sus receptores y o bien vuelven a ser captados por las células presinápticas para su reutilización posterior, o las encimas los descomponen y transforman en metabolitos inactivos. Los neurocientíficos han elaborado ya prolijas relaciones de neurotransmisores, descrito sus acciones e identificado muchos tipos y subtipos de receptores.

Tres de los neurotransmisores más estudiados son la norepinefrina, la dopamina y la serotonina, todas de gran importancia para la materia de estudio de este libro, ya que influyen en nuestros estados de ánimo y emociones. Por ejemplo, la dopamina participa en lo que se conoce como el sistema de recompensas del cerebro; las drogas que la afectan son capaces de alterar nuestra experiencia del placer. La cocaína, por ejemplo, es una de tales drogas, y actúa inhibiendo la recaptación de la dopamina por la neurona presináptica, aumentando de manera efectiva su acción en la sinapsis para provocar una intensa reacción placentera. Con el consumo prolongado de la cocaína, las neuronas postsinápticas se vuelven menos receptivas a la dopamina, lo que conduce a la depresión y a la dependencia de la droga para aliviarla. La hipótesis dopamina de la esquizofrenia atribuye la psicosis a una hiperactividad de este neurotransmisor. La norepinefrina, por su parte, regula tanto la recompensa como la excitación sexual. Las alteraciones en este sistema neurotransmisor están asociadas con los trastornos de la angustia. Y la serotonina afecta al estado de ánimo y al sueño.

Los fármacos psiquiátricos de uso más extendido en la actualidad influyen en la producción y efectos de estos importantes neurotransmisores. Los psicofarmacólogos hicieron su primer gran descubrimiento en la década de 1950 a partir del trabajo con los antihistamínicos, utilizados para eliminar los síntomas alérgicos. Aunque los antihistamínicos son más conocidos por inhibir los efectos de los compuestos responsables de ciertas reacciones inmunes, también afectan al cerebro, a menudo provocando atontamiento, somnolencia y depresión en los pacientes. Mientras jugueteaban con estas moléculas, los químicos produjeron un nuevo tipo de drogas psicoactivas —las fenotiazinas— que inhibían la transmisión de la dopamina. La torazina y otras fenotiazinas fueron comercializadas con éxito como tranquilizantes y antipsicóticos importantes y no tardaron en revolucionar el tratamiento de la esquizofrenia. Los psiquiatras los saludaron como compuestos mágicos que curaban la psicosis, mientras que los críticos argumentaban que lo único que hacían era dejar a los psicóticos atontados, sedados y más fáciles de controlar, incluso ambulatoriamente. Envalentonados por sus logros, los psicofarmacólogos volvieron entonces su atención a la depresión, y en estos últimos sesenta años han elaborado numerosos fármacos para tratarla.

El empeño de los farmacólogos nos da la oportunidad de evaluar la utilidad del modelo biomédico en la psiquiatría. En la práctica, la medicina psiquiátrica actual es sinónimo de psicofarmacología, y el credo de este campo es: «No hay pensamiento retorcido sin molécula retorcida».* El modelo biomédico explica la depresión como el resultado de un desequilibrio químico del cerebro, concretamente de los neurotransmisores que afectan a nuestro estado de ánimo. ¿Hasta qué punto esa explicación nos permite describir, predecir y controlar la patología depresiva? En otras palabras, ¿en qué medi-

---

* Las palabras se deben al neurofisiólogo norteamericano Ralph Gerard (1900-1974).

da son efectivos los antidepresivos que los psicofarmacólogos han desarrollado, de los que las grandes empresas farmacéuticas venden cantidades ingentes y que tanta gente consume en la actualidad? La respuesta, me temo, es que no mucho.

El primer fármaco antidepresivo fue descubierto casualmente en 1952. Mientras la iproniazida, un agente antimicrobiano, estaba siendo estudiada como posible tratamiento para la tuberculosis, se descubrió que influía en el estado de ánimo, haciendo incluso que los pacientes terminales se animaran y se sintieran optimistas. La investigación de un posible mecanismo para esta psicoactividad inesperada puso de manifiesto que el fármaco inhibía la ruptura enzimática de los tres principales neurotransmisores: la norepinefrina, la dopamina y la serotonina. Entonces los químicos farmacéuticos buscaron otros fármacos con esta acción, y no tardaron en producir una clase diferente de antidepresivos al modificar los efectos sedativos de la fenotiazina. Tales compuestos terminaron siendo conocidos como antidepresivos tricíclicos, cuyo prototipo fue la amitriptilina; la compañía farmacéutica Merck lo comercializó bajo el nombre de Elavil. En 1961, la FDA (Food an Drug Administration, organismo encargado del control de los medicamentos y alimentos en Estados Unidos) aprobó el Elavil para el tratamiento de la depresión mayor, y rápidamente se convirtió en un éxito de ventas. Los tricíclicos parecían actuar bloqueando la recaptación presináptica de la norepinefrina y la serotonina sin afectar a la dopamina.

Dado que todos los primeros antidepresivos tenían desagradables efectos secundarios y graves interacciones potenciales con otras drogas y medicamentos, los químicos de las empresas farmacéuticas siguieron buscando otros mejores que tuvieran una acción más específica. Pero ¿cuál debía ser esa acción específica? Algunos pensaban que la deficiencia de norepinefrina era la causa bioquímica de la depresión; otros sostenían una hipótesis serotonina de la depresión y buscaban compuestos que evitaran su ruptura o recaptación. Los defensores de la hipótesis serotonina se llevaron el gato al agua; su primer gran descubrimiento tuvo lugar en la década de 1970, una vez más, lo que es bastante significativo, como consecuencia de las investigaciones sobre un antihistamínico.

Es muy posible que hayas consumido Benadryl (difenhidramina) en algún momento de tu vida; es uno de los antihistamínicos más antiguos y de uso más extendido, el primero de tales fármacos en ser aprobados por la FDA para su utilización con receta médica.* Benadryl tiene unos efectos tan sedantes que en la actualidad se vende sin receta médica como un inductor del sueño. En la década de 1960, se descubrió que este contrastado fármaco tenía una acción independiente de sus efectos en la histamina: inhibía selectivamente la recaptación de la serotonina. Mediante la modificación de esta molécula, los científicos de Eli Lilly and Company elaboraron el primer inhibidor selectivo de la recaptación de la serotonina seguro y efectivo, la fluoxetina, mucho más conocida por su nombre comercial Prozac. El resto es historia. En la actualidad la explicación biomédica aceptada de la depresión es que ésta es consecuencia de una deficiencia de la serotonina en las sinapsis de las áreas claves del cerebro; por consiguiente, si estimulamos la actividad de este neurotransmisor con fármacos que inhiban su recaptación, trataremos o solucionaremos el problema

Es casi seguro que hace treinta años ni un sólo norteamericano entre mil había oído hablar de este neurotransmisor, o para el caso de ningún otro neurotransmisor. En la actualidad, cuando introduces «serotonina» en Google, aparecen como unos 11 millones de resultados, y Amazon vende casi tres mil libros con dicha palabra en el título (incluidos *The Serotonin Solution: The Potent Brain Chemical That Can Help You Stop Bingeing, Lose Weight, and Feel Great* [La solución de la serotonina: la potente sustancia química del cerebro que te puede ayudar a dejar los excesos, perder peso y sentirte de maravilla]). «Serotonina» es el nombre de un equipo de lucha libre profesional y un álbum de los roqueros británicos The Mystery Jets. Incluso puedes anunciar tu tristeza otoñal a los amigos por medio de una tarjeta de felicitación que reza así: «Las hojas y mis niveles de serotonina están cayendo». Una sustancia neuroquímica otrora desconocida se ha convertido en moneda de uso corriente de la cultura popular, y aumentar los niveles de esta sustancia del bienestar se ha convertido en una obsesión pública.

---

* En 1946.

Nada de esto ocurrió por generación espontánea. Para vender los antidepresivos, las compañías farmacéuticas lanzaron una implacable campaña de marketing y relaciones públicas a escala mundial, que promocionaba la serotonina como la esencia bioquímica destilada de la felicidad. El mensaje era que los inhibidores selectivos de la recaptación de la serotonina —ISRS— aumentan los niveles sinápticos de la serotonina en el cerebro mediante la ralentización de su velocidad de reabsorción por las neuronas presinápticas, acabando con la depresión. Los psiquiatras y demás médicos recibieron la versión técnica de ese mensaje, mientras que los consumidores recibieron uno simplificado, a menudo sintetizado en el grito de guerra: «¡Arriba esa serotonina!»

El único problema es que probablemente todo esto no sea verdad.

Al igual que la hipótesis dopamina de la esquizofrenia y otros intentos de atribuir complejos fenómenos mentales a causas bioquímicas simplistas, la hipótesis serotonina de la depresión es en el mejor de lo casos endeble. Diversas investigaciones han establecido que la reducción de los niveles de serotonina «no» repercute negativamente en el estado de ánimo. En efecto, un nuevo principio activo conocido como tianeptina —de venta en Francia y otros países europeos bajo el nombre comercial de Coaxial— ha demostrado ser tan eficaz como el Prozac. La tianeptina actúa «disminuyendo» la serotonina sináptica. Como el profesor de psicología de la universidad de Hull Irving Kirsch, en Inglaterra, le dijo a *Newsweek*: «Si los fármacos que aumentan la serotonina y los que la disminuyen pueden afectar por igual a la depresión, se hace difícil imaginar que los beneficios puedan atribuirse a la actividad química de los medicamentos».

En efecto, sobre todo porque cada vez hay más pruebas en ese sentido, resulta que en la mayoría de los casos los ISRS no contribuyen a mejorar el estado de ánimo más que los placebos. El primero de tales análisis, publicado en 1998, estudió treinta ocho investigaciones patrocinadas por los fabricantes que incluían a más de tres mil pacientes deprimidos. Lo que se halló fueron diferencias de mejoría desdeñables entre los tratados con los fármacos y aquellos a los que se les administró los placebos. Al menos el 75 por ciento de los beneficios de esta clase de antidepresivos parecían tener un efecto placebo. Desde entonces, este descubrimiento ha sido confirmado por otras investigaciones.

Decir que los médicos mentalizados en la biomedicina han sido reacios a aceptar tal hallazgo o a modificar sus hábitos de prescripción como resultado de ello, sería quedarse corto. Tanto los profesionales como los medios de comunicación populares han tratado de minimizar la importancia de estas nuevas investigaciones, y en algunos casos hasta han llegado a tergiversar los descubrimientos. En abril de 2002, el *Journal of the American Medical Association (JAMA)* publicó los resultados de un amplio estudio aleatorio y controlado, patrocinado por los Institutos Nacionales de Salud de Estados Unidos, que tenía como finalidad evaluar un popular tratamiento herbal para la depresión, el del hipérico *(Hypericum perforatum)*. Su eficacia fue comparada con la del Zoloft (sertralina), un ISRS muy recetado, y un placebo en 340 pacientes con depresión mayor. La conclusión, noticia de portada en todo el mundo, fue que el hipérico no era más eficaz que el placebo en el alivio de la depresión. Los informativos televisivos mandaron reporteros a tiendas naturistas para que mostraran los productos a base de hipérico, mientras advertían a los consumidores de que no malgastaran su dinero en los remedios naturales cuyos supuestos beneficios no eran más que cuentos de viejas.

No importa que el hipérico no sea indicado para el tratamiento de la depresión mayor, lo que pone en entredicho el objeto del estudio. (Hay pruebas de que sí es útil en la depresión leve a moderada, y te hablaré de esto en el capítulo 5.) El hallazgo de esta prueba tan bien concebida y que debería haber sido portada de todos los noticiarios fue que el Zoloft tampoco era más efectivo que el placebo. ¡De hecho, el tratamiento con el placebo se reveló en realidad más efectivo que el Zoloft o el hipérico en los pacientes muy deprimidos!

Irving Kirsch resumió el creciente número de pruebas en contra de los ISRS en su libro de 2010, *The Emperor's New Drugs: Exploding the Antidepressant Myth*, [Las nuevas drogas del emperador: reventando el mito de los antidepresivos] el cual recomiendo. En respuesta, los defensores de los fármacos y de la hipótesis serotonina se retiraron a una posición más defendible: es posible que gran parte de los aparentes beneficios de los ISRS se deba a la fe de los pacientes en el fármaco, admiten, pese a lo cual siguen teniendo un verdadero efecto bioquímico que los hace útiles en el tratamiento de la depresión «severa». Por desgracia para estos partidarios, los análisis más recientes, publicados en el número del 6 de enero de 2010 de *JAMA*, califican los auténticos efectos bioquímicos de los ISRS como de inexistentes o despreciables, incluso en la mayoría de los casos de depresión severa. Sólo en los pacientes con síntomas muy severos son capaces los investigadores de detectar estadísticamente un beneficio farmacológico significativo en comparación con los de un placebo. Alrededor de un 13 por ciento de las personas con una depresión presentan síntomas muy severos. Uno de los autores del artículo de *JAMA*, el doctor Steven D. Hollon, de la Vanderbilt University, ha dicho: «La mayoría de las personas [con depresión] no necesitan un fármaco activo. En muchas de ellas, los resultados van a ser igual de buenos tanto si se toman un placebo o hablan con sus médicos como si se administran la medicación. No importa lo que hagas; se trata sólo de que estés haciendo algo».

Por mi parte, argumentaría que los desalentadores resultados de los Prozac, Zoloft, Paxil y otros antidepresivos en relación a los placebos no sólo deja sin apoyo la hipótesis serotonina de la depresión, sino que también pone de relieve el fracaso del modelo biomédico para mejorar la comprensión de los trastornos emocionales y la capacidad para controlarlos. Estoy firmemente convencido de que la naturaleza de la depresión jamás será revelada exclusivamente mediante estudios de la bioquímica del cerebro que no tengan en cuenta el resto de la experiencia humana. Al igual que las cardiopatías, la depresión es un problema de salud multifactorial, que tiene su origen en complejas interacciones de variables biológicas, psicológicas y sociales, y que se comprende y controla mejor mediante un modelo biopsicosocial más amplio del tipo propuesto por George Engel.

La soledad, por ejemplo, es un excelente indicador de la depresión. Son numerosas las investigaciones que demuestran que las personas con escasos contactos sociales íntimos son más propensas a estar deprimidas que las que disfrutan de una extensa red de amigos y familiares. Los reduccionistas podrían argüir que formar parte de un grupo social estimula la serotonina, pero estoy seguro de que hay algo en una vida social próspera que trasciende cualquier efecto sobre la bioquímica del cerebro, al menos en la medida de lo que comprendemos actualmente de esa bioquímica. En otras palabras, una vida familiar feliz quizás aumente la serotonina en algunas personas, la haga descender en otras y la deje como está en algunas más. Sin embargo, tal situación hace que todos se sientan más cómodos, estén más serenos y sean relativamente inmunes a los trastornos del ánimo por una interacción del cuerpo, la mente y el entorno social que no se puede reducir a las partes que la integran.

EL NUEVO MODELO

En el capítulo 2 he hablado de las posibles causas de la epidemia de depresión en nuestra sociedad, y citado entre ellas los factores del estilo de vida como las dietas altas en alimentos procesados, la falta de actividad física, el aislamiento social provocado por la prosperidad y las alteraciones de la actividad del cerebro derivadas del exceso de información. En su enfoque limitado a la biología molecular, el modelo biomédico no consigue captar nada de esto, y los médicos fascinados por su hechizo no pueden aconsejar a los pacientes deprimidos que tienen que enfrentarse a las causas complejas de su problema. Lo único que pueden hacer es administrar fármacos que, por lo que respecta a la mayoría de los enfermos, tanto daría que fueran placebos.

En mi empeño por poner a disposición de los profesionales de la salud mental más y mejores alternativas, convoqué el primer congreso nacional sobre la salud mental integradora en marzo de 2010. Junto con la doctora Victoria Maizes, directora ejecutiva del Centro para la Medicina Integradora de Arizona, invité a psiquiatras, psicólogos, trabajadores sociales y otros profesionales de la salud a que asistieran al evento de tres días en Phoenix para «aprender a tratar a sus pacientes en el marco de un nuevo paradigma de sistema de salud mental integradora, que utilice métodos alternativos científicamente probados en combinación con los fármacos y la terapia tradicional para abordar las necesidades físicas, psicológicas y espirituales de dichos pacientes». La utilización aquí del término «espiritual» es importante; amplía el concepto de George Engel para incluir una dimensión más de la vida humana, una que la medicina pasa por alto a menudo. Su adición crea un modelo biopsicosocialespiritual. Por comodidad, prefiero el término «integrador» para describir esta nueva manera de considerar la salud y la enfermedad en general, y la salud mental en particular.

La doctora Maizes y yo invitamos a destacados especialistas e investigadores a que compartieran su experiencia y hallazgos con los asistentes. Habíamos previsto una audiencia de trescientas personas, pero, aun estando en una época de gran recesión, el congreso agotó el aforo con seis semanas de antelación, con un total de setecientas inscripciones. Si hubiéramos dispuesto de unas instalaciones mayores, podríamos haber doblado ese número, tan grande era el interés por el tema; prueba, a mi modo de ver, que los profesionales están aun más hartos que los pacientes del callejón sin salida que supone el enfoque exclusivamente medicamentoso.

En la jornada de clausura del congreso, hablé del fracaso del modelo biomédico y de las grandes ventajas del nuevo modelo integrador de salud mental. Al hablar de los modelos conceptuales, cité a Albert Einstein:

Crear una teoría nueva no es lo mismo que destruir un viejo granero y levantar un rascacielos en su lugar. Más bien es como escalar una montaña, obtener vistas nuevas y más amplias, descubrir conexiones inesperadas entre nuestro punto de partida y su fértil entorno. Pero el punto desde el que partimos sigue existiendo y se puede ver, aunque parezca más pequeño y constituya una parte diminuta de nuestra visión general, adquirida por nuestra superación de los obstáculos en nuestro arriesgado ascenso.

El nuevo modelo integrador de salud mental no ignora la bioquímica del cerebro; antes bien, tiene en cuenta las correlaciones entre los desequilibrios en los neurotransmisores y los trastornos del ánimo. Ni tampoco rechaza la psicofarmacología. Los planes de tratamiento integrador para la depresión, en especial para la depresión severa, pueden incluir la medicación, aunque mis colegas y yo preferimos probar primero otros métodos y utilizar los antidepresivos para el control a corto plazo de las crisis, antes que confiar en ellos como soluciones a largo plazo. (En el capítulo 5, te contaré cuándo y cómo recomiendo utilizarlos.) Uno de los oradores invitados, un renombrado experto en psicofarmacología, hizo una optimista exposición sobre los fármacos psiquiátricos del futuro, medicamentos que tendrán unas acciones más concretas y mejor orientadas. Los asistentes escucharon su disertación con interés, aunque mostraron un entusiasmo mucho mayor por las charlas sobre la importancia fundamental de los ácidos grasos omega-3 en la alimentación para lograr una salud emocional óptima y las últimas evidencias neurocientíficas sobre los beneficios de la meditación, entre otros.

He aquí una muestra de las ponencias:

- Control nutricional del trastorno bipolar en adultos y jóvenes
- Risoterapia
- Medicina del cuerpo y la mente: la hipnosis clínica en el tratamiento de las enfermedades mentales y comunes
- Creación de la química de la alegría: integración de las terapias de *mindfulness* y naturales para el tratamiento de la angustia y la depresión
- Acupuntura y medicina china en relación con la salud mental
- Transforma tu mente cambiando tu cerebro: meditación y neuroplasticidad
- Deficiencias en los ácidos grasos esenciales omega-3 y los mecanismos de las drogadicciones
- Sueño, sueños y salud mental: un nexo esencial

Decir que los psiquiatras, psicólogos y demás profesionales de la salud mental asistentes valoraron esta perspectiva más amplia, es quedarse corto a la hora de expresar su entusiasmo. Una me dijo que llevaba años esperando un congreso así; otro que se llevaría la información recibida y que la utilizaría para cambiar las prácticas habituales de un gran grupo de instalaciones de salud mental de su estado, y muchos manifestaron su interés en buscar una formación oficial en salud mental integradora, formación que yo y mis colegas de la Universidad de Arizona esperamos poder proporcionar. La doctora Ulka Agarwal, directora del departamento de psiquiatría de la Universidad pública East Bay de California, me escribió lo siguiente:

He atendido recientemente a una mujer de veinticinco años con una depresión moderada. Había tenido una mala experiencia con los antidepresivos en el pasado, y no quería ninguno más. No se podía permitir pagar a un terapeuta y no tenía mucha orientación ni apoyo social en su vida. Me preguntó acerca de la conveniencia de modificar su dieta, y estaba considerando comprar algunos suplementos dietéticos que había visto anunciados en la televisión. Me pareció que la mujer necesitaba una intervención y que estaba muy abierta a probar los tratamientos naturales, aunque yo no sabía cómo aconsejarla. Me sentí realmente frustrada, y a todas luces ella también. Esa fue una de tantas veces en que un paciente estaba dispuesto a realizar cambios en su estilo de vida, pero yo carecía de los conocimientos para ayudarle. Estoy entusiasmada por formarme en la salud mental integradora y por fin poder ofrecer a mis pacientes la orientación e información que necesitan para empezar a sentirse mejor.

Las ponencias que más me interesaron a título personal fueron las relativas a la neuroplasticidad, o el potencial del cerebro y el sistema nervioso para cambiar y adaptarse. Los oradores eran neurocientíficos influidos por la psicología budista y las enseñanzas del Dalai Lama.* Mediante la utilización de técnicas como los escáneres TEP [Tomografías por Emisión de Positrones] y la Resonancia Magnética Funcional (IRMF), que hacen posible visualizar los cerebros vivos, han sido capaces de demostrar que los individuos formados en la meditación muestran una actividad cerebral distinta de los que carecen de dicha formación, y que reaccionan de manera diferente a situaciones que a la mayoría nos provocaría una pérdida del equilibrio emocional. La repercusión más amplia de estas investigaciones es que los cambios en la mentalidad pue-

---

* El doctor Richard Davidson, director del Laboratorio para la Neurociencia afectiva y del Laboratorio Waisman para el Diagnóstico Cerebral por Imágenes y el Comportamiento, Universidad de Wisconsin-Madison; el doctor Jon Kabat-Zinn, fundador de la Clínica para la Reducción del Estrés y del Centro para el Mindfulness en la Medicina, la Asistencia Sanitaria y la Sociedad, Facultad de Medicina de la Universidad de Massachusetts; y el doctor en Medicina Daniel Siegel, del Centro para la Investigación de la Mindful Awareness (Conciencia ampliada), Facultad de Medicina de la UCLA.

den «provocar» cambios tanto en la función como en la estructura del cerebro, un hecho que no encuentra explicación en el modelo biomédico y que sugiere la existencia de muchas más opciones para hacernos cargo de nuestro bienestar emocional.

Mirando hacia atrás, considerar a los seres humanos nada más que como la suma de las interacciones bioquímicas fue probablemente una etapa necesaria en la evolución de la medicina. Los sistemas sanitarios del pasado carecían de la tecnología para estudiar las claves biológicas de la salud humana con rigor y precisión. Ahora tenemos esa tecnología, y la hemos aprovechado para conseguir descubrimientos impagables en relación a nuestro cuerpo físico. Pero es imposible restaurar o promover la salud humana, a menos que empecemos con una definición completa de lo que es el ser humano. Una definición incompleta siempre dará como resultado un diagnóstico incompleto y unos tratamientos que no alcanzarán el nivel óptimo.

Así que ha llegado el momento de ascender la montaña y considerar el modelo biomédico como parte de una perspectiva más amplia. Nuestra salud o carencia de ella es el resultado de las interacciones bioquímicas «y» la genética, las elecciones alimentarias, los patrones de ejercicio, los hábitos de sueño, las esperanzas, los temores, la familia, los amigos, el trabajo, las aficiones, la cultura, el ecosistema y mucho más. Es posible que los desequilibrios químicos del cerebro estén correlacionados con la depresión, la angustia y otras alteraciones emocionales, aunque las flechas de las causas y los efectos pueden apuntar en ambas direcciones. Optimizar el bienestar emocional, por ejemplo, mejorando la atención, modificando los patrones destructivos de pensamiento y encontrando la alegría interior, también puede optimizar la química del cerebro al corregir cualquier deficiencia en los neurotransmisores.

George Engel nos mostró el camino ascendente hace más de treinta años. Ahora, me alegra poder decir que estamos empezando a seguirlo.

4

La integración de las psicologías oriental y occidental

En mi condición de médico multiculturalista de toda la vida, siempre he tratado de combinar las mejores ideas y métodos de la medicina científica contemporánea con las de los sistemas tradicionales de curación, algunos de los cuales tienen sus orígenes en un pasado remoto. A mi modo de ver, este enfoque es especialmente útil cuando se trata de la salud mental. Los actuales profesionales de la salud mental saben mucho del cerebro y la mente; el conocimiento psicológico tradicional es distinto aunque igual de impresionante. Los pueblos antiguos carecían de los utensilios científicos para investigar la neuroanatomía y la bioquímica del cerebro, aunque ansiaban alcanzar la serenidad y la liberación del dolor emocional en la misma medida que nosotros. Mientras que la ciencia occidental ha analizado los fenómenos mentales de manera objetiva, los «investigadores» tradicionales, de manera especial en las culturas orientales, utilizaron sus propias mentes como laboratorios y aprendieron a manipular la experiencias para lograr los resultados deseados. La información que recopilaron, transmitida a través de milenios, es de un valor extraordinario.

Por suerte, en la actualidad existe una tendencia hacia la fusión de la psicología moderna con la sabiduría de la Antigüedad. El doctor en medicina Lewis Mehl-Madrona, psiquiatra nativo norteamericano y autor del libro *Coyote Medicine*, habló en el congreso de salud mental integradora de 2010, celebrado en Phoenix, de los «Modelos indígenas de la mente y los sistemas de salud mental», y si le invité fue precisamente para que aportara al caso una perspectiva muy diferente. El doctor Mehl-Madrona dice del pueblo lakota (sioux): «En la lengua lakota no existe un concepto preciso de salud mental. Lo mental siempre se considera como una parte de todo el ser de uno, del cuerpo entero de la comunidad, que existe en un estado de equilibrio y armonía». Cada persona es considerada «una parte íntima del mundo natural, no algo separado de éste».

> En estas formas de considerar la mente y la salud mental, la «comunidad» es la unidad básica de estudio, no el individuo[...] La idea es que estamos formados por nuestras relaciones. No es que nuestro cerebro establezca nuestras relaciones, sino más bien que nuestras relaciones dan forma a nuestro cerebro[...] Los neurocientíficos evolutivos están descubriendo ahora que en realidad son las relaciones las que estructuran físicamente nuestros cerebros. Las relaciones con los padres y cuidadores crean en realidad el cerebro[...] Somos yoes relacionales. No somos unidades autónomas e individuales. Los ancianos piensan que semejante idea es una ridiculez. «¿Cómo se te podría llegar a ocurrir semejante cosa?», dirían.

Mehl-Madrona contó la historia de un colega que le indicó que los lakota eran «demasiado primitivos para beneficiarse de la psicoterapia», y él le respondió diciendo: «No es que seamos primitivos. Sencillamente no nos parece muy interesante tratar de tener una conversación con alguien que está sentado detrás de nosotros y que no nos va a responder». El psiquiatra también hizo hincapié en la importancia de tener un círculo de amigos con los que verse de manera regular, a fin de apoyar la salud y la curación con una energía, pensamientos y rezos dirigidos. «¿Cuántos de nosotros tenemos esa clase de apoyo?», preguntó a la audiencia de profesionales de la salud mental. «Si estuvieran enfermos, física o emocionalmente, ¿dónde lo encontrarían?»

El énfasis de los nativos norteamericanos en la comunidad como pilar del bienestar emocional es un ejemplo de sabiduría tradicional que suele ser descuidado por los profesionales de la salud mental actuales. Las terapias basadas en la comunidad, como los refugios de sudor, los rituales de purificación y los círculos de oración, podrían ayudar a las personas con depresión o que quieran disfrutar de unas mayores cotas de resiliencia, complacencia, consuelo y serenidad. Tales estrategias son integradoras por naturaleza y abordan todas las dimensiones de la experiencia humana: física, mental, social y espiritual.

Por «espiritual» me refiero a nuestra esencia no material, ese aspecto de nuestro ser que nos conecta a la esencia de todos los demás seres y cosas del universo. La espiritualidad y la religión tienen algunos puntos en común, aunque la espiritualidad no es sinónimo de religión. A mi entender, es un componente importante de la salud, y me he asegurado de que la Espiritualidad en la Medicina sea una parte del currículum de la medicina integradora en la Universidad de Arizona. El capítulo 7 trata del papel de la espiritualidad laica en el bienestar emocional.

De las tradiciones espirituales del mundo, la que más tiene que ofrecer al perfeccionamiento del modelo integrador de la salud mental es el budismo. El budismo es una religión popular, con alrededor de 360 millones de seguidores, la mayoría en Asia, y como es natural, al igual que las demás religiones, tiene su parte de dogma, de ritual y de fe necesaria en los fenómenos sobrenaturales. Pero el fundador del budismo era un filósofo, no una deidad, un hombre que examinó a fondo la naturaleza de la realidad y de la mente humana y que dedicó su vida a comprender la infelicidad y el descontento y la posibilidad de aliviar una y otro. Una de sus enseñanzas fundamentales fue que la vida es *dukka*, un término del sánscrito que se suele traducir como «aflicción», aunque posiblemente sería más correcto verterlo como «lo incompleto» o «insatisfacción». Sea como fuera, *dukka* es algo que está muy lejos de la complacencia y la felicidad. Buda atribuyó esta cualidad esencial de nuestra experiencia a nuestra conciencia de la mutabilidad de todas las cosas —de que nada en nuestras vidas es inmune al deterioro y la muerte—, además de a la inclinación profundamente arraigada de nuestras mentes a tratar de aferrarse a lo que es placentero y rechazar lo desagradable. Y enseñó prácticas concretas para ayudar a las personas a liberarse de la aflicción.

Aunque la filosofía budista antecede al campo de la psicología en más de dos mil años, los actuales estudiosos de la mente están descubriéndola como una fértil fuente de conceptos y métodos para mejorar el bienestar emocional. En los últimos años, los maestros budistas del Tíbet se han mostrado más activos en trasladar a Occidente estas ideas. Tenzin Gyatso, el decimocuarto Dalai Lama, que adquirió un vivo interés por la ciencia siendo niño, animó al abogado y empresario norteamericano R. Adam Engle y al biólogo y neurocientífico chileno Francisco J. Varela (1946-2001) a convocar el Primer Diálogo sobre la Mente y la Vida en Dharamsala, la India, en 1987, con la intención de fomentar la colaboración entre el budismo y las ciencias cognitivas. Después, el trío cofundó el Instituto Mente y Vida, una organización sin ánimo de lucro asociada con destacados investigadores científicos. El Dalai Lama es el presidente de honor, y desde la fundación de la institución ha participado en veintitrés de los diálogos anuales. El decimoquinto, Mente y Vida XV, celebrado en 2007 en la Emory University de Atlanta, fue titulado «Conciencia, Compasión y el Tratamiento de la Depresión». Los expertos asistentes —un heterogéneo grupo de neurocientíficos, psicólogos y maestros budistas— fueron invitados para mantener un diálogo sobre «la depresión desde el punto de vista fisiológico y cognitivo, a fin de explorar la posibilidad de que las terapias basadas en el *mindfulness* [o conciencia plena], junto con las técnicas que intensifican la compasión, puedan revelarse especialmente útiles en el tratamiento de la depresión». Todos coincidieron en que ésta era una prometedora orientación para el futuro de las investigaciones.

Desde el principio, los neurocientíficos han destacado en esta iniciativa. Como resultado de sus encuentros con practicantes avanzados del budismo, algunos han empezado a documentar las diferencias en el cerebro relacionadas con el adiestramiento en la meditación y el crecimiento en la compasión y la empatía. La conclusión más significativa es que aprender a cambiar nuestras maneras de pensar y percibir pueden cambiar en realidad la función y estructura de nuestros cerebros. Ésta es una prueba de peso en cuanto a la deficiencia del modelo biomédico de salud mental, que considera la actividad cerebral y su bioquímica primordiales. En el modelo biomédico, son las moléculas retorcidas las causantes de los pensamientos retorcidos, nunca al revés. Como he explicado en el capítulo anterior, la limitada utilidad de este sistema de creencias queda al descubierto en su limitada capacidad para aliviar los estados emocionales negativos por medio de las intervenciones psico-farmacológicas. En el modelo integrador, por el contrario, las flechas de la causalidad apuntan en ambas direcciones: desde lo mental al cerebro además de desde el cerebro a lo mental.

El principal investigador en este campo es Richard Davidson, que dirige el Laboratorio para la Neurociencia Afectiva, además del Laboratorio Waisman para la obtención de imágenes cerebrales y el Comportamiento, ambos de la Universidad de Wisconsin-Madison. Davidson está llevando el rigor científico al estudio de las prácticas budistas y su capacidad para mejorar el bienestar emocional utilizando avanzadas tecnologías de obtención de imágenes cerebrales, tales como la Tomografía por Emisión de Positrones Electrofisiológicamente cuantitativa (TEP), como por la Imagen por Resonancia Magnética Funcional (IRMF). Davidson está especialmente interesado en el potencial de la meditación para modificar la función y estructura cerebrales tanto a corto como a largo plazo.

Para ello, se ha centrado en las interacciones entre dos áreas del cerebro, una moderna y otra antigua desde el punto de vista de la evolución. La corteza prefrontal es la parte más avanzada de los lóbulos frontales, y se cree que es la responsable del razonamiento complejo y el comportamiento social, mientras que la amígdala [forma de almendra], situada en las profundidades del cerebro, lo es de las reacciones emocionales primarias, especialmente del miedo y la ira. En otras palabras, Davidson rastrea la forma en que los pensamientos generados en el cerebro moderno pueden modificar las reacciones —y, en última instancia, las estructuras— del cerebro antiguo.

Las investigaciones de Davidson, junto con las de otros, demuestran que la neuroplasticidad es una característica fundamental de nuestros cerebros. Entre otras cosas, la neuroplasticidad significa que emociones tales como la felicidad y la compasión se pueden cultivar, mediante la repetición, de forma muy parecida a como se aprende a jugar al golf y al baloncesto y a dominar un instrumento musical, y que semejante práctica modifica la actividad y el aspecto físico de zonas concretas del cerebro. Al contrario que el axioma biomédico, Davidson ha demostrado que no hay moléculas apacibles sin pensamientos apacibles.

Uno de los primeros sujetos de sus investigaciones fue Matthieu Ricard, un académico francés, doctor en genética molecular, que se hizo monje budista. Ricard ha sido nombrado «el hombre más feliz del mundo» a causa de las asombrosas puntuaciones obtenidas en las pruebas realizadas en el laboratorio de Davidson. Las resonancias magnéticas del cerebro muestran que él y otros sujetos entregados de lleno a la meditación tienen una actividad considerablemente elevada en la corteza prefrontal izquierda, lo que se asocia con los estados emocionales positivos, junto con la supresión de actividad en la corteza prefrontal derecha, que es más activa en aquellas personas con trastornos emocionales. Todos los meditantes analizados habían realizado más de diez mil horas de meditación, y todos mostraban este patrón de actividad, aunque en el caso de Ricard era bastante más elevado que en los demás. En una entrevista concedida en enero de 2007 al periódico británico *The Independent*, Ricard declaró que «la mente es maleable». Y añadió: «Nuestra vida puede verse enormemente transformada incluso por un mínimo cambio en nuestra manera de controlar nuestros pensamientos y de percibir e interpretar el mundo. La felicidad es una técnica. Y exige tiempo y esfuerzo».

El Dalai Lama, que cree que «el propósito de la vida es la felicidad», también enseña que «la felicidad se puede alcanzar con el adiestramiento de la mente». Dice que la felicidad «está determinada más por el estado de la propia mente que por las condiciones, circunstancias o acontecimientos externos, al menos una vez que las necesidades de supervivencia básicas están cubiertas.» Junto con el doctor en medicina y psiquiatra Howard C. Cutler, el Dalai Lama es autor de un manual clásico sobre el tema: *The Art of Happiness: a Handbook for Living*, [El arte de la felicidad: un manual de la vida]. Es improbable que muchos de los que no somos monjes budistas estuviéramos dispuestos a invertir diez mil horas en la práctica de la meditación para dominar este arte, aunque hay otras maneras, más rápidas y eficientes, de conseguirlo; por ejemplo, cultivando la conciencia plena del momento o *mindfulness*.

«La conciencia correcta» es uno de los principales elementos de la receta del budismo para liberarse del sufrimiento. Es algo que suele interpretarse como una conciencia tranquila del cuerpo y la mente de uno y del contenido de la conciencia. Este concepto ha ayudado a inspirar al moderno campo de la psicología positiva y se destaca en numerosos libros de autoayuda, que hacen hincapié en ello como la clave para reducir el estrés y optimizar el bienestar emocional.* Los psicólogos consideran el mindfulness o conciencia plena como la autorregulación de la atención y la capacidad para mantenerla en la experiencia propia en el momento presente. La mayoría no somos conscientes de en donde concentramos nuestra conciencia. Dejamos que se mueva a la deriva hacia pensamientos aleatorios, imágenes mentales, recuerdos del pasado, y esperanzas y temores para el futuro. Exige motivación y práctica esquivar estas tendencias naturales y trasladar toda la atención al momento presente, y más práctica aún abstenerse de hacer valoraciones sobre lo que le llegue. El objetivo consiste en aceptar lo que llegue —pensamientos, imágenes, sensaciones— y no etiquetarlo ni como placentero ni desagradable, no tratar de retenerlo ni de evitarlo y no asociarlo con dolorosos recuerdos del pasado ni con deseos para el futuro.

El adiestramiento en mindfulness es una herramienta psicológica utilizada ampliamente en la actualidad en una diversidad de escenarios, desde hospitales a centros empresariales. Por ejemplo, muchos profesionales de la salud utilizan la reducción del estrés basada en el mindfulness (MBSR) [Mindfulness-Based Stress Reduction] para ayudar a los pacientes a enfrentarse al dolor y las enfermedades crónicas. El aprendizaje de la MBSR, que integra el yoga, la concentración en la respiración y la meditación básica, está al alcance de cualquiera. Las investigaciones demuestran que es efectivo para mejorar los resultados y la calidad de vida en pacientes con dolor crónico y una diversidad de patologías tales como la artritis reumatoide, el cáncer y el sida. Y la MBSR puede cambiar la estructura y el funcionamiento del cerebro rápidamente. En un estudio publicado en enero de 2011 en *Psychiatry Research: Neuroimaging*, un equipo de investigadores alemanes y norteamericanos describieron las imágenes por resonancia magnética de dieciséis participantes sanos antes y después de que se sometieran a un programa de MBSR de ocho semanas. Comparados con los participantes de control, los cerebros de los que realizaron la formación

---

* Un buen ejemplo que recomiendo es *Log On: Two Steps to Mindful Awareness*, de Amit Sood, BookSurge, 2009.

en MBSR mostraron aumentos en la corteza cingulada posterior, la encrucijada temporoparietal y el cerebelo. La conclusión de los investigadores: «El resultado sugiere que la participación en la MBSR está asociada a los cambios en la
concentración de materia gris en las regiones del cerebro involucradas en el
aprendizaje y los procesos de memoria, la regulación de las emociones, el procesamiento autorreferencial y la adopción de puntos de vista.».

Otra aplicación, la terapia cognitiva basada en el mindfulness (MBCT,
por sus siglas en inglés) incorpora la información sobre la depresión y las estrategias para aumentar la conciencia de la conexión entre pensamientos y
sentimientos. Por medio de la MBCT, los que son propensos a la depresión
pueden aprender a reconocer los patrones de pensamiento asociados con los
estados de ánimo negativos y cambiarlos.

El doctor en medicina Daniel Siegel, profesor clínico de psiquiatría de la
UCLA, donde también codirige el Centro de Investigaciones de la Mindful
Awareness [Conciencia ampliada], denomina esta aptitud «mindsight» [ca-
pacidad de la mente para percibirse a sí misma]:

> La mindsight es una especie de atención focalizada que nos permite
> observar los funcionamientos internos de nuestra mente. Dicha actitud nos
> ayuda a ser conscientes de nuestros procesos mentales sin dejarnos arras-
> trar por ellos, a ser capaces de desconectarnos del piloto automático de los
> comportamientos imaginados y reacciones habituales, y a ir más allá de los
> bucles emocionales reactivos en los que todos tenemos tendencia a dejar-
> nos enredar. La mindsight nos permite «nombrar y domeñar» las emocio-
> nes que experimentamos, en lugar de dejar que nos aplasten.
>
> Piensa en la diferencia entre decir y pensar «**Soy** triste» y «**Estoy** tris-
> te». Por parecidas que puedan ser estas dos afirmaciones, en realidad hay
> una diferencia profunda entre ellas. «Soy triste» es algo así como una defi-
> nición de uno, y además muy restrictiva. «Estoy triste» sugiere la capaci-
> dad de reconocer e identificar un sentimiento sin dejar que te consuma.
> Las técnicas de concentración que forman parte del mindsight hacen posi-
> ble distinguir entre el sentimiento y la identidad, aceptar el momento pre-
> sente de ese sentimiento, soltarlo y luego transformarlo.

A raíz de los descubrimientos de las investigaciones de la neurociencia, ahora sabemos que los cambios emocionales y mentales que podemos producir mediante la práctica de la técnica del mindsight tienen capacidad transformadora de la mismísima fisiología del cerebro. Ejercitándonos en la capacidad de concentrar la atención en nuestro mundo interior, estamos cogiendo un «escalpelo» que podemos utilizar para remodelar nuestros circuitos neuronales, estimulando el crecimiento de zonas que son esenciales para la salud mental[...] Esta revelación se basa en uno de los descubrimientos científicos más apasionantes de los últimos veinte años: el de que nuestra manera de centrar la atención determina la estructura del cerebro. La neurociencia apoya la idea de que ejercitarse en las técnicas de reflexión del mindsight activa los mismos circuitos que crean la resiliencia y el bienestar y que también cimientan la empatía y la compasión.

Lo primero que despertó mi interés, allá en la antesala de mis treinta años, fue aprender a centrar mi atención como resultado de mis lecturas sobre el budismo zen. Por mi cuenta y riesgo, empecé por sentarme cada mañana e intentar centrar la atención en mi respiración, contando cada espiración hasta diez y siguiendo luego el mismo proceso con las inspiraciones. Las más de las veces me sorprendía llegando a veinte o a treinta y tantas sin ni siquiera haber sido consciente de pasarme de la decena, pues mi atención se había desviado hacia los pensamientos o imágenes que poblaban mi mente. La dificultad de lo que se antojaba una tarea sencilla me sorprendió y me hizo ser consciente por primera vez en mi vida de la naturaleza inquieta de la mente. Así que me lo tomé como un desafío y perseveré en el empeño.

Andando el tiempo, recibí un adiestramiento formal en *vipassana*, también conocida como «meditación de interiorización», una tradición originaria del budismo del Sudeste Asiático introducida en Occidente en tiempos recientes. Su finalidad es desarrollar la percepción de la naturaleza de la conciencia a través del mindsight, abriéndose de manera imparcial a las sensaciones corporales, pensamientos y sentimientos, tomando nota de ellos y dejándolos pasar. Una vez más, me pareció un verdadero reto.

Y todavía me sigue resultando difícil lograrlo. Incluso después de cuarenta años de práctica, apenas he progresado en mi habilidad para refrenar mi inquietud mental. Aunque sí me di cuenta de que la meditación me resultaba valiosa mucho antes de que hubiera ninguna investigación neurocientífica sobre sus efectos benéficos. No acabo de sentirme bien si me pierdo una sola ocasión —por breve que sea— de sentarme inmóvil y centrar mi atención al empezar el día, y creo que esta práctica es una de las razones de que mis episodios de distimia hayan disminuido tanto en frecuencia como en intensidad.

La meditación sentado no es la única manera de perfeccionar esa técnica. Por ejemplo, para mí cocinar es una especie de meditación. Cuando corto las verduras, estoy completamente concentrado en el momento. Si no lo estuviera, tendría más probabilidades de cortarme con los afilados cuchillos que utilizo y no conseguiría los trozos del tamaño que los quiero. Preparar una comida a partir de ingredientes frescos, exige hacer juegos malabares con muchas variables para conseguir que todos los platos salgan exactamente al mismo tiempo. También es un ejercicio de revelación: llevar la idea de un plato a la imaginación visual primero, y luego a la realidad; es más divertido aún cuando no se tiene la receta. Hablar en público me da otra oportunidad para alcanzar un alto grado de concentración. Yo hablo sin notas y no me puedo permitir que mi atención se desvíe cuando yo sí lo hago. Mi actividad física preferida en los últimos años es la natación; cuando nado, me concentro de forma natural en mi respiración.

Superar la depresión y crear un bienestar emocional ejercitando el mindfulness y la atención focalizada, y tomar conciencia y controlar las interacciones entre los pensamientos y los sentimientos, son ejemplos de unas herramientas psicológicas basadas en la sabiduría ancestral. A mi modo de ver, son elementos esenciales de un enfoque integrador de la salud mental, y en el capítulo 6 te daré unas recomendaciones específicas para utilizarlos. Son aun más eficaces cuando se combinan con cambios en el estilo de vida dirigidos a otros factores que socavan nuestra resiliencia emocional.

He estudiado unos cuantos programas de hábitos de vida destinados a aliviar la depresión corrigiendo los desajustes entre el mundo moderno y nuestros «cerebros y cuerpos antiguos». Tales programas recomiendan intervenciones tales como el aumento del ejercicio aeróbico, la mejora del sueño, pasar más tiempo al sol, comer más pescado para aumentar la ingesta de ácidos grasos omega-3, una mayor socialización y no insistir en los pensamientos negativos.*

Éste es un buen comienzo, aunque a mi modo de ver el programa que propongo en este libro es mucho más amplio, puesto que incorpora recomendaciones más eficaces basadas en las pruebas científicas más recientes. Reproducir el estilo de vida del cazador-recolector de nuestros antepasados más lejanos tiene su mérito, aunque no estoy del todo convencido de que ésa sea la solución. La meditación estructurada y el ejercicio del mindsight no existían en el mundo de los cazadores-recolectores, por ejemplo, aunque, como ya he explicado, los neurocientíficos están demostrando que tales herramientas pueden cambiar nuestros cerebros a mejor y mejorar nuestro ánimo. Y puede que sean útiles para ayudar a las personas a desconectarse de los pensamientos negativos, una labor que nunca es fácil.

Las recomendaciones que te hago en la segunda parte de este libro tienen un propósito más amplio que el de simplemente controlar la depresión. Están pensadas para aumentar tu resiliencia emocional, permitirte desplazar tu punto de ajuste emocional hacia estados de ánimo más positivos y darte una oportunidad mejor de disfrutar de la resiliencia, la complacencia, el consuelo y la serenidad que caracterizan el bienestar emocional. Al hacerlo, aumentarás tus probabilidades de experimentar la felicidad espontánea con más frecuencia, una clase de felicidad que proviene de nuestro interior y que siempre está disponible, dado que no depende de las circunstancias externas ni de las veleidades de la fortuna.

---

* Véase, por ejemplo, *The Depression Cure*, de Stephen Ilardi.

SEGUNDA PARTE

=

PRÁCTICA

5

La optimización del bienestar emocional mediante el cuidado del cuerpo

LA ENFERMEDAD FÍSICA Y LAS EMOCIONES

No debería ser una sorpresa para nadie oír que la salud física y emocional están estrechamente imbricadas y que son imposibles de separar. Desde la perspectiva de la medicina integradora, mente y cuerpo son dos aspectos de una unidad esencial, así que los cambios experimentados por una siempre se correlacionan con cambios habidos en la otra. Por supuesto, la medicina convencional basada en el principio de que «la biología lo explica todo» hace mucho que reconoció la angustia, la depresión y demás alteraciones del estado de ánimo como síntomas de un trastorno físico, aunque ha sido lenta a la hora de aceptar la posibilidad de que los desequilibrios en el ámbito mental-emocional puedan presentar síntomas en el cuerpo. Me alegra ver ese cambio cuando nuevas investigaciones alumbran las complejas interrelaciones existentes entre el cuerpo y la mente. Estos hallazgos también sugieren estrategias eficaces para mejorar el bienestar emocional por medio de intervenciones físicas.

Los manuales que utilizaba en mi época en la Facultad de Medicina incluían las alteraciones del ánimo entre los síntomas de los trastornos del sistema endocrino, enfermedades que afectan a las glándulas secretoras de hormonas, tales como la tiroides, las suprarrenales y la hipófisis o glándula pituitaria. Un ejemplo clásico es la relación entre la depresión y el hipotiroidismo. Hasta un 20 por ciento de las personas que padecen una depresión presentan una escasez de hormonas tiroideas; muchos han recibido largos tratamientos con antidepresivos antes de que a los médicos se les ocurriera comprobar su función tiroidea. Función que debería ser determinada en todos los casos de depresión y, en el supuesto de presentar una insuficiencia, corregirse. Las hormonas tiroideas regulan el metabolismo, y todavía no se sabe a ciencia cierta cómo afectan a nuestras emociones. Puede que tengan efectos directos sobre los centros cerebrales o que influyan en la producción y reciclaje de los neurotransmisores. Las disfunciones de la hipófisis y las glándulas suprarrenales también afectan habitualmente a la salud emocional, igual que los fármacos utilizados para tratarlas. En la enfermedad de Addison, por ejemplo, el sistema inmunitario daña la corteza adrenal y su capacidad para producir cortisol y otras hormonas de vital importancia; la irritabilidad y la depresión son síntomas habituales, acompañados de numerosos cambios físicos. Los corticoesteroides necesarios para mantener con vida y sanos a los pacientes afectados por dicha enfermedad pueden inducir, por su parte, tanto a estados maníacos como depresivos.*

Es bien sabido que las hormonas sexuales afectan al estado de ánimo tanto en los hombres como en las mujeres. Los cambios emocionales asociados al ciclo menstrual femenino y a la menopausia suelen ser sorprendentes. A su vez, la depresión en algunos ancianos varones se puede aliviar elevando los bajos niveles de testosterona. Por consiguiente, cabe presumir que las hormonas sexuales tengan unos efectos directos sobre el cerebro y los neurotransmisores implicados en nuestras emociones. Mas curiosa es la influencia de la insulina, la hormona secretada por el páncreas que controla el azúcar en sangre (glucosa) y la producción y distribución de la energía por el organismo. Las

---

* Preocupado por esta posibilidad como afectado por la enfermedad de Addison, John F. Kennedy (1917-1963), trigésimo quinto presidente de Estados Unidos, hizo que sus médicos y colaboradores ocultaran el diagnóstico y tratamiento a la opinión pública.

personas con diabetes son más proclives a deprimirse que las que no padecen esta enfermedad. Algunas investigaciones relacionan la depresión con la resistencia a la insulina, el problema fundamental en la diabetes tipo 2, la más extendida, aunque no sabemos cuál es la causa, y cuál el efecto. Los receptores de la insulina se hallan por todo el cerebro. ¿Podría afectar esta hormona de forma directa al estado de ánimo? Una investigación reciente con animales con diabetes tipo 1 demostró la existencia de un efecto hasta entonces desconocido de la insulina sobre la señalización de la dopamina en los centros claves del cerebro. ¿O es que la alteración del metabolismo de la glucosa en la diabetes altera la función cerebral? (Las células cerebrales tienen como única fuente de energía a la glucosa, de la que han de tener un suministro permanente.) ¿O es el hecho de padecer una enfermedad crónica grave que puede socavar su calidad de vida, lo que origina la depresión en los diabéticos?

Podríamos preguntarnos también sobre la aparición de la depresión conjuntamente con otras enfermedades crónicas graves que no tienen su origen en desequilibrios hormonales. Uno de cada tres supervivientes de un infarto de miocardio sufre depresión, al igual que una de cada cuatro personas que han tenido un derrame cerebral y uno de cada tres pacientes con sida. Sin duda, tales pacientes tienen motivos para estar deprimidos, pero ¿en qué medida su depresión podría ser un síntoma de su enfermedad antes que una reacción psicológica a ésta?

No tenemos ninguna prueba de que el sida afecte directamente a las emociones, aunque las dolencias cardiovasculares, aun antes de que avancen hasta convertirse en infartos de miocardio y derrames cerebrales, a menudo reducen el flujo sanguíneo al cerebro, y esto podría alterar el funcionamiento de los centros que controlan las emociones. Un porcentaje aun más elevado —el 50 por ciento— de personas con la enfermedad de Parkinson padecen depresión. En este caso, la alteración bioquímica del cerebro es la explicación probable, dado que esta enfermedad progresiva ocasiona una degeneración de las neuronas que utilizan la dopamina para hacer señales a las demás neuronas del diencéfalo o cerebro medio, concretamente a las de los centros que controlan el movimiento pero también de otras partes del cerebro, incluidos los lóbulos frontales. Esta circunstancia también puede dañar los itinerarios de la serotonina. Una neuróloga que ha investigado la correlación de la depresión y el Parkinson, la doctora Irene Richards, del Centro Médico de la Universidad de Rochester (Nueva York), afirma con contundencia: «La depresión forma parte de la enfermedad, no es una simple reacción a ella».

La evidente moraleja de todo esto es que hay que asegurarse de que un problema físico no sea el responsable de un bienestar emocional deficiente, sobre todo en el caso de un hipotiroidismo de sencillo tratamiento. En consecuencia, una de las primeras recomendaciones de la lista que sitúo al final de este capítulo, es que hay que hacerse un reconocimiento médico completo que incluya el necesario análisis de sangre, si es que no se ha hecho ninguno recientemente. Una conclusión más sutil que extraigo es que indagar sobre los mecanismos que conectan la enfermedad y las emociones puede proporcionar una valiosa información, que todos haríamos bien en utilizar para corregir nuestros hábitos de vida. Fundo esta conclusión en mis lecturas de la bibliografía científica sobre la habitual asociación de la depresión con otra enfermedad crónica grave con la que todos estamos familiarizados: el cáncer.

DEPRESIÓN E INFLAMACIÓN: LA CONEXIÓN DE LAS CITOCINAS

Hasta un 25 por ciento de las personas con cáncer padecen depresión. En algunas clases de cáncer —especialmente el de páncreas— este porcentaje es mucho más alto. En algunos casos la depresión precede al diagnóstico del cáncer; en otros, aparece después. Los investigadores médicos especulan interminablemente sobre las posibles explicaciones a la asociación de estas dolencias. Algunos piensan que la depresión podría ser un síntoma precoz de un tumor pancreático, sobre todo en los hombres; otros creen que probablemente la relación sea más indirecta. Es posible que el tabaco sea el nexo oculto: se sabe que fumar cigarrillos es un factor de riesgo en el cáncer de páncreas, y que la adicción al tabaco se presenta con más frecuencia en las personas con inclinación a padecer trastornos emocionales. O puede que la culpable de la depresión sea la quimioterapia; las más de las veces tienen unos profundos efectos secundarios de índole mental y emocional: irritabilidad y menoscabo de la memoria y la concentración, además del estado de ánimo. (*Quimiocerebro* es el término con el que se alude habitualmente a estos síntomas; por suerte, suelen disiparse al cabo de algún tiempo tras terminarse el tratamiento.)

Recientemente otra hipótesis —a mi parecer, muy convincente— ha llamado la atención. Basada en modelos de investigación con animales, sugiere un mecanismo que relaciona el cerebro y el sistema inmunitario para explicar los síntomas relacionados con el cáncer, incluidos las alteraciones anímicas. Creo que esta hipótesis brinda nuevas posibilidades para prevenir y tratar la depresión y potenciar el bienestar emocional. El mecanismo se centra en las citocinas, unas potentes proteínas reguladoras formadas por células inmunitarias que controlan las reacciones a los antígenos y gérmenes extraños. Las personas con cáncer presentan a menudo una inmunidad anormal debida a la producción y funcionamiento irregular de las citocinas.

Las citocinas tienen diferentes efectos. Las de un tipo —las interleucinas— controlan las inflamaciones y provocan la fiebre. Otro tipo determina la maduración de los glóbulos rojos y blancos en el tuétano de los huesos. Sin embargo, las de un tercer tipo —los interferones— nos ayudan a defendernos de las bacterias, los parásitos, los virus y las células malignas; reciben su nombre por su capacidad para interferir en la replicación viral. Un grupo de citocinas llamadas factores de necrosis tumoral reciben su nombre de su capacidad para matar algunas células cancerígenas en los tubos de ensayo; estas citocinas regulan el suicidio programado de las células y la inflamación general y constituyen una parte significativa de la reacción defensiva del organismo a la presencia de un crecimiento maligno.

Algunas citocinas se han revelado útiles como tratamientos médicos a pesar de su importante toxicidad. En 1980, unos científicos lograron insertar un gen que favorece el interferón humano en una bacteria, permitiendo la producción y depuración en masa. Desde entonces, las formas sintéticas inyectables del interferón han sido ampliamente utilizadas como tratamientos para numerosos tipos de cáncer (cánceres de piel y algunas leucemias), la hepatitis viral crónica y la esclerosis múltiple. Un efecto secundario frecuente de la terapia con interferones es una depresión severa; algunos pacientes incluso se han suicidado. También se utiliza una clase de interleucina en el tratamiento del cáncer metastásico de riñón y el melanoma avanzado. Además de los graves efectos secundarios físicos, el tratamiento puede provocar paranoia y alucinaciones.

La activación prolongada del sistema inmunitario, como la que acaece en las enfermedades autoinmunes, parece ir acompañada de depresión, y ésta aparentemente conlleva alteraciones en diversos aspectos de la inmunidad, en particular aquellos que tienen que ver con las citocinas. Las personas con artritis reumatoide, esclerodermia, lupus eritematoso sistémico (LES) y otras forma de autoinmunidad se deprimen a menudo. Y cuando se administran citocinas proinflamatorias a los animales, les provocan un «comportamiento de enfermedad», una pauta inconfundible de cambios conductuales. Los animales se vuelven apáticos, pierden interés por la comida, el aseo, la socialización y el sexo, y muestran una sensibilidad cada vez mayor al dolor.

Los granjeros reconocían de antiguo esta pauta en los animales enfermos y la atribuían a la debilidad física, pero en la década de 1960 las investigaciones pusieron de manifiesto que el responsable era un agente transmisible por la sangre. (Las inyecciones de sangre procedentes de animales enfermos provocan un comportamiento de enfermedad en los sanos.) A la sazón, se creyó que actuaba sobre el cerebro y se le llamó factor X hasta la década de 1980, en que fue identificado como las citocinas proinflamatorias fabricadas por leucocitos activados como reacción a los antígenos bacterianos. El comportamiento de enfermedad es una respuesta de adaptación del organismo tendente a conservar la energía y favorecer la curación. También es asombrosamente parecido a las alteraciones en el comportamiento que acompañan a la depresión mayor; tan parecido, de hecho, que los investigadores en el campo de la psiconeuroinmunología han elaborado la hipótesis citocina de la depresión, que sostiene que las citocinas proinflamatorias son el factor clave que controla las alteraciones neuroquímicas, hormonales y conductuales características de las depresiones, incluidas gran parte de las depresiones que aparecen con el cáncer.

La pérdida del interés por la comida y la ausencia de placer en el comer tienen su lógica como respuestas a corto plazo a una infección, ya que dispensan la energía utilizada para la digestión y la ponen a disposición de la defensa inmunitaria. Una vez que el sistema inmunitario gana la partida, rechaza las citocinas, permitiendo a los centros del cerebro que controlan el apetito y el gusto que reanuden su actividad normal. Sin embargo, los tumores malignos, incluso cuando son relativamente pequeños, suelen estimular respuestas prolongadas de las citocinas que ocasionan más perjuicios que beneficios. Así, por ejemplo, son las responsables de la supresión permanente del apetito y de la aversión a la comida que da lugar a la debilidad extrema (caquexia) que padecen muchísimos enfermos de cáncer. Dado el drástico efecto sobre el cuerpo y el cerebro, considera el impacto que tienen las reacciones prolongadas de las citocinas sobre las zonas del cerebro relacionadas con los pensamientos y las emociones.

LA IMPORTANCIA DE UNA DIETA
Y ESTILO DE VIDA ANTIINFLAMATORIOS

La razón de que la hipótesis citocina de la depresión me parezca tan convincente es que encaja a la perfección con mi creencia de que hacer todo lo que podamos para contener una inflamación innecesaria —adoptando una dieta antiinflamatoria, por ejemplo—, es la mejor estrategia general para conseguir una salud óptima y envejecer saludablemente. Permíteme que resuma brevemente esta opinión.

La inflamación es la piedra angular de la respuesta curativa del organismo. Se trata del proceso mediante el cual el sistema inmunitario suministra mayor alimento y más actividad defensiva hacia una zona que está dañada o sometida a una agresión. Pero la inflamación es un mecanismo tan potente y tan potencialmente destructivo que debe permanecer donde tiene que estar y terminar cuando tiene que terminar; de lo contrario, dañará el organismo y provocará enfermedades. Todos identificamos la inflamación cuando aparece en la superficie del cuerpo como un enrojecimiento local acompañado de calor, inflamación y dolor; ya no somos tan conscientes de su existencia cuando nos afecta internamente, sobre todo si es crónica, imprecisa y de nivel bajo. Pero la inflamación crónica, imprecisa y de nivel bajo en el interior del organismo —en el recubrimiento de las arterias, en el cerebro y en los demás tejidos y órganos— es la causa principal de las enfermedades más graves y habituales del envejecimiento, incluidas las enfermedades cardiovasculares, el alzhéimer (y otras enfermedades degenerativas del sistema nervioso central) y el cáncer. La relación con el cáncer es a primera vista la menos evidente, aunque sí bastante real, porque cualquier cosa que provoque inflamación también fomenta la proliferación celular, lo que aumenta los riesgos de que se produzca una transformación maligna. Las citocinas son los principales mediadores químicos de la reacción inflamatoria, por lo que todo lo que puedas hacer para mantenerlas en sus límites convenientes reducirá el riesgo de que padezcas una enfermedad crónica, y también, como ya parece evidente, te ayudará a protegerte de la depresión.

La elección de la dieta tiene una importancia descomunal. En el capítulo 2 señalaba los modernos alimentos procesados como una posible causa de la epidemia de depresión. Todos sabemos que la comida rápida y la comida basura y los productos sumamente procesados que pueblan las estanterías de los supermercados y tiendas no son buenos para nosotros. Ahora ya disponemos de un poderoso y comprobado argumento para no comer de esta manera: estos nuevos tipos de alimentos manufacturados provocan inflamación. Ellos son la principal causa de que tantos norteamericanos y habitantes de otros países desarrollados pasen por la vida en un permanente estado proinflamatorio, con sus sistemas de citocinas actuando a toda máquina. Los alimentos procesados no proveen a nuestros organismos de nutrientes protectores (vitaminas, minerales y fitonutrientes —compuestos vegetales— que abundan sobre todo en las verduras y las frutas). Al mismo tiempo, nos proporcionan demasiadas grasas y carbohidratos proinflamatorios.

Los pigmentos naturales que dan color a las verduras y frutas; los antioxidantes presentes en el aceite de oliva, el té y el chocolate; los novedosos compuestos del jengibre, la cúrcuma y demás especias y hierbas, y los aceites especiales del pescado azul, todos protegen nuestros tejidos y órganos de la inflamación no deseada; algunos, incluso, son unos poderosos agentes naturales antiinflamatorios. Y la dieta dominante de hoy es manifiestamente deficiente en estos elementos protectores.

Al mismo tiempo, la dieta imperante está sobrecargada de grasas que favorecen la inflamación: aceites vegetales poliinsaturados (en especial el aceite de soja refinado, una grasa barata y omnipresente en los productos alimentarios procesados); la margarina y otras grasas *trans* y parcialmente hidrogenadas; y las grasas de la carne de vacuno y pollo criados con dietas ricas en granos poco naturales. Todas estas sustancias aumentan la producción y actividad de las citocinas proinflamatorias. Y, además, esta dieta nos aporta unos carbohidratos que en su mayoría adoptan la forma de productos hechos con harina y azúcar de rápida digestión: pan, repostería, galletas, galletas saladas, patatas fritas, bebidas azucaradas, etcétera; alimentos todos clasificados como de alto contenido glucémico, porque aumentan la glucosa en sangre rápidamente,* estimulan la resistencia a la insulina en muchas personas con riesgo genético a padecerla y aumenta la inflamación, puede que de distintas maneras. La resistencia a la insulina está relacionada con la inflamación (y, como queda dicho, con la depresión). Asimismo, los aumentos de la glucosa en la sangre que siguen a las comidas con alto contenido glucémico, provocan en todo el organismo reacciones anormales entre el azúcar y las proteínas que producen compuestos proinflamatorios.** Antiguamente, la gente comía sobre todo carbohidratos de bajo contenido glucémico que se digerían lentamente y no provocaban aumentos súbitos del azúcar en sangre, alimentos realizados con grano entero o cascado (en vez de pulverizado), tallos y tubérculos ricos en almidón, leguminosas y curcubitáceas (calabacín, calabaza).

Por lo tanto, he diseñado una dieta antiinflamatoria utilizando como modelo la dieta mediterránea. Así como y así recomiendo a los demás que coman para mantener una salud óptima. Basada en mis lecturas de la bibliografía científica sobre la relación entre inflamación y depresión, ahora te la recomiendo como una estrategia efectiva para lograr un bienestar emocional óptimo, y he incluido algunos de sus aspectos en el programa que aparece al final del libro. Te aseguro que comer de esta manera no es difícil, y que ha-

---

* Glucemia es el término médico para referirse a la presencia de glucosa en la sangre.

** Estas reacciones se conocen como reacciones de glucosilación; los compuestos proinflamatorios que producen son productos finales de la glucosilación avanzada (AGEs).

cerlo no disminuye en lo más mínimo el placer de comer. La norma más importante es sencillamente evitar los alimentos refinados, procesados y manufacturados. Adoptando esta única medida en aras de una mejor nutrición, puedes reducir notablemente las presiones proinflamatorias de la vida moderna.

Ahora bien, ten presente que aunque la dieta pueda ser una piedra de toque para lograr un estilo de vida antiinflamatorio, no es el único elemento. Muchas toxinas e irritantes presentes en el ambiente desencadenan la inflamación, entre ellos el humo del tabaco y otros contaminantes del aire, el agua y los alimentos, además de las sustancias químicas que contienen los productos del hogar. Una buena idea consiste en tomar medidas sensatas encaminadas a limitar la exposición a ellos, además de aumentar la resistencia de tu organismo a sus efectos, como pueda ser, por ejemplo, el consumo de suplementos dietéticos. El ejercicio también es un factor importante. Las personas que están en forma y que hacen ejercicio de manera regular tienen menos inflamaciones que los demás. Ese puede ser uno de los motivos de que la actividad física tenga unos efectos tan impresionantes y beneficiosos en el bienestar emocional. (Es probable que también estén implicados muchos otros mecanismos; dentro de un momento los analizaré.) La cantidad y calidad de tu sueño también influye en la inflamación, al igual que el estrés. Crear un estilo de vida antiinflamatorio efectivo implica estar atento a todos estos factores.

Aquí tienes dos ejemplos de mejoría espectacular del estado de ánimo provocado por el cambio en los hábitos alimenticios.* Cham, de Baltimore, Maryland, relata lo siguiente:

> Hace años me pasaba todas las mañanas llorando unas tres horas. Ni siquiera era capaz de levantarme de la cama. Esta situación tenía que ver en un setenta por ciento con la presión por las elecciones que tenía que tomar, y un treinta por ciento con mi manera de alimentarme. La terapia me ayu-

---

* Éstas y muchas de las demás historias personales de este libro las obtuve a través de los lectores de mi website, www.drweil.com, y de mis páginas de las redes sociales.

dó a resolver las malas elecciones personales y a eliminar a la gente negativa de mi vida, pero tardé años en localizar el problema nutricional. Descubrí que una generosa ración de alimentos magros ricos en proteínas y la eliminación de los carbohidratos simples como el azúcar y los productos con harina de trigo refinada, tenía un efecto espectacular en mi estado de ánimo. Ahora, mi desayuno se parece más a una auténtica comida, y puede estar compuesto de carne magra, clara de huevo, tofu, judías, cereales integrales, yogur y siempre varias verduras. A mí esto me da resultado, y probablemente se lo daría también a los demás. No soy médico, pero llevo años ajustando este plan nutricional, y estoy seguro de que comer los alimentos adecuados por la mañana puede ayudar a impedir la zambullida matutina en la depresión.

La historia de Cham se ajusta a mi experiencia personal. Los alimentos del típico desayuno norteamericano tal vez constituyan las peores elecciones posibles para empezar el día. Cereales, gofres, tortitas, magdalenas, tostadas con mermelada, bollos de canela, zumo de naranja y similares elevadores del azúcar en sangre garantizan en la práctica un desplome anímico y energético a media mañana. La primera vez que hice un desayuno tradicional japonés a base de pescado, verduras, sopa de miso y una modesta ración de arroz al vapor, fue una total revelación. Ahora siempre como proteína —especialmente pescado o soja integral— en el desayuno y procuro evitar los carbohidratos de alto contenido glucémico.

Carol, de Finleyville, Pensilvania, también ha aprendido la importancia de una remodelación dietética para originar una mente y un estado de ánimo nuevos:

En 2003 estaba gorda. Era una contumaz «pasteladicta, Doritoadicta y Pepsiadicta», y vivía enganchada al ibuprofeno y a unos cuantos medicamentos más que me recetaban los médicos… Había decidido que era toda la mierda que comía lo que me hacía estar terriblemente deprimida y gorda. No sólo necesitaba una prótesis de rodilla, sino que tenía fibromialgia; física y mentalmente era una porquería.

Así que entre 2003 y 2005, me adiestré en un estilo de vida completamente nuevo… Me gustaría aprovechar la oportunidad para darle las gracias de todo corazón, porque usted fue el que me enseñó a comer de manera adecuada y a tomar los suplementos correctos. A día de hoy, sólo tomo un ipubrofeno de vez en cuando, cuando falla todo lo demás.

Y aquí me tiene, casi con sesenta y cuatro años y todo lo feliz que se pueda estar con mis veintidós kilos perdidos a lo largo de siete años, y ENCANTADA con el ejercicio, la comida y la cocina. Casi no me puedo creer la diferencia de mi bienestar mental actual comparado con cómo me sentía en 2003. Hago cocina vegetariana y sólo como marisco SALVAJE. Cuando puedo, procuro comer alimentos orgánicos…

A mi parecer, mi bienestar mental está relacionado con los alimentos y suplementos adecuados ¡y con el ejercicio!

LOS SUPLEMENTOS DIETÉTICOS
Y EL BIENESTAR EMOCIONAL

Muchas investigaciones relacionan las carencias de determinados nutrientes con el funcionamiento cerebral y una salud emocional-mental por debajo del nivel óptimo. La más importante con diferencia es la carencia de ácidos grasos omega-3, unas grasas especiales de una importancia trascendental tanto para la salud física como para la mental. El organismo necesita una ingesta diaria regular de las cantidades adecuadas tanto de EPA como de DHA, dos ácidos grasos omega-3 de cadena larga en los que son ricos los pescados azules de las frías aguas del norte, aunque por otro lado son difíciles de obtener. La mayoría no ingerimos la cantidad suficiente, lo que la convierte en la deficiencia dietética más preocupante en nuestra población. Existe una gran cantidad de datos científicos que relacionan los niveles bajos de EPA y DHA en los tejidos con un puñado de alteraciones mentales y emocionales, incluida la depresión, el comportamiento violento, el suicidio y los problemas de aprendizaje. Un suplemento dietético de estas grasas, en general en forma de aceite de pescado, se ha revelado como una terapia natural efectiva y no tóxica para el trastorno bipolar, el trastorno de déficit de atención con hiperactividad, la depresión posparto, el trastorno afectivo estacional y otras alteraciones más. También ayuda a prevenir la depresión y a mejorar el bienestar emocional general. En algunos tratamientos se han utilizado unas dosis muy altas de aceite de pescado —20 g al día o más— sin que se detectaran efectos nocivos. De hecho, no hay ningún inconveniente en que añadas aceite de pescado a tu dieta (salvo por la sostenibilidad de los recursos marítimos, un problema nada baladí).

Los seres humanos tenemos literalmente la cabeza llena de grasa, ya que ésta supone el 60 por ciento del peso en vacío del cerebro. Los ácidos grasos omega-3 mejoran la salud cerebral en diversos aspectos. El DHA es el principal componente estructural de las membranas de las células nerviosas; si hay una deficiencia de este ácido en la dieta, sobre todo durante el desarrollo embrionario, la lactancia y la primera infancia, la «arquitectura» cerebral será débil, lo que hace más vulnerable al sistema nervioso central a los efectos dañinos del estrés y deteriora su funcionamiento. Tanto el EPA como el DHA son antiinflamatorios, y ambos protegen a las neuronas de las lesiones y mejoran la comunicación entre ellas. Además, contribuyen a la salud del sistema cardiovascular y su aptitud para satisfacer la necesidad del cerebro de un suministro ininterrumpido de oxígeno y glucosa.

La necesidad que tiene el ser humano de una determinada cantidad de ácidos grasos omega-3 queda explicada por nuestra historia evolutiva. En la actualidad son muchos los antropólogos que creen que los humanos se separaron de la manada de los primates y desarrollaron unos cerebros grandes y complejos cuando resolvieron cómo garantizarse alimentos animales ricos en ácidos grasos omega-3, en especial el pescado. Un gorila, que come principalmente hojas y otras sustancias vegetales crudas, que son muy bajas en grasas, tiene un cerebro que representa aproximadamente el 0,2 por ciento de su peso corporal total, mientras que el de un humano equivale al 3 por ciento de su peso corporal; en términos relativos, eso es *15 veces más grande.*

La dieta antiinflamatoria hace hincapié en los pescados ricos en omega-3 como fuente principal de proteína animal, en especial el salmón rojo, el bacalao negro, las sardinas y los arenques, todos ellos especies «buenas» en lo que se refiere por igual a la sostenibilidad y la contaminación tóxica (por mercurio, binefilos policlorados [PCB], etc.). Yo consumo esta clase de pescados a menudo y también tomo un suplemento de 3 g de aceite de pescado cada día. Dado que la deficiencia en omega-3 es tan frecuente, y que elevar los niveles de omega-3 en los tejidos tiene tantos beneficios para la salud en general, lo que recomiendo es que todo el mundo tome de 2 a 4 gramos de algún buen producto de aceite de pescado a diario. (En la página 226 detallo algunos.) Por más que insista en la importancia de esta sencilla medida para mejorar el bienestar emocional nunca será suficiente. No sólo proporciona una verdadera protección contra la depresión, sino que creo que puede ayudarte a alejar tu punto de ajuste emocional de la tristeza y conducirlo a la alegría. De todas las intervenciones corporales que planteo en este capítulo, las dos que más prescribo son la actividad física regular (véase página 103) y el suplemento de aceite de pescado.

Margo, de cuarenta y nueve años, ingeniera y especialista en bienestar en Pottstown, Pensilvania, utiliza el aceite de pescado para reducir su dependencia medicamentosa:

> Hay un largo historial de depresión y alcoholismo en mi familia, tanto por vía materna como paterna, y eso incluye a mis familiares más directos. Después de admitir por fin que yo también tenía un problema con la depresión, pasé a los antidepresivos. Durante años me sentí estupendamente. Luego, poco a poco, dejé uno de los dos fármacos que tomaba, y al cabo de seis meses me sumí en un nuevo estado de profunda desesperación, que entonces alivié volviendo al segundo medicamento. Ahora me va bastante bien con una dosis mínima de cada uno desde que añadí omega-3 a mi dieta diaria. No recuerdo haberme sentido tan bien desde hace mucho tiempo y pienso seguir tomando omega-3 toda mi vida y dejar la medicación, si puedo.

Las mujeres embarazadas son especialmente vulnerables al agotamiento de las reservas de ácidos grasos omega-3. Si las fuentes alimenticias son inadecuadas, el feto arrebatará de los tejidos de su madre los omega-3 que necesita para el desarrollo del cerebro y el sistema nervioso, dejándola con un alto riesgo de depresión posparto. Kari, de treinta años, asistente social clínico de Antioch, California, relata su historia:

> Cuando estaba en mi séptimo mes de mi primer embarazo, mis hormonas me dejaron aplastada. Cualquier cosa podía producirme palpitaciones y hacerme llorar a moco tendido. Había seguido mi régimen habitual de vitaminas, pero añadir aceite de pescado me ayudó a mantener a raya mis emociones negativas. Me volví a sentir normal y me di cuenta que si un día me lo saltaba, la angustia y el llanto reaparecían de nuevo.

Carol, de sesenta años, directora del sector financiero de Lake Dallas, Texas, dice que «durante la mayor parte de su vida adulta» padeció depresión y un trastorno de estrés postraumático, aunque atribuye un giro radical en su estado principalmente a dos fuentes de ácidos grasos omega-3: el aceite de pescado y las nueces:

> Al cabo de unas tres semanas de consumo diario, descubrí que mi impasibilidad de ánimo y mi malestar habían sido sustituidos por una sensación de mayor ligereza y optimismo. El cambio es sutil aunque real. Así que recomiendo encarecidamente que lo pruebe cualquiera que prefiera no utilizar antidepresivos (los inhibidores de la recaptación de la serotonina siempre me daban sueño —demasiado sueño— durante casi todo el día). En realidad, probé Prozac y Paxil en la década de 1980 y no podría mencionar ni una sola ventaja de consumirlos, así que diría que para mi química y tejidos en particular, el aceite de pescado y las nueces superan con creces a los fármacos.

Las nueces y otras fuentes vegetales de omega-3, como las semillas de chía y las semillas y aceites de lino y cáñamo, no proporcionan ni EPA ni DHA, tan sólo un precursor de cadena corta (ALA) que el organismo ha de convertir en los compuestos de cadena larga que necesita. Esta conversión es poco productiva en el mejor de los casos y además se inhibe en presencia de las grasas que predominan en los alimentos procesados. Las semillas de lino y cáñamo y las nueces son buenos aditamentos para la dieta, aunque no son sustitutivos del pescado ni del aceite de pescado.

Tengo un conflicto a la hora de decirle a la gente que coma más pescado y tome aceite de pescado, debido a la considerable merma de los recursos por la sobreexplotación de los océanos del mundo. En la actualidad, estoy implicado en una iniciativa en curso para explotar las algas como fuente sostenible de omega-3. El salmón y otros pescados azules no producen por sí solos ni el EPA ni el DHA; ningún animal es capaz de hacerlo. Por el contrario, lo obtienen mediante la ingesta de las algas que sí lo producen por sí mismas. En la actualidad, se comercializa un producto con DHA derivado de las algas, aunque es difícil encontrar uno que contenga ambos ácidos grasos. Espero que pronto pueda utilizar, y aconsejar a los demás que lo usen, un suplemento de omega-3 derivado de las algas que sea equivalente al aceite de pescado, un derivado que también sea apropiado para los vegetarianos y todos aquellos a quienes nos preocupe la situación de nuestros mares.

La segunda deficiencia nutricional más grave y habitual entre nuestra población es la carencia de vitamina D, en realidad una hormona que se sintetiza en la piel mediante su exposición a los rayos ultravioletas del sol. Por diferentes razones, muchas personas no consiguen una exposición al sol adecuada para satisfacer sus necesidades de vitamina D, y ésta es casi imposible de obtener exclusivamente de la dieta. No obstante, los suplementos de esta vitamina son efectivos y baratos. Un reciente estallido de investigaciones sobre la vitamina D ha hecho que tanto médicos como profanos tomen conciencia de sus innumerables beneficios no sólo para la salud ósea, sino por la protección que facilita contra muchas clases de cáncer, la esclerosis múltiple, la gripe y otras dolencias. Consecuencia de esto es que ahora hay cada vez más médicos que comprueban los niveles en sangre de la vitamina D en sus pacientes y están documentando su deficiencia en muchos de ellos.

Peor conocidas son las conexiones entre la vitamina D, la salud del cerebro y el bienestar emocional. Los receptores de la vitamina D están diseminados por todo el cerebro, lo cual parece desempeñar un destacado papel en el desarrollo y función de este órgano, incluida la actividad de los neurotransmisores que influyen en el estado de ánimo. Unos niveles altos de vitamina D pueden servir de protección contra el deterioro cognitivo relacionado con el envejecimiento. Los niveles bajos de dicha vitamina se relacionan con el deterioro del funcionamiento cognitivo (sobre todo en los ancianos), el trastorno afectivo estacional, la depresión y hasta con la psicosis. (Esta última correlación se plantea como una posible explicación a la incidencia sorprendentemente alta de la esquizofrenia entre los inmigrantes de piel oscura que se trasladan a los países del norte de Europa; las personas de piel morena ya tienen de por sí dificultades para sintetizar la vitamina D.)

Al igual que sucede con los ácidos grasos omega-3, los beneficios de la vitamina D tanto sobre la salud física como la mental son tan numerosos, y su deficiencia tan extendida, que es aconsejable complementar la dieta con esta vitamina. En lo que a mi respecta, tomo al menos 2.000 UI [Unidades Internacionales] diarias y les digo a los demás que hagan lo mismo. Al contrario que con los omega-3, la excesiva ingesta de vitamina D puede ocasionar problemas (demasiado calcio en la sangre y en los tejidos y posibles lesiones renales), pero tal cosa sólo ocurre si se toma una dosis considerablemente superior a las 2.000 UI diarias de manera continuada. No se corre ningún riesgo de padecer una sobredosis de vitamina D por la exposición al sol, lo cual tiene beneficios directos en el ánimo con independencia de su papel en la síntesis de la vitamina D. Hablaré de esos beneficios más adelante en este mismo capítulo, y te contaré la manera de conseguirlos de forma segura, sin incrementar el riesgo de padecer cáncer de piel.

A continuación incluyo un relato personal del poder que este micronutriente puede ejercer sobre el estado de ánimo y que se debe a Christine, que vive en Beaverton, Oregón. Aunque su ingesta está por encima de mis recomendaciones, las investigaciones no han hallado ningún efecto adverso en los suplementos de vitamina D por debajo de las 10.000 UI diarias, así que es probable que esté a salvo en este nivel. De hecho, y dado que esa parte relativamente septentrional del país es lluviosa y nublada, puede que esté en lo cierto en cuanto a la dosis.

He descubierto que ingerir suplementos líquidos de vitamina D ha mejorado drásticamente mi ánimo. Cuando estaba embarazada de mi primer hijo en 2007, empecé a tomar 4.000 UI diarias de vitamina D. Después del parto, lo aumenté a 6.000. Actualmente vuelvo a estar embarazada y he bajado a las 4.000 UI, aunque, como alguien que ha luchado con una depresión leve a moderada toda su vida, he notado que hacerlo ha sido realmente una de las cosas que ha tenido un impacto positivo en mi estado de ánimo.

He aquí el relato de Christina, otra norteña, que vive en Springfield, Massachusetts:

Estoy asombrada de hasta qué punto la vitamina D me ha cambiado la vida. Ahora, después de un análisis de sangre que reveló que tenía una carencia de esta vitamina, estoy tomando un suplemento diario. Mi enfermera me puso un régimen de vitamina D, y no pasó mucho tiempo antes de que me sintiera mucho más tranquila y dinámica. Y duermo mejor. Y si me olvido de tomarla un par de días, me doy cuenta de que la depresión vuelve a colarse poco a poco.

Se han descrito deficiencias de otras vitaminas y oligoelementos en personas con alteraciones anímicas; corregir estas deficiencias con suplementos diarios suele ayudar. Los que más se citan son los complejos de vitaminas B, un grupo de compuestos hidrosolubles que el organismo no puede almacenar y que necesita permanentemente para un correcto metabolismo. Dicha necesidad se incrementa por el estrés, las dietas irregulares, el consumo de drogas y alcohol, el tabaco, las enfermedades, los trabajos por turnos y los viajes frecuentes. Las vitaminas B-6, B-12 y el ácido fólico se incluyen habitualmente en fármacos para la depresión que se venden sin receta; los datos son mejores para las dos primeras, menos consistentes en cuanto al ácido fólico. No hay ningún motivo para no tomar un complejo completo de vitaminas B, aunque tampoco lo hay para tomar estas vitaminas separadamente de un suplemento diario multivitamínico y multimineral.

Las deficiencias de micronutrientes son frecuentes en nuestra población. La comida procesada proporciona cantidades insuficientes, y muchas personas sin recursos no pueden permitirse las frutas y verduras que son las mejores fuentes para obtenerlos. Siempre he opinado que dar a todos los niños en edad escolar un suplemento multivitamínico/multimineral gratis sería una medida de salud pública rentable, que a mi modo de ver mejoraría el rendimiento y comportamiento en clase, además de la salud de nuestros pequeños. También quiero que conste que los suplementos dietéticos no son sustitutivos de unas buenas dietas. En el mejor de los casos, son una representación parcial del amplio espectro de los elementos protectores de los alimentos integrales. Pero son un buen seguro contra las carencias en la dieta y pueden, en el caso de la vitamina D, aportar unos beneficios terapéuticos y preventivos concretos que no se pueden obtener exclusivamente de la dieta. Yo cultivo gran parte de mis alimentos, los preparo yo mismo y estoy muy atento a lo que como. También tomo un buen suplemento diario de multivitaminas y multiminerales y te aconsejo que tú también lo hagas, porque considero que es otra medida segura y efectiva para optimizar el bienestar emocional. El programa de este libro te explica la manera de identificar los mejores productos.

LA IMPORTANCIA TRASCENDENTAL DE LA ACTIVIDAD FÍSICA

Un reportaje de difusión nacional de junio de 2010 hablaba de un «tratamiento heterodoxo para la ansiedad y las alteraciones de ánimo, incluida la depresión» que era «gratis y carecía de efectos secundarios». El tratamiento «no es otro que el ejercicio».

El organismo humano está diseñado para ejercitarse físicamente de manera regular; la inactividad característica de tantas personas en la actualidad socava la salud general y la salud cerebral en idéntica medida, y probablemente tiene una influencia decisiva en la actual incidencia epidémica de la depresión. Esta es una de las diferencias más significativas entre el estilo de vida de las sociedades «avanzadas» y el de las primitivas como la de cazadores-recolectores que mencioné en el capítulo 2, que se sienten mucho más satisfechos que nosotros y entre quienes la depresión mayor es prácticamente desconocida. Hace más de dos mil años, el filósofo griego Platón escribió: «Para que el hombre tenga éxito en la vida, los dioses le proporcionaron dos medios, la educación y la actividad física. No para utilizarlos por separado, uno para el alma y el otro para el cuerpo, sino conjuntamente. Con estos dos medios, el hombre puede alcanzar la perfección».

Son muchas las investigaciones que demuestran que los pacientes con depresión que observan un régimen de ejercicio aeróbico, mejoran tanto como los tratados con medicación y tienen menos probabilidades de recaída. Los datos también sugieren que el ejercicio previene asimismo la depresión y eleva el estado de ánimo en las personas sanas. No obstante, todavía son necesarias más investigaciones que pongan de manifiesto de qué forma lo consigue, y determinen la cantidad y clase de ejercicio que da mejores resultados. No obstante, por lo que sabemos hasta ahora, a mi modo de ver es inexcusable omitir el ejercicio en un plan de tratamiento integrador del bienestar emocional. Que los profesionales de la salud mental tradicionales todavía no respalden esta prescripción, sólo puede explicarse por el escaso interés que se presta al ejercicio en la formación de los profesionales y la casi inexistente atención que recibe por parte de los medios de información profesionales. Por esto y por el hecho de que los científicos médicos afirman que hasta la fecha las investigaciones son metodológicamente endebles.

El problema radica en que la mayoría de los estudios sobre el ejercicio y el estado de ánimo son transversales por naturaleza, lo que significa que analizan a grupos de personas en un momento preciso y observan las correlaciones, tales como la existente entre la mejoría del estado de ánimo y la actividad física habitual. Las investigaciones de esta naturaleza son relativamente fáciles de realizar y baratas, pero no nos permiten extraer conclusiones sólidas de causalidad. Puede que las personas que sean más activas físicamente sean más proclives a otros comportamientos que las hagan más felices, o quizá los rasgos genéticos que hacen a las personas más activas también influyan en la actividad cerebral de alguna forma que favorezca los estados de ánimo positivos. De ser así, prescribir ejercicio para mejorar el bienestar emocional podría no ser tan efectivo como medida general. Lo que necesitamos sobre todo son investigaciones longitudinales y prospectivas que sigan a grupos de personas a lo largo del tiempo y evalúen sus estados de ánimo cuando realizan de forma continuada programas de ejercicios. Los resultados de los escasos estudios de esta naturaleza que se han hecho, apoyan generalmente la efectividad del ejercicio regular para mantener y mejorar el bienestar emocional.

Son muchos los posibles mecanismos que se sugieren como causantes de este efecto, tanto neurobiológicos como psicológicos. A este respecto no hay acuerdo, aunque por mi parte lo que sospecho es que no hay ningún mecanismo responsable. Los seres humanos no necesitamos saber qué ejercicio es el que nos conviene para mejorar nuestro ánimo, aunque lo que sí queremos saber es cuál es la mejor manera de sacarle partido. La mayoría de los estudios prospectivos han utilizado en sus análisis programas de caminatas y *footing*, pero algunos revelan que los ejercicios anaeróbicos, como los que se centran en la fuerza y la flexibilidad, además del yoga, también son efectivos. En *Yoga for Emotional Balance*, el psicólogo clínico y especialista en yoga Bo Forbes explica:

> La postura y el movimiento pueden ser dos elementos arteros en la generación de la angustia y la depresión. Sin darnos cuenta, repetimos pautas físicas cientos de veces al día, aguzándolas en la piedra de amolar de nuestra experiencia[…] La depresión no sólo puede dejar huella en tu pauta de movimiento, sino también en la postural. Tu cuerpo quizá tenga lo que denomino el «síndrome del Corazón Cerrado», una pauta postural que ilustra el desamparo, la desesperanza y la retirada de la autoprotección propias de la depresión. En el síndrome del Corazón Cerrado, el pecho se cae y la zona cardíaca se desploma, lo que hace que la respiración sea lenta y poco profunda. La parte alta de la columna y los hombros se curvan, como si quisiera proteger al corazón de más decepciones. Esto también nos protege de las relaciones íntimas, que las personas con depresión pueden ver tan sólo como otra oportunidad de ser heridas[…] Nosotros utilizamos el alineamiento de la cabeza y el cuello, las posturas que restablecen la apertura del corazón y la respiración profunda para mejorar y equilibrar

la depresión. A las personas con síntomas físicos de depresión les suele resultar beneficioso el alargamiento y apertura de la parte superior de la columna torácica y de las zonas del pecho.

Los típicos programas de ejercicios terapéuticos se extienden entre ocho y catorce semanas, con unas tres y cuatro sesiones semanales de veinte a treinta minutos como mínimo. Para el tratamiento de la depresión y los trastornos de la angustia, las actividades de una intensidad moderada, como caminar briosamente, dan mejores resultados que una actividad física intensa. Las conclusiones más importantes de las investigaciones realizadas hasta la fecha son que la actividad física regular:

- es un tratamiento tan efectivo para la depresión de leve a moderada como pueda serlo la medicación antidepresiva
- es un tratamiento efectivo para los trastornos de la angustia
- en las personas sanas ayuda a prevenir tanto la depresión como la angustia

El incremento de mi actividad física es una de las principales medidas que me han ayudado a mantener a raya mi distimia, aunque los tipos de actividad que he utilizado han ido variando con los años. Durante la treintena y los cuarenta y pocos, corría unos cinco kilómetros la mayoría de los días de la semana, hasta que empecé a notar que eso ya no le gustaba a mis rodillas. Fui dejando de correr progresivamente e invertí más tiempo en dar caminatas o montar en bicicleta. Más tarde, pasé a depender de las máquinas de ejercicios —bicicleta estática y máquinas de *steps* y elípticas—, además del entrenamiento con pesas, tanto por mi cuenta como bajo la supervisión de un entrenador personal. También hacía algo de yoga para estirar y mejorar el equilibrio. Cuando cumplí los sesenta, tales ejercicios se me empezaron a antojar una ingrata tarea, demasiado aburrida para mantenerme motivado, así que empecé a nadar de manera regular. A mi viejo cuerpo le gusta muchísimo nadar, y encuentro que concentrarme en la respiración mientras nado tiene tanto de meditación como de relajación. Procuro nadar la mayoría de los días. También sigo caminando en compañía de mis perros y amigos, y trabajo en el jardín. Mi colega la doctora Victoria Maizes, directora ejecutiva del Centro para la Medicina Integradora de Arizona, les dice a sus pacientes que sólo tienen que hacer ejercicio los días que coman. Y estoy de acuerdo en que el objetivo es realizar algo de actividad física todos los días.

Cada vez estoy más convencido de que los ejercicios integradores plantean más beneficios para la salud, tanto física como emocional, que los de otro tipo. El *ejercicio integrador* es el ejercicio necesario para realizar alguna labor. Es para lo que nuestros cuerpos están diseñados, para las actividades de la vida cotidiana. Y es lo que hacen las personas de las sociedades premodernas: caminan, suben y bajan montañas con frecuencia y sobre terrenos irregulares; trepan, levantan y transportan cargas, y talan madera, etcétera. Los saludables y felices ancianos que he conocido en Okinawa y otras partes del mundo se mantienen habitualmente activos de esa guisa; ninguno utiliza máquinas de ejercicios, acude a clases de aerobic o tiene un entrenador personal. Las investigaciones sugieren que los ejercicios integradores acondicionan nuestros cuerpos con más eficacia, y que las personas sienten mayor inclinación a seguirlos a rajatabla. Creo que un motivo importante para que la gente abandone los programas de ejercicios basados en las cintas para correr, el levantamiento de pesas y otros entrenamientos de gimnasio es que, en lo más profundo de nuestro primitivo psiquismo, sentimos que semejantes actividades son un desperdicio de energía. Puede que sea un sentimiento que esté en nuestros genes, una herencia de épocas en que era más difícil obtener calorías y en las que el gasto «absurdo» de éstas en entornos escasos de alimentos podría resultar mortal. A mi modo de ver, ésa es la razón de que me guste tantísimo la actividad física que entraña la jardinería. Saber que mis esfuerzos aportarán a la mesa alimentos frescos y saludables añade un plus incalculable a mi motivación. Fácilmente puedo extraviarme durante horas de trabajo físico entre las hileras de cultivos, algo que jamás me ocurrió sobre una máquina de *steps* o una bicicleta estática. (Como es natural, utilizar máquinas es siempre mejor que el sedentarismo y quizá sea la mejor alternativa para la gente encerrada en la ciudad.)

Incorporar una meta —una que al menos parezca útil— en los ejercicios puede hacerlos bastante más divertidos. Por ejemplo, en mi casa de la Columbia Británica me planteo nadar la mayoría de los días hasta una isla situada en medio del lago. Todo el trayecto a nado no es mucho más largo que mi entrenamiento habitual en la piscina, pero alcanzar esa isla me proporciona la sensación de estar haciendo una hazaña que con frecuencia está ausente cuando hago largos en mi casa de Tucson.

Lo mejor del ejercicio integrador es que es fácil de realizar haciendo las faenas caseras y los trabajos del patio y, sobre todo, caminando. Caminar al aire libre con los amigos es fantástico para el bienestar emocional; no sólo te procura el estímulo anímico propio de la actividad física, sino que también te pone en contacto con la naturaleza y te proporciona la ventaja añadida de las relaciones sociales.

Conozco a muchas personas que declaran que el ejercicio regular es la estrategia individual más efectiva que han descubierto para mejorar su estado de ánimo. Es el caso, por ejemplo, de Kelli, una consultora de adopciones de Redwood City, California, que escribe:

> Llevo luchando con la distimia hasta donde me alcanza la memoria, una depresión crónica de nivel bajo con periódicas zambullidas en episodios de depresión mayor. El año pasado, después de ser alcanzada por detrás por un conductor muy borracho, tuve que pasar por mi cuarta operación de rodilla y los correspondientes meses de recuperación. Aunque la operación fue un éxito desde el punto de vista de «arreglar» las partes dañadas, me dejó con un dolor crónico. Después de sentirme frustrada por todo lo que no podía hacer, al final me trasladé a un lugar que me permitiera concentrarme en lo que todavía PODÍA hacer. Me encontré entonces atraída hacia el agua, a la piscina YMCA [Asociación Cristiana de Jóvenes] local, y empecé a practicar natación. Llevaba toda la vida nadando, pero sólo en vacaciones. Puesto que ésta iba a ser ya mi principal actividad cardiovascular, empecé a trabajar para hacerlo de manera adecuada y durante el tiempo suficiente para sacarle todos los beneficios saludables. Poco sabía que aquella primera zambullida en la piscina me conduciría al cabo de un año a nadar más de un kilómetro y medio (treinta siete largos) entre cuatro y cinco noches a la semana. No sólo no he vuelto a padecer ni un solo episodio de depresión mayor desde entonces, sino que además me he quitado más de once kilos de encima.

Otros cantan las alabanzas de correr. Dependiendo de tu constitución, correr puede resultar doloroso o duro para tus articulaciones o una vía rápida hacia la transformación física y mental. Kim, de Boston, descubrió que era la manera perfecta para salir de la espiral depresiva provocada por su divorcio:

> La gente me decía que tomara antidepresivos, etcétera, pero yo sabía lo que me daría resultado. Empecé a correr regularmente. Nunca me había sentido tan bien. El divorcio te altera la vida. Solía hacer ejercicio para estar animada y tener una actitud muy positiva. Corría casi diariamente, sólo para darme ánimo y seguir siendo optimista sobre mi futuro. Empecé con ocho kilómetros y fui aumentando con esfuerzo hasta correr los once kilómetros de la Carrera de Falmouth, Massachusetts, en 2009. Seguí adelante y corrí la media maratón dos meses más tarde, y terminé entrenándome para la maratón de Boston. Todos esos meses de carreras fueron una tremenda liberación de los problemas de la vida. Iba a clases de aerobic, de fortalecimiento ¡y corría un montón! Nunca había sido tan feliz.

EL SUEÑO, LOS SUEÑOS Y EL ESTADO DE ÁNIMO

Las personas satisfechas y serenas duermen bien. Se quedan dormidas en un santiamén, tienen un sueño ininterrumpido y se despiertan tonificadas. Por el contrario, las personas angustiadas, estresadas o deprimidas no duermen bien, y el insomnio crónico está estrechamente relacionado con las alteraciones del estado de ánimo. Estas correlaciones son evidentes, aunque no lo son tanto la causa, y el efecto. La mayoría de los expertos coinciden en que el sueño y el estado de ánimo están estrechamente relacionados y en que un sueño saludable puede potenciar el bienestar emocional, mientras que un sueño insuficiente, ya en calidad, ya en cantidad, puede perjudicarlo.

Las investigaciones dicen que alrededor de un 90 por ciento de los pacientes con depresión mayor tienen problemas para iniciar y mantener el sueño. Hay ocasiones en que el insomnio que acompaña a la depresión es tan profundo que el problema se diagnostica erróneamente como trastorno del sueño. Y el insomnio crónico —que se da de modo ocasional durante la mayor parte del año— es un sólido indicador clínico de depresión (además de todos los tipos de trastornos de la angustia). Entre un 5 y un 10 por ciento de la población adulta de los países industrializados occidentales padece de insomnio crónico, lo que convierte este transtorno en otro probable contribuyente a la epidemia de depresión.

En mi caso, cuando estoy deprimido, no duermo bien. Si me engolfo en rumiar las cosas no puedo conciliar el sueño, porque no soy capaz de desconectar mi mente pensante. En esos casos es muy probable que me despierte temprano, dándole vueltas a las cosas en la cabeza. El estrés y la angustia también me afectan a la hora de dormir. Cuando me encuentro en un buen estado emocional, puedo confiar en una noche de sueño profundo, en la que me quedo dormido rápidamente, tengo una vida onírica activa y placentera y me despierto con la cabeza despejada y listo para empezar el día. Normalmente, de noche duermo ocho horas. Si duermo mucho menos que eso o tengo un sueño irregular por factores no emocionales, como un viaje internacional, ruido o excesiva cafeína ingerida demasiado tarde durante el día, no me despierto en las mejores condiciones, y si eso ocurre varias noches seguidas, me vuelvo irritable y no soy capaz de trabajar ni de concentrarme debidamente.

Curiosamente, no hay muchas investigaciones experimentales sobre la relación entre el sueño y las emociones. La mayoría se centran en la privación del sueño: personas observadas en laboratorios durante días o semanas, mientras sólo se les permite dormir por debajo del número normal de horas (hasta un 50 por ciento menos, por ejemplo). En líneas generales, la restricción del sueño vuelve a las personas sanas menos optimistas y sociables, y más sensibles al dolor corporal. Un estudio de la Universidad de Pensilvania concluyó que los sujetos limitados a cuatro o cinco horas de sueño cada noche durante una semana, declaraban sentirse más estresados, coléricos, tristes y agotados mentalmente. Sus estados de ánimo mejoraron espectacularmente cuando reanudaron el patrón normal de sueño.

Otro estudio, éste llevado a cabo por los investigadores de la Facultad de Medicina de Harvard y de la Universidad de California en Berkeley, utilizaron las imágenes por resonancia magnética (IRM) funcional para evaluar los cambios que la privación del sueño ocasionaba en el funcionamiento del cerebro, y más concretamente la interacción entre la corteza prefrontal medial (CPFM) y la amígdala. Ya te he explicado que la amígdala es, desde el punto de vista evolutivo, el centro del cerebro antiguo que interviene en las reacciones emocionales a los estímulos desagradables, originando el miedo y las reacciones defensivas; su actividad se ve estimulada en la depresión. La más joven CPFM modula e inhibe la función de la amígdala para conformar unas reacciones emocionales más apropiadas socialmente; un hallazgo fundamental de las investigaciones neurocientíficas con meditadores formados, es que éstos tienen una actividad mejorada de la CPFM. Los humanos privados de sueño reaccionan de manera más negativa a los estímulos, y la resonancia magnética funcional de sus cerebros muestra una desconexión en el circuito CPFM-amígdala. Este cambio neurológico es un probable mecanismo del efecto del sueño sobre el estado de ánimo. Otro posible cambio afecta a las citocinas, porque la privación del sueño también aumenta los procesos inflamatorios en el organismo.

Los trastornos del estado de ánimo también están estrechamente vinculados a las pautas anormales de los sueños y las alteraciones en la fase REM (acrónimo en inglés de movimiento rápido de los ojos), aquella en la que suceden la mayoría de los sueños. La doctora Rosalind Cartwright, una destacada investigadora del sueño y los sueños del Rush University Medical Center de Chicago y autora de *The Twenty-four Hour Mind: The Role of Sleep and Dreaming in Our Emotional Lives*, ha demostrado que los individuos que sueñan y recuerdan sus sueños se recuperan más rápidamente de los estados depresivos asociados con el divorcio. El doctor Rubin Naiman, experto en sueño y sueños de la Facultad Clínica del Centro para la Medicina Integradora de Arizona considera que «la pérdida de la fase REM o los sueños es la fuerza sociocultural ignorada más decisiva en la etiología de la depresión».

No deja de ser significativo el hecho de que la mayoría de los medicamentos utilizados para ayudar a la gente a dormir supriman la fase REM y los sueños, y que tampoco consigan reproducir otros aspectos del sueño natural. Y se trata de algunos de los fármacos de uso más extendido en nuestra sociedad. Muchos antidepresivos suprimen también los sueños. (Y aquellos fármacos que son estimulantes pueden afectar al sueño en general.)

Las investigaciones sugieren que el contenido emocional de muchos sueños es negativo. Si ésta fuera tu experiencia, y te resultara perturbadora, considera la opinión del doctor Naiman de que soñar es «una especie de yoga psicológica», que contribuye al bienestar emocional. Y añade que «los sueños o la fase REM en la primera parte de la noche parece que procesan y difuminan las emociones residuales negativas de la vigilia diurna; luego, durante la noche, los sueños integran este material en la percepción del propio yo». El mero hecho de saber que los sueños son valiosos ya puede ser de utilidad. Brad, un amigo mío que vive en Phoenix, me dijo lo que sigue:

> Darme cuenta de que soñar, más que dormir en sí, es de vital importancia me ha llevado a que mi percepción se modifique de forma muy valiosa. Después de oír una conferencia del doctor Naiman acerca de la importancia de los sueños, dejé de atormentarme pensando «Necesito dormir», que paradójicamente me mantenía despierto por la angustia que me causaba. Así que, en vez de eso, me digo: «Tengo que soñar», y sin ninguna dificultad me rindo al sueño y a los sueños. Tenía miedo a la negatividad de mis sueños, que se me antojaban un tormento inútil, y permanecer despierto era el intento de mi inconsciente de evitarlo. Ahora que sé que incluso los sueños negativos proporcionan una liberación provechosa, los acepto, y últimamente hasta duermo mejor. Y mis sueños también están mejorando.

A mi vez, me alegro de informar que mis sueños son abrumadoramente placenteros. Viajo con frecuencia a tierras exóticas, corro aventuras fantásticas con amigos y desconocidos interesantes. Mis padres, ambos fallecidos, aparecen a menudo en ellos, siempre con apariencia juvenil, sanos y alegres. Recordar mis sueños cuando me despierto me puede poner de buen humor para empezar el día. Creo que parte de mi activa y entretenida vida onírica se la debo a la melatonina. La tomo la mayoría de las noches tanto por sus efectos sobre el sueño y los sueños como por la influencia benéfica en el sistema inmunitario. Por suerte, no se puede desarrollar ninguna tolerancia a la melatonina, como sucede con los demás inductores del sueño, y rara vez tiene efectos secundarios negativos. (En la tercera parte de este libro, te indicaré cómo debes utilizarla dentro de un programa para optimizar tu bienestar emocional.)

El mensaje que quiero que extraigas de estas páginas es que para mejorar tu estado de ánimo tienes que comprender tu sueño. Si tienes dificultades para dormir, no duermes lo suficiente o no tienes la debida calidad de sueño, deberás aprender los aspectos esenciales de la higiene del sueño, realizar las modificaciones pertinentes y posiblemente consultar a un experto en la materia. En la página 228 encontrarás varias sugerencias específicas a este respecto.

LOS EFECTOS DE LAS SUSTANCIAS QUE ALTERAN EL ESTADO DE ÁNIMO

El alcohol y la cafeína

Las sustancias que alteran el estado de ánimo de uso más extendido en nuestra sociedad son el alcohol y la cafeína, el primero como «sedante», y el segundo como «excitante». (Esto es, como depresor y estimulante, respectivamente, en la jerga médica.) Tanto uno como otro influyen poderosamente en el ánimo y el comportamiento, y con un consumo regular pueden conducir a la dependencia y la adicción. Si eres consumidor de una u otra sustancia y quieres estar atento a tu bienestar emocional, es importante que analices tu relación con la sustancia en cuestión y aprendas de qué manera podría estar afectando a tu estado de ánimo.

Podría antojarse extraño que los individuos deprimidos se sientan atraídos por una sustancia depresora, pero ése es el caso. De entrada, el alcohol afecta a los centros inhibidores del cerebro, provocando un estado de alerta; confianza en uno mismo; sensación de energía, calidez y excitación, y buen humor y disipación de la ansiedad, o lo que es lo mismo, un apreciado aunque pasajero respiro del estrés y la tristeza. La desinhibición que ocasiona explica su eterna popularidad como lubricante social en cócteles y fiestas y encuentros amorosos. Conviene desmontar el término «*happy hour*» [hora feliz] para referirse a una reunión en torno al alcohol al final de la jornada, especialmente con los compañeros de trabajo, en un restaurante o bar que ofrece bebidas a precios rebajados durante determinadas horas. Esto no sólo equipara la felicidad con los efectos de una sustancia que modifica el estado de ánimo, sino que restringe su experiencia a una situación concreta, y de paso implica que no debe sentirse en esas horas del día en que no media el alcohol.

En dosis altas, el alcohol atempera el dolor, tanto el físico como el emocional, pero cuando sus efectos se disipan el dolor vuelve, esta vez acompañado de los síntomas físicos y mentales de la intoxicación etílica; entonces resulta tentador tratar de encontrar alivio consumiendo más. Las personas con depresión pueden deslizarse fácilmente por la pendiente del consumo frecuente y excesivo a fin de eludir el dolor emocional, aunque lo único que consiguen es hacerse más adictos al alcohol y padecer todas las consecuencias físicas, emocionales, sociales y conductuales de esta adicción.

Si consumes alcohol de manera regular y eres propenso a la depresión, o si sencillamente quieres disfrutar de una resiliencia y bienestar emocionales mayores, te pediría que analizaras tu relación con esta sustancia. Hazte las siguiente preguntas:

- ¿Utilizas el alcohol para ocultar la ansiedad, la tristeza u otros sentimientos negativos?
- ¿Esperas con ansiedad el momento del día en que bebes como si fuera el momento en que mejor te sientes?
- ¿Dependes del alcohol para que te ayude a superar las situaciones sociales o los períodos de mayor estrés?
- ¿Puedes experimentar complacencia, consuelo y serenidad cuando no estás consumiendo alcohol?
- ¿Consumes habitualmente algún fármaco depresor, como puedan ser los ansiolíticos o los inductores del sueño? Si es así, ten presente que sus efectos y riesgos son parecidos a los del consumo simultáneo del alcohol y otras sustancias adictivas.

El alcohol puede ser una droga social y de esparcimiento útil y benigna, capaz de mejorar la salud general mediante la reducción del estrés y el riesgo de accidentes cardiovasculares. Las claves para usarlo eficazmente y protegerte de los perjuicios y del riesgo de dependencia, son la moderación y la información.

La cafeína, en especial en forma de café, es una parte tan importante de nuestra cultura que la mayoría de consumidores son totalmente ajenos a su potencial como droga y a la enorme influencia que tiene por igual en nuestra salud física y emocional. La tolerancia a la cafeína varía tremendamente de una persona a otra. Algunas que beben una taza al día son físicamente adictas a él, padecerán un síndrome de abstinencia si se les suprime y tendrán una serie de síntomas físicos y emocionales a causa de ello (que probablemente no relacionarán con su consumo de café). Por el contrario, otras personas pueden beber muchas tazas al día sin que suceda nada de esto.

A la gente le gusta la cafeína porque les confiere una sensación pasajera de aumento de energía, estado de alerta y concentración; muchas no pueden empezar el día sin ella. Son pocos los que imaginan que la energía proporcionada por el café, el té, las colas, la yerba mate, etcétera, no es una especie de don procedente de «ahí fuera». Es tu propia energía, almacenada químicamente en tus células, que es liberada por tu organismo espoleado por la cafeína. Cuando los efectos de la droga se disipan, te quedas con una disminución de la energía almacenada y es probable que te sientas agotado y embotado mentalmente. Al igual que con los demás estimulantes, si tomas más cafeína en ese momento, puede que evites el lado negativo de los efectos de la droga durante un rato, pero corres el riesgo de hacerte dependiente de la sustancia. Cuando las personas son adictas al café o a otras formas de cafeína, su energía suele acumularse al principio del día, y después agotarse.

La cafeína hace que muchas personas se pongan nerviosas y se angustien. Una vez más, en el caso de las personas sensibles esto puede producirse a dosis pequeñas. Mi consejo es que cualquiera que padezca ansiedad, nerviosismo e inquietud mental elimine la cafeína en cualquiera de sus formas a fin de determinar en qué medida esta sustancia está contribuyendo a aquellos problemas u obstaculizando los esfuerzos de la persona por controlarlos. La droga también suele afectar al sueño para peor. He visto casos de insomnio crónico resueltos cuando los pacientes eliminaron una taza matinal de café. Como es natural, se trataba de individuos muy sensibles a la cafeína; ninguno había supuesto que una simple taza de café tomada con el desayuno podría influir en quedarse dormidos o permanecer despiertos toda la noche.

Pero aun me despiertan un interés mayor los relatos que he ido reuniendo de personas que experimentan una mejoría en su ánimo cuando dejan de consumir cafeína. He aquí, por ejemplo, la carta de un amigo, Bill, un director de cine e intermediario de Victoria, Columbia Británica:

> Hasta donde me alcanza la memoria, he padecido alguna depresión durante la mayor parte de mi vida de adulto, aunque sólo llegué a ser realmente consciente de ello a través del reflejo diario de un matrimonio de veinte años. Lo que definiría parte de mi experiencia sería ese «saliente» por el que me deslizaba con demasiada facilidad, y que me enviaba a un estado de inmovilización casi completa.
>
> Nunca me convenció que me recetaran antidepresivos; las historias de sus efectos secundarios me mantenían alejado. Así que empecé con alternativas como el hipérico, que me funcionaba razonablemente bien aunque nunca atajó del todo el problema. Lo que más tiempo pareció ayudar fue el café, tres tazas grandes todas las mañanas. La cafeína parecía mantenerme «arriba», pero todo lo que sube también baja: el precio era una caída descomunal de mi energía por la tarde. Transcurridos unos años, volví por donde solía.
>
> Recientemente me sumí en una profunda depresión que ya había sufrido durante mucho tiempo. En plena crisis, dio la casualidad de que viera una entrada en Facebook sobre tratamientos alternativos del estado de ánimo y pinché en el enlace. Lo primero que leí fue que el café era antes un coadyuvante que una solución. Dejé de consumirlo inmediatamente. Lo que siguió fueron tres o cuatro días de espesura mental y algún dolor de cabeza; el ibuprofeno cortó de raíz la mayoría. Siguiendo otro consejo, em-

pecé a tomar diariamente dos suplementos, el 5-HTP y la L-tirosina, a fin de equilibrar mis niveles de serotonina. Casi de inmediato, el «saliente» pareció desaparecer.

Ahora, más de un mes después, mientras sigo en medio de las pruebas e incoherencias de la vida, a veces me encuentro bajo, pero parece un estado más natural y pasa enseguida. He dejado los suplementos y satisfago mis ansias de cafeína con algún que otro té negro de alta calidad. Tengo más energía, un sueño más reparador y me relaciono mejor con los amigos, los socios y los desafíos cotidianos.

La experiencia de mi amigo es típica y reveladora. Muchas personas consideran que el café es un antidepresivo suave, porque puede levantar el ánimo cuando se toma ocasionalmente o de forma regular por aquellos con más tolerancia a la cafeína y mayor resistencia a sus propiedades adictivas. En las personas dependientes de sus efectos estimulantes, el café y otras bebidas con cafeína puede ser más un coadyuvante que un freno para la depresión. La única manera de saber de qué manera la cafeína puede estar afectando a tu estado de ánimo es dejar de consumirla por completo. Presta atención a si tienes síndrome de abstinencia: la fatiga y un dolor de cabeza pulsátil son los síntomas más habituales, pero también pueden producirse trastornos digestivos y otras reacciones; suelen aparecer al cabo de las treinta y seis horas después de la última dosis consumida, persisten durante dos o tres días y desaparecen instantáneamente si introduces cafeína en tu organismo. Si tuvieras una reacción así, eso es prueba de que has sido adicto a la cafeína e indicio de que probablemente haya afectado a tu nivel de energía, sueño y estados de ánimo. Comprueba qué tal te sientes sin ella.

Ten presente que puede que estés consumiendo más cafeína de la que piensas, porque esta sustancia está en muchos productos, no sólo en las bebidas familiares y el chocolate, sino también en los productos descafeinados (¡!), preparados energizantes (bebidas, inyecciones, polvos y comprimidos), refrescos sin cola, preparados a base de hierbas, pastillas para adelgazar y en antigripales y analgésicos que se venden sin receta. Para hacer el experimento debidamente, tendrás que eliminar la cafeína de tu vida completamente.

Drogas «recreativas»

La mayoría de las drogas que utilizan las personas para alterar su estado de ánimo, percepciones y pensamientos son depresoras o estimulantes. Los barbitúricos (Seconal, Nembutal), las metacualonas (Quaaludes) y los opiáceos deprimen todos la actividad cerebral, mientras que la cocaína, la metanfetamina y la efedrina la estimulan. El uso frecuente o habitual de cualquier droga depresora o estimulante puede llevar a la dependencia y la adicción y socavar la salud y la estabilidad emocional. Si tienes la costumbre de consumir sustancias de este tipo y quieres mejorar tu bienestar emocional, te aconsejo que te enteres de sus efectos, compruebes cómo cambia tu estado de ánimo si interrumpes su consumo y busques ayuda profesional si tienes dificultades para alejarte de ellas.

El cannabis (marihuana) no es ni depresor ni estimulante, aunque también puede tener importantes efectos en la esfera cognitiva y en la emocional. Las reacciones individuales al cannabis muestran una tremenda diversidad: a algunas personas las relaja y hace que sean más sociales y menos irritables, les potencia el placer sensorial y las ayuda a concentrarse. Para otras, es un buen remedio natural para el dolor, los espasmos musculares y otros problemas físicos. A otras más, por el contrario, les genera ansiedad o las pone paranoides. A algunas las ayuda a dormir, y a otras les quita el sueño. El cannabis no provoca el tipo de dependencia y adicción asociadas a los estimulantes y depresores, aunque los consumidores pertinaces pueden consumirlo diariamente durante todo el día. Aunque la seguridad del cannabis es grande en cuanto a la salud se refiere, su consumo habitual puede contribuir a un bienestar emocional deficiente. Si eres un consumidor más que ocasional de marihuana y vas a seguir el programa de este libro, te sugiero que te abstengas de su consumo durante algún tiempo, a fin de averiguar si te facilita o te dificulta conservar la complacencia, la resiliencia, la satisfacción y el consuelo.

Medicamentos con receta y sin receta

Los fármacos que se prescriben habitualmente pueden afectar al estado de ánimo, las más de las veces para peor. Con excesiva frecuencia, ni los médicos que los recetan ni los pacientes que los toman son conscientes de esta posibilidad. Por ejemplo, los antihistamínicos pueden deprimir. (Acuérdate de que la Torazina y otros importantes tranquilizantes que se utilizan como antipsicóticos se obtuvieron a partir de antihistamínicos.) En la adolescencia, padecí una desagradable alergia estacional a la ambrosía, para la que se me recetaron varios fármacos de esta clase. Aquello era un callejón sin salida: o me sometía al deprimente estado de ánimo provocado por los antihistamínicos o me aguantaba con los estornudos y picores de la alergia. Las medicinas me hacían sentir como si una cortina gris hubiera descendido sobre mi cerebro. Aunque me he visto libre de todas mis alergias como resultado de mi cambio de dieta y estilo de vida y llevo años sin necesitar antihistamínicos, he probado generaciones nuevas de estos medicamentos, que supuestamente no alcanzan al cerebro ni provocan sedación. Lamento informar que siguen perjudicando mi estado de ánimo.

Otros importantes agresores son los inductores del sueño y los ansiolíticos, en especial las benzodiazepinas (Valium, Halción, Klonopin, Xanax, Ambien, Ativan, etc.). Tales drogas son adictivas, afectan a la memoria y a menudo provocan confusión mental y depresión. Algunos expertos las denominan alcohol en pastillas. Los opiáceos como la codeína, la meperidina (Demerol) y la oxicotina (Oxycontin), que se recetan como antitusivos y para el tratamiento del dolor crónico, son unos potentes depresores. Ya he hablado del peligro de los fármacos hormonales y corticoesteroides como la prednisona al principio de este capítulo. El uso prolongado de los esteroides provoca inestabilidad emocional, estados maníacos y, con mayor frecuencia, depresión. Los broncodilatadores —utilizados para el tratamiento del asma y de las enfermedades pulmonares obstructivas crónicas— son unos potentes estimulantes que provocan angustia, ansiedad e insomnio. Algunos medicamentos utilizados para el control de la hipertensión arterial también afectan negativamente al estado de ánimo. De hecho, son tantos los distintos tipos de fármacos que pueden afectar al estado emocional de deberías estar atento a cualquier cambio que experimentes cuando empieces a tomar un medicamento que te hayan recetado. También te sugiero que busques en internet la información completa sobre los posibles efectos psicológicos de cualquier medicamento que consumas con regularidad. Unos buenos sitios para hacerlo son WebMD.com, drugs. com/sfx, y drugwatch.com.

Todo lo dicho es de aplicación para los medicamentos que se despachan sin receta, en especial para los inductores del sueño; antitusivos (contra la tos), antigripales y antihistamínicos; pastillas para adelgazar, y analgésicos (contra el dolor).

Remedios herbales

Las hierbas que afectan al estado de ánimo engloban depresores como la kava y la valeriana, y estimulantes como la efedra, la guaraná y la yerba mate. Su uso ocasional no plantea ningún problema, pero si consumes alguna de manera regular, presta atención a los efectos que ejercen sobre tus emociones. Otros productos naturales que se venden en la red, tiendas de alimentos naturales, ultramarinos y farmacias pueden contener sustancias psicoactivas: lee las etiquetas con atención.

En resumen: muchas bebidas de uso habitual; las drogas recreativas y medicamentos con o sin receta, además de los remedios naturales y herbales pueden afectar al estado de ánimo. Su uso frecuente o regular puede hacer más difícil alcanzar un bienestar emocional óptimo y sacarle los máximos beneficios al programa que he elaborado.

LA EXPOSICIÓN A LA LUZ

En 1974 me trasladé de Tucson, Arizona, a Eugene, Oregón, donde pensé que quería vivir. Tenía allí una comunidad de amigos y me encantaba explorar los majestuosos bosques de los cercanos montes Cascade. Hice la mudanza en junio, cuando el desierto de Arizona es insoportablemente caluroso, y el verano del oeste de Oregón una delicia. Con la llegada del otoño, me topé con la realidad de vivir en un bosque húmedo. No sólo era el lugar más húmedo en el que hubiera vivido jamás, sino también el más privado de sol. Sí, apreciaba la belleza de la luz perlada que se filtraba a través de las nubes bajas y la niebla la mayoría de los días, pero empecé a añorar el brillante sol y los cielos azules del sur de Arizona. Cuando los días se hicieron más cortos, mi energía cayó en picado, y con ella mi estado de ánimo. No me considero una persona especialmente sensible al clima. Acojo con agrado los días nublados y las tormentas en el desierto, porque la lluvia allí es muy bien recibida, pero llegué a aprender que no puedo pasar demasiado tiempo sin el sol.

Una amiga mía se deprime si está más de dos días seguidos sin sol. No es difícil encontrar personas así, y se sabe desde antiguo que a muchas personas les entra la tristeza en invierno, en especial en los países nórdicos, donde la «depresión invernal» es algo muy extendido. (Curiosamente, Islandia es una excepción, probablemente porque sus habitantes disfrutan de unos niveles de ácidos grasos omega-3 en los tejidos excepcionalmente elevados, gracias a su dieta rica en pescado azul además de a la alta ingesta dietética de vitamina D, también procedente del pescado.) En 1970, Herbert Kern, un ingeniero de investigación que padecía depresión invernal, se preguntó si la falta de luz sería la causa de su mal y si un tratamiento con luz podría ayudarle. Consiguió despertar el interés de los científicos del Instituto Nacional de Salud Mental, que idearon una cabina de luz pensada para que proporcionara una luz próxima a la de un día luminoso. Al cabo de unos pocos días de tratarse a sí mismo, Kern descubrió que mejoraba de la depresión.

En 1984, el doctor Norman E. Rosenthal y sus colegas del Instituto Nacional de Salud Mental describieron una forma de depresión de recurrencia estacional, por lo general en invierno, más frecuente en las mujeres y cuanto mayor la latitud, que iba acompañada de unos síntomas inconfundibles, como el aumento del apetito y la ingesta de carbohidratos y también de peso. La denominaron Trastorno Afectivo Estacional (TAE)* y lo documentaron en un estudio controlado utilizando la terapia de la cabina de luz. Tomadas con escepticismo en un principio, en la actualidad las ideas de Rosenthal están confirmadas; su libro *Winter Blues*, publicado en 1993, es el tratado clásico sobre el tema. El DSM-IV admite el TAE como un subtipo de los

---

* Sólo a título de curiosidad, el acrónimo en inglés de Seasonal Affective Disorder es SAD, que como muchos lectores sabrán significa «triste». *(N. del T.)*

episodios de depresión mayor, y se calcula que un 6,1 por ciento de la población de Estados Unidos lo padece y más del doble de ese porcentaje es proclive a alguna forma leve denominada trastorno afectivo estacional subsindromal (TAES).

Aunque han sido numerosos los mecanismos propuestos para explicar los bajones anímicos estacionales —inclusión hecha de los cambios hormonales y las alteraciones en los neurotransmisores— la mayoría de los expertos consideran que la luz tiene que ser un factor esencial. Los psicólogos evolucionistas sostienen que el TAE es una respuesta adaptativa parecida a la de la hibernación, una manera de conservar la energía reduciendo la actividad en las estaciones de mayor escasez de alimentos en entornos en los que generalmente ya escasea; en las mujeres esto podría haber influido en la regulación de la reproducción.

Fuera cual fuera su causa, el tratamiento con luz de espectro total —que no es la misma que la luz de interiores normal— alivia el TAE con la misma efectividad que los antidepresivos y, además, con mayor rapidez. Ha sido tan eficaz este tratamiento que algunas personas también lo han probado para la depresión no estacional y otros trastornos del estado de ánimo. No se cuenta con demasiados estudios bien elaborados sobre la terapia de luz, aunque el análisis de los datos disponibles hasta el momento sugiere que puede ser útil para tratar la depresión no estacional, de nuevo con la misma eficacia que la medicación.

Yo no sufro de TAE ni de TAE subsindromal, pero encuentro que una exposición diaria a una luz intensa contribuye a mi bienestar emocional. Estoy de acuerdo con los expertos que sostienen que para dormir lo mejor posible, nuestros dormitorios deberían estar completamente a oscuras, y por nuestra parte exponernos a una luz intensa durante el día. La luz natural del sol es la mejor. Cuando estoy al aire libre, llevo gafas de sol con protección ultravioleta para reducir el riesgo de formación de cataratas y de degeneración macular. (Los cristales no tienen por qué ser oscuros; o ni siquiera tintados. Se puede conseguir cristales protectores translúcidos que impiden tanto el paso de la radiación ultravioleta como el de las longitudes de onda del azul que dañan la retina.) También llevo sombrero y me pongo crema protectora en la cara y en la calva, aunque expongo el resto del cuerpo al sol cuando nado. Estate atento al ángulo de inclinación del sol en el cielo y mantente alejado de él cuando sus radiaciones nocivas son más intensas.*

La luz influye en nuestro estado de ánimo, así que te animo a que salgas al aire libre a menudo. Jamás he utilizado una cabina de luz ni ningún dispositivo de terapia lumínica. En el mercado están disponibles con diferentes diseños, algunos portátiles, y con una amplia variedad de precios. Si vives en una latitud alta, quizá debieras pensar en añadir una terapia de cabina de luz a las demás recomendaciones que te hago, aunque también he de hacerte una advertencia. Muchos de estos dispositivos incluyen longitudes de onda de luz azul que son peligrosas para el ojo y que aumentan el riesgo de la degeneración macular asociada a la edad (DMAE), enfermedad que constituye la causa más extendida de ceguera entre los ancianos. Es posible que las personas a quienes la terapia de la cabina de luz les parece beneficiosa se estén ocasionando daños en la retina. (Herbert Kern, el ingeniero pionero en probarla, declaró en un artículo publicado por *Science* en 2007 que el tratamiento fue perdiendo efectividad cuando su vista se deterioró a causa de la DMAE. «Ahora apenas puedo ver —escribió—, y se ha desatado un infierno[...] Tengo períodos de depresión que duran más de un año.») La luz azul con longitudes de onda de entre 460 y 465 nanómetros son las más peligrosas y no parece que sean necesarias para que la terapia de luz resulte efectiva. Hay nuevos productos que afirman proporcionar luz carente de estas perjudiciales longitudes de onda. Presta atención a la hora de ir a comprarlos.

LOS ANTIDEPRESIVOS: CUÁNDO UTILIZARLOS

Si padeces una depresión mayor, es posible que te hayan recetado antidepresivos. Permíteme que te advierta una vez más que las estrategias descritas en esta sección y en el programa general del libro no son sustitutivas de los fár-

---

* Los rayos solares son más nocivos entre las 10 y las 15 horas durante todo el año; cuanto más cerca se esté del solsticio de verano; cuanto más cerca del ecuador; cuanto mayor sea la altitud, y en las proximidades de superficies reflectantes como la nieve y la arena.

macos antidepresivos para el tratamiento de las formas severas de la depresión. Aplicadas conjuntamente con la medicación, es posible que te permitan arreglártelas con dosis más bajas de antidepresivos, acorten la duración del tratamiento y te facilite su retirada gradual.

La razón para ser prudente con los fármacos antidepresivos es elemental: sus efectos son imposibles de predecir. Así, para Nancy, una abogada de cincuenta y nueve años, resultaron ser bastante útiles:

Cuando estaba en pleno divorcio, traté de poner en práctica las habituales estrategias de confrontación, tales como hablar con las amigas de confianza, leer libros de autoayuda, rezar, escuchar música, beber alcohol, comer chocolate y hacer ejercicio intenso de forma regular. No era capaz de sentir nada que no fuera una tristeza aplastante. Busqué la ayuda de una terapeuta, que me sugirió que probara con los antidepresivos además de con la psicoterapia y algún que otro tranquilizante. También me enseñó técnicas de autohipnosis, meditación, a hablarle a la «silla vacía», escribir cartas para no enviarlas jamás, llevar un diario y respirar profundamente. Estuve tomando antidepresivos durante más o menos un año. Al principio les tenía miedo; me preocupaba que, suponiendo que dieran resultado, jamás pudiera dejar de tomarlos, y, que si lo hacía, me volviera a deprimir.

Al principio, no me gustó cómo me sentía con la medicación. Todo estaba ligeramente borroso, como si estuviera viviendo la vida a través de un filtro. Tenía miedo de estar tomándolos, y miedo a dejarlos. Pero en cuanto mis jugos emocionales empezaron a fluir de nuevo, no hubo nada que los parase. Lo sentía todo, incluso cosas que nunca había sentido. Creo que los antidepresivos me ayudaron de verdad. No entiendo de química, pero a medida que transcurría el tiempo, fue como si me despertara de nuevo. Salí del pozo negro, y en algún momento empecé a sentirme alegre de nuevo. Las actividades terapéuticas, combinadas con la medicación, me dieron resultado. Después de casi un año empecé a dejar los antidepresivos (con una ligera inquietud). Por suerte, puedo decir que todo sigue bien. Eso ocurrió hace veinticinco años.

En el otro extremo, algunas personas consideran tomar antidepresivos como una experiencia completamente negativa, incluso de pesadilla. Jacqueline, de cuarenta y cinco años, una profesora de Westlake Village, California, escribe:

> Había probado muchas medicinas para mi depresión o trastorno del estado de ánimo, y descubierto que era sumamente sensible a ellas, siendo los antidepresivos los que me provocaban unas reacciones más drásticas. Después de dos reacciones sumamente desagradables (ansiedad, depresión profunda, ideas suicidas) en dos meses, me hospitalizaron. Poco después, empecé a buscar terapias alternativas. Empecé a ver a un médico que también estaba especializado en remedios naturales. Con su ayuda, he mejorado considerablemente. Algunos ejemplos de las vitaminas y suplementos que tomo son la vitamina D, el B-50, el aceite de pescado, la luteína y la SAMe.*

Dada esta variabilidad en las respuestas y las potenciales reacciones adversas en cada individuo, le pregunté a la doctora Ulka Agarwal, psiquiatra de California que está formándose como profesional de la salud mental integradora, cómo utilizaba ella estos fármacos para asegurarse de que los beneficios superen a los riesgos. Ésta fue su contestación:

> Cuando receto antidepresivos a cualquiera cuyo funcionamiento social, profesional o académico es deficiente, me hago las siguientes preguntas: ¿Tienen problemas para levantarse de la cama y llegar a clase o al trabajo a la hora? ¿Pueden centrarse y concentrarse? ¿Se sienten motivados para superar sus actividades cotidianas? ¿Cómo es su cuidado personal? ¿Se están retrayendo socialmente o apartando de aficiones o actividades previamente placenteras? ¿Ya no les causa nada alegría? ¿Tienen el sueño alterado? ¿Tienen ideas suicidas? Si están mermados en cualquiera de estas áreas o tienen tendencias suicidas, les recomiendo un antidepre-

---

* S-Adenosilmetionina, una enzima natural.

sivo. Además de la medicación, les propongo una terapia semanal, ejercicio diario y control del estrés (yoga, meditación, deporte, contacto con animales, etcétera). También les pido que eliminen o reduzcan el consumo de alcohol y de drogas (trabajo en un centro de salud universitario, así que muchos de mis pacientes fuman marihuana con regularidad) y hablamos de la higiene del sueño. Todavía no he incorporado la nutrición, los suplementos y los tratamientos herbales a mi actividad clínica, aunque espero hacerlo pronto.

Por lo general, empiezo con un ISRS, sobre todo si a la depresión van asociadas ansiedad, ira, irritabilidad o bulimia, aunque mi elección medicamentosa depende de los síntomas concretos y los efectos secundarios del fármaco. Por ejemplo, para alguien con disminución del apetito y/o alteraciones del sueño, podría probar con la mirtazapina (Remeron, un tetracíclico), que es inductor del apetito y sedante. El primer ISRS que suelo escoger es el Prozac, puesto que de los de su clase es el menos proclive a provocar aumento de peso, no tiene efectos sedantes en la mayoría de las personas y es fácil de dejar gradualmente gracias a su vida media larga.

Para un primer episodio o un episodio aislado de depresión, mi recomendación es que el tratamiento dure al menos seis meses. Si la persona ha tenido episodios previos o ha interrumpido un tratamiento de forma indebida, entonces recomiendo de nueve a doce meses de tratamiento.

En todos los casos, hago que mis pacientes dejen la medicación gradualmente, incluso el Prozac, nunca de golpe, y por lo general elaboro un calendario de interrupción del tratamiento detallado semana a semana.

Todas éstas son pautas sensatas. Si estás tomando antidepresivos o pensando en tomarlos, por favor, ten presente las siguientes cuestiones:

- Es posible que no necesites medicarte de forma prolongada, sobre todo si te estás esforzando en mejorar tu bienestar emocional general. Pregúntale a tu médico por el momento y la forma de intentar interrumpir el tratamiento.

- Jamás dejes de tomar un antidepresivo sin hablarlo con tu médico, y nunca lo dejes de golpe. Ve retirándolo gradualmente, de acuerdo con un calendario recomendado.

- Los distintos tipos de antidepresivo actúan de manera diferente y tienen perfiles distintos de efectos secundarios. Presta mucha atención tanto a los efectos positivos como a los negativos de estos fármacos y comunícaselos a tu médico. Si no obtienes ninguna mejoría significativa al cabo de ocho semanas o no puedes tolerar los efectos secundarios, tal vez valga la pena que consultes con tu psiquiatra para escoger el medicamento que más te convenga.

- Investigaciones recientes sugieren que los antidepresivos pueden aumentar el riesgo de infarto cardíaco y de apoplejía en los hombres, y de cáncer de mama y ovarios en las mujeres. Tales hallazgos son provisionales; mantente atento a esta línea de investigación si tomas estos fármacos.

- Recuerda que para las formas leves a moderadas de la depresión existen muchas alternativas de tratamiento aparte de los antidepresivos.

ANSIOLÍTICOS: DESACONSEJABLES

Por lo que a mí respecta, tengo una pobre opinión de todos los fármacos prescritos para tratar la ansiedad, ya que no sólo pueden afectar a la memoria y la cognición, empeorar el humor y crear adicción, sino que, además, dejarlos quizás resulte muy difícil. Además, no atacan la causa de la ansiedad; simplemente la eliminan. En ocasiones es recomendable su uso ocasional para tratar un ataque agudo de ansiedad, pero prevengo enérgicamente de su utilización frecuente o regular o de su dependencia para tratar la ansiedad crónica.

La medida ansiolítica más potente y eficaz que conozco es la rápida y sencilla técnica respiratoria que explico en el siguiente capítulo (véase pág. 164). He sido testigo de su eficacia en las formas más graves de los trastornos de la ansiedad, en ocasiones en que los fármacos más potentes han fracasado. Además de ser totalmente segura, no requiere ningún equipamiento y no cuesta nada. Y, al contrario que los fármacos, sí que ataca la ansiedad en su raíz.

Mi forma de tratar la ansiedad en los pacientes también incluye la suge-
rencia de que modifiquen su estilo de vida, en especial en lo relativo a la ingesta de cafeína (y otros estimulantes), la actividad física, el control del estrés
y el sueño. A algunos, les recomiendo alguna terapia cognitiva y la práctica de
la meditación (de la que se hablará en el siguiente capítulo), y a menudo que
prueben con la valeriana y la kava (véase más abajo) como alternativas a los
fármacos con receta.

REMEDIOS NATURALES
PARA LA DEPRESIÓN Y LA ANSIEDAD

Si buscas en internet remedios naturales para la depresión te encontrarás
con un montón de sustancias a la venta: vitaminas, minerales, hierbas, ami-
noácidos, etcétera, por separado y en fórmulas que las combinan. Lamento
decirte que pocos de esos productos han sido investigados sistemáticamen-
te, y menos aún en estudios bien concebidos con humanos. Existen pocas
evidencias sólidas que apoyen las afirmaciones sobre la mayoría de tales
productos realizadas por fabricantes, profesionales y pacientes. Ya te he dicho que hay muy pocas pruebas fehacientes acerca de la eficacia del aceite
de pescado y la vitamina D para mejorar y sostener el bienestar emocional,
y que las pruebas son aun más débiles en cuanto a algunas de las vitaminas
del grupo B. Los remedios naturales que se exponen a continuación son
más bien tratamientos para la depresión y la ansiedad que preventivos de
tales estados, y no los recomiendo para todo el mundo, como sí hago con el
aceite de pescado y la vitamina D. Sí que creo, no obstante, que merece la
pena probarlos para tratar problemas emocionales concretos como alternativa a los fármacos. Todos se pueden tomar solos o combinados; algunos se
pueden utilizar junto con los antidepresivos, otros no o con cautela. Si te
resultan beneficiosos, te sugiero que intentes dejarlos gradualmente durante varios meses, a fin de comprobar si puedes mantener la mejoría del estado de ánimo sin ellos.

El hipérico

Esta planta europea (*Hypericum perforatum*) tiene una larga tradición terapéutica, incluida su utilización como impulsor del estado de ánimo. Es, con diferencia, el tratamiento alternativo para la depresión más estudiado, y la mayoría de los resultados experimentales con la depresión leve a moderada han sido positivos. En tales experimentos el hipérico ha funcionado mejor que un placebo, a menudo igual de bien que los antidepresivos y a veces con más efectividad que los fármacos. No obstante, no existen pruebas sólidas de que sea efectivo para la depresión severa. Por mi parte, jamás recomendaría el hipérico como tratamiento independiente a alguien con un diagnóstico de depresión mayor.

A pesar de todo, se sigue sin saber el mecanismo exacto de funcionamiento de este remedio. Se han identificado dos principios activos, la hipericina y la hiperforina, que es posible que influyan en el sistema serotoninérgico del cerebro. En general, el hipérico es seguro, aunque puede aumentar la sensibilidad a la luz solar, tener un efecto adictivo en combinación con los antidepresivos ISRS y alterar el metabolismo de otros fármacos. Esta última posibilidad es de especial interés para los/las pacientes que estén en tratamiento con anticonceptivos, inmunodepresores, algunos medicamentos contra el cáncer y el sida y anticoagulantes. Si te han recetado algunos de estos fármacos y quieres probar el hipérico para tratar una depresión leve a moderada, pregunta a tu médico o farmacéutico por las posibles interacciones.

Peter, un profesor de cincuenta y cinco años de Strafford, Misuri, descubrió que después de tomar hipérico por primera vez, los efectos fueron rápidos y positivos:

> Se supone que tiene que tomarse durante más o menos tres semanas para que se «note» y sea totalmente efectivo. Tomé una dosis por la noche y luego me olvidé de ello. A la mañana siguiente, bajé y descubrí que mi depresión había desaparecido. Me había olvidado por completo del hipérico, y le pregunté a mi esposa qué podría estar haciendo yo de no-

vedoso ese día que me estuviera ayudando. Me miró, y entonces dijimos al unísono: «¡El hipérico!»

Pensé que debía de ser un efecto placebo, pero a partir de entonces lo he estado tomando de forma ocasional varias veces, y siempre que vuelvo a esa planta, casi inmediatamente veo resultados en cuanto a la mejoría de la depresión. Ahora lo tomo permanentemente y los resultados son muy buenos. En lugar de una pastilla tres veces al día, tomo cuatro diarias en dos tomas, porque así me resulta más fácil.

Me encanta que no tenga efectos secundarios. Como ex accionista de la empresa que fabrica el Prozac, estoy impresionadísimo por la seguridad de esta planta.

Sin embargo, para la mayoría el comienzo de los beneficios se produce con más lentitud. Jean, una jubilada de sesenta y ocho años, antigua enfermera diplomada de Borlange, Suecia, escribe:

> Soy una norteamericana casada con un sueco, y vivo en Suecia desde hace diez años. Hace cinco, mi hijo autista de cuarenta y uno falleció súbitamente de un ataque epiléptico. Su muerte me dejó desecha y sola. Después de regresar a Estados Unidos para su funeral y llorar su muerte con el resto de la familia, regresé a Suecia.
>
> Esperaba sentir la pena y tristeza normales en estos casos durante algún tiempo, pero cuando persistieron, y de hecho se acusaron después de unos seis meses, decidí que tenía que tomar algo que me ayudara a recuperarme. A la sazón, estaba tomando varias medicinas para la hipertensión, y me resistía a añadir más fármacos a la mezcla.
>
> Así que me decidí a probar el hipérico, que es una terapia comúnmente aceptada aquí, en el norte de Europa. Tomaba 300 mg en forma de cápsulas tres veces al día, y empecé a sentirme mejor al cabo de cuatro o seis semanas. Continué con esta terapia unos tres años, y me pareció un tratamiento eficaz. Después de ese período, seguí tomándolo de forma discontinua y no me pareció que tuviera ningún síndrome de abstinencia.

Si te decides, busca cápsulas o pastillas normalizadas al 0,3 por ciento de hipericina que también contenga hiperforina. La dosis habitual es de 300 mg tres veces al día. Es posible que tardes unos dos meses en notar todos los beneficios de este tratamiento. Si no te hace un gran efecto al cabo de cuatro meses, es probable que no merezca la pena que continúes.

SALM (S-adenosil-L-metionina)

Enzima natural que se encuentra en todo el organismo aunque con una alta concentración en las glándulas suprarrenales, el hígado y el cerebro, la SALM ha sido exhaustivamente estudiada como antidepresivo y como analgésico para la osteoartritis. Aunque las poblaciones objeto de estudio han sido pequeñas, en general los resultados han sido positivos, demostrando que la SALM es más efectiva que un placebo. En una investigación reciente (presentada en agosto de 2010 en *American Journal of Psychiatry*), investigadores de la Facultad de Medicina de Harvard y del Hospital General de Massachusetts administraron SALM o un placebo a setenta y tres adultos con depresión que no habían respondido al tratamiento con antidepresivos; todos siguieron tomando los fármacos. Después de seis semanas de tratamiento, el 36 por ciento de los sujetos que tomaron SALM mostraron mejoría, en comparación con sólo el 18 por ciento de los del grupo del placebo. Además, el 26 por ciento del grupo de la SALM mostraron una remisión completa de los síntomas, frente a sólo el 12 por ciento de los tratados con el placebo.

Carol, de sesenta y un años, trabaja para una iglesia en Tucson, Arizona. Tanto para ella como para su marido, la mejoría del ánimo provocada por la SALM fue un efecto secundario inesperado:

> Tuve una primera consulta y varias de seguimiento en su clínica para la Medicina Integradora en febrero de 2007 en busca de ayuda para la osteoartritis, que parecía estar avanzando, y otra serie de problemas. Una de las recomendaciones que me hicieron fue que tomara 200 mg de SALM tres veces al día... Así lo hice, y mi marido se unió al tratamiento. Empezamos con la dosis prescrita, y al día siguiente de tomarla, ambos notamos

una enorme sensación de bienestar. Aunque no recuerdo si físicamente sentimos menos dolores, sin duda percibimos un cambio en nuestras actitudes y la sensación de... bueno, de poder hacer más cosas.

Janette, cuarenta y ocho años, de Paradise, California, consumía alcohol desde la adolescencia para tratar la depresión que había padecido durante «casi toda mi vida». El antidepresivo que le habían recetado, trazodona, no le había servido de nada, como tampoco el hipérico:

> Mientras buscaba información, incluidos los libros del doctor Weil, me enteré de la existencia de la SALM. Empecé a tomarla hace unos cinco años y lo cierto es que me ha resultado de una tremenda ayuda. Cuando empecé, tomaba unos 800 mg al día, y ahora no paso de los 400 mg. La tomo cuando siento que la necesito, pero puedo pasarme meses sin ella. Lo que más me gusta es lo poco que tarda en hacer efecto, apenas unos días. Me estabiliza el estado de ánimo, y ya no tengo los severos bajones de antaño. Dicho esto, también sigo trabajando en mí y en mi maduración, y este proceso, asociado a la SALM, me ha sido de verdadera ayuda. De hecho, ya no bebo nada de alcohol porque no lo necesito, y mi consumo era al final muy autodestructivo. Llevo sobria dos años y medio.

Ignoramos cómo actúa la SALM; es posible que influya en los niveles de neurotransmisores o en sus receptores cerebrales. Una ventaja de la SALM sobre los antidepresivos con receta y el hipérico es que actúa rápidamente, a menudo levantando el estado de ánimo al cabo de unos días, más que en semanas. También es bastante segura, aunque dado que se ha informado de casos en los que ha hecho empeorar los síntomas maníacos, las personas con trastorno bipolar deberían evitar su consumo. El único efecto secundario, por lo demás infrecuente, son las molestias gastrointestinales. Si deseas probar la SALM, busca aquellos productos en forma de butanedisulfonato en comprimidos con recubrimiento entérico. La dosis habitual está entre los 400 mg y los 1.600 mg diarios, tomadas con el estómago vacío. Toma una dosis más baja (menos de 800 mg) una vez al día, media hora antes del desayuno; divide las dosis más altas y tómate la segunda media hora antes de la comida. Puedes combinar la SALM con antidepresivos con receta (y con otros medicamentos). Es especialmente eficaz para las personas que además de la depresión padecen dolores.

La Rhodiola

La *Rhodiola rosea*, una pariente del sedum y de la planta del jade autóctona de las latitudes altas del Hemisferio Norte, es la fuente de la raíz ártica, una planta con una larga tradición en su uso en Escandinavia, Siberia, Mongolia y China. Es muy apreciada por sus efectos contra la fatiga, el estrés y como estimulante sexual, y ha sido ampliamente estudiada por los científicos rusos y suecos. La raíz de la Rhodiola contiene rosavin, una sustancia que parece potenciar la actividad de los neurotransmisores en el cerebro y que puede ser la responsable de los efectos beneficiosos de la planta sobre el estado de ánimo y la memoria. En una investigación a doble ciego con humanos controlada por placebo realizada en Suecia en 2007, los investigadores llegaron a la conclusión de que el tratamiento con extracto estandarizado de rhodiola mostraba «una actividad antidepresiva evidente y significativa en pacientes con depresión leve a moderada», sin ningún efecto secundario negativo.

Si padeces confusión y fatiga mental junto con una depresión leve a moderada, quizá debieras considerar probar la rhodiola. Búscala en comprimidos o cápsulas de 100 mg que contenga extractos estandarizados al 3 por ciento de rosavin y 1 por ciento de salidroside. La dosis es de uno o dos comprimidos diarios, en el primer caso en una toma por la mañana, y en el segundo una cápsula por la mañana y otra a primera hora de la tarde. Si fuera necesario, esta dosis se puede aumentar hasta tres tomas de 200 mg al día. A dosis altas, la rhodiola puede provocar insomnio, sobre todo si se toma al final del día. Las interacciones con los antidepresivos, ansiolíticos y otros medicamentos con receta no están bien documentadas. Estate atento a cualquier efecto indeseado, como una estimulación o agitación creciente, si tomas rhodiola con otros fármacos.

La valeriana y la Kava como ansiolíticos

La valeriana se extrae de la raíz de una planta europea (*Valeriana officinalis*) utilizada de forma segura para estimular la relajación y el sueño. Dado que la raíz tiene un olor penetrante que muchas personas encuentran desagradable, esta planta es mejor tomarla en comprimidos o cápsulas, antes que en infusión o tintura. Al contrario que los fármacos modernos para reducir la angustia y estimular el sueño, la valeriana no causa dependencia y no tiene efectos adictivos mezclada con el alcohol. La composición química de esta planta es compleja, y se ignora sus mecanismos de acción. No es tóxica.

Utiliza extractos de valeriana estandarizados al 0,8 por ciento de ácido valérico. Para aliviar la ansiedad, prueba con 250 mg (una cápsula o comprimido) en cada comida, hasta tres veces al día si es necesario. Este remedio herbal se puede utilizar de forma segura con los antidepresivos.

La kava es otra raíz de efectos sedantes, ésta procedente de una planta tropical (*Piper methysticum*) emparentada con la pimienta negra y oriunda de las islas del Pacífico Sur, donde tiene una larga tradición como droga recreativa y social. La kava es un excelente ansiolítico cuya efectividad es pareja a la de las benzodiazepinas, como ha quedado demostrado en ensayos controlados en humanos. También es un relajante muscular.

Dado los raros informes sobre la toxicidad hepática asociada a ciertos tipos de productos derivados de la kava, nadie con antecedentes de enfermedad hepática debería utilizar esta planta. Puede producir efectos adictivos si se mezcla con el alcohol y otras drogas depresoras; por lo demás, en general es segura. Puedes comprar la raíz de kava entera pulverizada para hacerla en infusión u otras bebidas, pero en general recomiendo los extractos estandarizados de kavalactonas al 30 por ciento. La dosis es de 100 a 200 mg dos o tres veces al día si es necesario. La kava actúa con rapidez para aliviar la ansiedad, a menudo basta con una o dos dosis. No la utilices continuamente durante largos períodos de tiempo (más de unos cuantos meses).

Dos plantas ayurvédicas que hay que conocer: ashwagandha y albahaca sagrada

El ayurveda es un sistema tradicional de medicina con siglos de antigüedad oriundo del norte de la India. Su objetivo es estimular la salud prestando atención a la dieta y al estilo de vida y recurre a un extenso repertorio de plantas medicinales, la mayoría desconocidas en el mundo occidental hasta hace poco. Investigaciones actuales están demostrando que muchas son seguras y efectivas, y que algunas poseen una serie de ventajas únicas. A mi modo de ver, merece la pena experimentar con las dos que describo aquí.

La ashwagandha, a veces llamada ginseng indio, se extrae de la raíz de la *Withania somnifera*, una planta de la familia de la belladona apreciada en la India por sus propiedades tonificantes y antiestrés. El nombre de la especie, *somnifera*, significa «que produce sueño», en referencia a su acción tranquilizante. Las investigaciones en animales demuestran que la ashwagandha es igual de efectiva que el Panax, el verdadero ginseng, para aliviar los estados de tensión, pero sin los efectos estimulantes de este último. Los estudios en humanos realizados en la India demuestran las propiedades ansiolíticas y revitalizantes de esta planta y confirman su falta de toxicidad. Si estás nervioso y deprimido, tienes un estrés muy alto y duermes mal, prueba con un tratamiento de seis a ocho semanas de ashwagandha.

La doctora Tieraona Low Dog, una de las principales expertas mundiales en medicina botánica y destacada miembro del claustro del Centro para la Medicina Integradora de Arizona, le gusta preparar una agradable infusión tonificante con esta hierba. Deja cocer a fuego lento de una a dos cucharaditas de ashwagandha en polvo diluidas en dos tazas de leche (o bebida de soja) durante quince minutos, luego añade 2 cucharadas soperas de miel o néctar de agave y la octava parte de una cucharadita de té de cardamomo en polvo, revuelve bien la mezcla y apaga el fuego. Ella recomienda beber una taza de esta infusión una o dos veces al día. También dice lo siguiente:

Los estudios en animales muestran que la ashwagandha contrarresta muchos de los efectos biológicos negativos de una tensión extrema, tales como una elevación prolongada del cortisol y la insulina y la depresión del sistema inmunitario. También inhibe muchos de los mediadores bioquímicos que provocan la inflamación en el organismo. Esto hace de la ashwagandha uno de los mejores aliados vegetales para quien padezca estrés crónico, no duerma bien, esté cansado y tenga molestias y dolores musculares. Esto engloba a un considerable número de personas que veo en mi consulta, personas que no reúnen los requisitos para un diagnostico de depresión mayor o trastorno de la ansiedad generalizado, pero que se declaran sentirse abrumadas, agotadas y tensas. Por lo general, también presentan síntomas de artritis precoz y de resistencia a la insulina y se resfrían a menudo. La ashwagandha resulta un tratamiento perfecto para estos individuos. Como los relaja sin sedarlos, la pueden tomar durante el día, y no está asociada a ningún efecto secundario grave conocido. Dado que en los productos herbales la calidad puede variar considerablemente, tal vez lo mejor sea comprar un extracto estandarizado que contenga entre 2,5 y 5 por ciento de witanólidos (componentes esenciales de la raíz). La dosis que recomiendo es de 300 a 500 mg en dos a tres tomas diarias.

La ashwagandha puede consumirse con seguridad de manera concomitante con los antidepresivos.

La albahaca sagrada o tulsi (*Ocimum sanctum*) es una planta sagrada en la India que siempre se planta alrededor de los templos de la deidad hindú Visnú y con frecuencia en torno a los hogares. Está emparentada con nuestra culinaria albahaca, pero con un aroma y gusto más intenso a clavo. Los indios no la utilizan para cocinar, aunque sí como medicina, las más de las veces en forma de infusión. Las investigaciones modernas, tanto en animales como en humanos, demuestra su falta de toxicidad y una diversidad de beneficios. Por ejemplo, es antiinflamatoria y protege al cuerpo y al cerebro de los dañinos efectos del estrés. Y, además, tiene un efecto tonificante sobre el estado de ánimo (y su uso concomitante con los antidepresivos es seguro).

Mi colega el doctor Jim Nicolai, director clínico del Programa de Bienestar Integrador en el Miraval Resort and Spa de Tucson, me cuenta que ha tenido un enorme éxito recetando albahaca sagrada a sus pacientes:

> La primera vez que tuve noticias de la albahaca fue hace más de diez años, durante mi curso de especialización en el Centro para la Medicina Integradora de la Universidad de Arizona. En los libros me enteré de sus propiedades como antioxidante y antiinflamatorio, pero lo que más fascinado me dejó fue su utilización por los místicos y meditadores de la India como *rasayana*, esto es, como una planta que fomenta la maduración y el esclarecimiento personales.
>
> Se ha demostrado que la albahaca sagrada reduce los niveles elevados de cortisol, la hormona de acción prolongada de la tensión nerviosa producida por las glándulas suprarrenales. Los niveles altos de cortisol pueden dañar el sistema cardiovascular, ralentizar la acción inmunitaria, provocar desequilibrios en otras hormonas, destruir las neuronas del cerebro, empeorar la osteoporosis, aumentar el deseo por ingerir carbohidratos, elevar la presión arterial, el colesterol y la glucosa, y acelerar el proceso de envejecimiento.
>
> La mayoría de mis pacientes padecen enfermedades relacionadas con el estrés que siempre trato de ayudarles a controlar. La albahaca sagrada ocupa ya el primer puesto de mi lista de estrategias herbales para solucionar tales problemas. Mi experiencia personal con esta planta es que me alarga la «mecha» emocional; mi respuesta reactiva de lucha o huída ante el estrés es mucho menos intensa cuando la consumo. Me parece que me proporciona más paciencia y más oportunidades de estar atento. Llevo recomendando la albahaca sagrada desde hace siete años, y la mayoría de mis clientes ponen la mano en el fuego por ella. Es uno de los pocos remedios que me llevaría a una isla desierta.
>
> Deseo recomendar la albahaca sagrada a aquellas personas cuyos niveles de tensión les estén causando problemas de salud, y por mi parte la utilizo como alternativa a las medicinas para los trastornos del estado de ánimo de leves a moderados.

Normalmente recomiendo consumir extractos estandarizados de ácido ursólico al 2 por ciento en cápsulas de 400 mg, a razón de dos cápsulas una o dos veces al día, siempre con la toma de alimentos.

Y algunas breves consideraciones sobre la cúrcuma

La cúrcuma, la especia amarilla que le da color al curry y a algunas mostazas, es un potente agente antiinflamatorio natural. Su principio activo, la curcumina, se ha revelado como un prometedor antidepresivo en modelos animales; también mejora el crecimiento nervioso en la corteza frontal y en las áreas del hipocampo del cerebro. Algunos investigadores hindúes sugieren que se hagan ensayos clínicos para explorar su eficacia como novedoso antidepresivo. Dado que la cúrcuma y la curcumina ofrecen multitud de beneficios para la salud, incluida la reducción del riesgo de padecer cáncer y alzhéimer, suelo recomendar su consumo como suplementos dietéticos. Aunque apenas son absorbidas por el tracto gastrointestinal, un descubrimiento reciente ha establecido que su absorción se ve notablemente aumentada en presencia de la piperina, una sustancia que se halla en la pimienta negra. Los hindúes —que consumen cúrcuma en casi todas las comidas— se aprovechan de sus propiedades antiinflamatorias y otros beneficios más porque suelen añadirla a las comidas acompañada de pimienta negra. Si quieres probar suplementos de cúrcuma o curcumina como parte de este programa, busca productos que también contengan piperina o extracto de pimienta negra y sigue la posología indicada en las etiquetas. Puedes ingerir cúrcuma o curcumina indefinidamente y combinarlas con los antidepresivos o con cualquiera de las demás hierbas y remedios naturales que he enumerado.

OTROS MÉTODOS CORPORALES: LA ACUPUNTURA, EL TACTO Y LAS MANOS EN LA TIERRA

La acupuntura

Algunos estudios sugieren que la acupuntura puede ser un tratamiento eficaz para la depresión leve a moderada. Por ejemplo, en un ensayo controlado realizado en China en 1994, los pacientes con depresión tratados con acupuntura seis veces a la semana durante seis semanas experimentaron una mejoría igual que los tratados con amitriptilina (Elavil). Sin embargo, las cifras del estudio eran pequeñas, y las expectativas de los pacientes chinos en relación a los beneficios de la acupuntura podrían haber producido un efecto placebo considerable. Así pues, resulta difícil descartarlo, porque no hay ningún buen tratamiento simulado para la acupuntura que sea equivalente a la administración de un placebo en lugar de un fármaco activo.

En la medicina tradicional china, la ubicación de las agujas viene determinada por el patrón de síntomas de cada paciente y por el diagnóstico mediante el pulso. Cada profesional tiene su propio estilo. Algunos estudios utilizan la electroacupuntura, una técnica no tradicional en la que se envía una corriente eléctrica pulsátil a través de las agujas. Carecemos de datos que sugieran el mecanismo por el que la acupuntura podría aliviar la depresión, y no hay unanimidad ni en cuanto a la frecuencia ni a la duración del tratamiento.

Por mi parte, no recomendaría la acupuntura para tratar la depresión severa ni como única terapia para ninguna de las formas de la depresión. Podría ser efectiva como tratamiento coadyuvante, y si quieres probarlo, busca a un profesional con experiencia en aplicarla para tratar los trastornos del estado de ánimo.

La importancia del tacto

El tacto puede contribuir poderosamente al bienestar emocional. Sabemos que las crías de animales y los bebés humanos privados de contacto físico no se desarrollan con normalidad; en realidad, algunos enferman y fallecen. Ahora estamos descubriendo que el tacto desarrolla la confianza entre las personas, mitiga el miedo y ayuda a provocar la generosidad y la compasión. Jamás superamos la necesidad de ser tocados, aunque, por desgracia, vivimos en una sociedad privada de tacto. A mi modo de ver, la falta de contacto físico se suma al aislamiento social que va de la mano de la epidemia de depresión.

Algunas nuevas y fascinantes investigaciones están documentando los beneficios bioquímicos del tacto. Como se informaba en un estudio publicado en el número de 18 de octubre de 2010 de *Journal of Complementary and Alternative Medicine*, los investigadores del Centro Médico Cedars-Sinaí de Los Ángeles reclutaron a cincuenta y tres adultos sanos; veintinueve fueron asignados aleatoriamente para recibir una sesión de cuarenta y cinco minutos de masaje sueco del tejido profundo, y los restantes veinticuatro para una sesión de masaje ligero. A todos los participantes se les colocó sendos catéteres intravenosos, a fin de que se les pudiera extraer muestras de sangre antes del masaje y hasta una hora después de concluido éste.

Los investigadores descubrieron que una sola sesión de masaje provocaba cambios biológicos positivos. Aquellos que recibieron el masaje de los tejidos profundos mostraron considerables descensos en los niveles de cortisol en la sangre y la saliva, además de una disminución de la arginina vasopresina, una hormona que puede potenciar el cortisol. También crearon más glóbulos blancos, prueba evidente de una mejor salud del sistema inmunitario. El masaje ligero produjo beneficios. Los voluntarios que lo recibieron mostraron unos mayores descensos de la hormona adrenocorticotrópica (HACT), que estimula las glándulas suprarrenales para que liberen cortisol, y mayores aumentos de oxitocina, otra hormona pituitaria relacionada con la satisfacción, que los que recibieron el masaje del tejido profundo.

Durante años sólo se consideró a la oxitocina como la hormona que estimula la dilatación del cuello uterino y las contracciones uterinas al comienzo del parto, además de la producción de leche materna inmediatamente después. Como todas las hormonas endocrinas, sin embargo, la oxitocina tiene un amplio espectro de actividad, que incluye efectos sobre el cerebro y las emociones. En la actualidad, se la conoce habitualmente como la hormona del amor, la confianza y las parejas. El tacto provoca la liberación de la oxitocina, que a su vez causa la liberación de la dopamina en el centro de recompensas del cerebro. Este mecanismo tal vez sirva de base a la formación de los vínculos sociales y el desarrollo de la confianza entre las personas. El proceso puede empezar con un sencillo apretón de manos y a partir de ahí activar los mismos sistemas cerebrales implicados en las emociones de la amistad y el amor.

El doctor Paul J. Zak, fundador del campo contemporáneo de la neuro-economía, que es economista y también investigador del cerebro, considera que la oxitocina tiene que ser el «pegamento social» que nos ayuda a mantener la intimidad con los amigos, además del «lubricante económico» que hace que la gente muestre mayor empatía y generosidad. En un experimento llevado a cabo en su laboratorio del Centro para los Estudios Neuroeconómicos de la Claremont Graduate University de Claremont, California, la mitad de un grupo de individuos recibió un masaje de quince minutos, mientras que la otra mitad descansó, tras lo cual todos participaron en un juego económico utilizando dinero real. En el juego, unos extraños confiaron dinero a los sujetos sometidos a estudio con la esperanza de que serían correspondidos. Los cerebros de los que recibieron el masaje liberaron más oxitocina que los de aquellos que descansaron. Y los sujetos masajeados devolvieron un 243 por ciento más dinero a los extraños que les mostraron su confianza.

Creo que en lo tocante al tacto, la clave está en la variedad. Porque del mismo modo en que necesitamos comer diferentes nutrientes y participar en una diversidad de actividades, también sentimos la necesidad de una diversidad de experiencias táctiles regulares. Éstas podrían incluir los apretones de manos amistosos, los abrazos, el contacto físico con animales de compañía, las sesiones de masaje y el sexo apasionado. En cuanto a esto último, mientras ambos participantes lo sean voluntariamente, hay pocas experiencias que ofrezcan a los seres humanos una oportunidad más profunda de mejorar y mantener el bienestar emocional.

Las manos (y nariz) en la tierra

Desde que era pequeño he sido un apasionado de la jardinería y del cultivo de las plantas de interior. Ya hace muchos años que crío la mayoría de los vegetales que como en un huerto familiar, donde también me deleito cultivando flores y otras plantas ornamentales. Las recompensas mentales y espirituales de la jardinería son cuantiosas. Ahora quiero que conozcas un posible beneficio de exponer tus manos y nariz a la tierra, beneficio que podría explicar algunas de esas recompensas a través de un mecanismo físico.

Un artículo publicado en el número de julio de 2007 de la revista *Discover* con el provocativo título de «¿Es la suciedad el nuevo Prozac?», informaba de los resultados de una investigación publicada en la edición digital de la revista *Neuroscience* en marzo de ese mismo año con un título mucho menos sugerente: «Identificación de un sistema serotoninérgico mesolimbocortical inmunoreceptor: posible función en la regulación del comportamiento emocional». El autor principal, Christopher Lowry, neurocientífico de la Universidad de Bristol, Reino Unido, estaba interesado en la «hipótesis higiene», la idea, que de un tiempo a esta parte se ha hecho popular, de que vivir en entornos demasiado limpios explica el brusco aumento en la incidencia del asma y las alergias en los países desarrollados durante el siglo pasado. Los defensores de la hipótesis higiene sostienen que una limpieza excesiva priva a los sistemas inmunitarios en desarrollo de la población infantil de la exposición rutinaria a los inocuos microorganismos del medio ambiente, tales como las bacterias de la tierra. Sin esta exposición, nuestros sistemas inmunitarios podrían no aprender a ignorar moléculas tales como las del polen o la caspa de las mascotas. Siguiendo esta línea de investigación, algunos investigadores han intentado tratar a las personas con una bacteria común y benigna de la tierra llamada *Mycobacterium vaccae*. Los resultados preliminares indican que las inyecciones de una vacuna inactiva hecha a partir de dicho microorganismo puede mitigar las alergias cutáneas. También se ha descubierto que dicha vacuna alivia las náuseas y el dolor en algunos pacientes con cáncer de pulmón y, sorprendentemente, mejora su calidad de vida y estado de ánimo en general.

Para determinar el mecanismo de esos efectos, el doctor Lowry inyectó la vacuna de la *M. vaccae* a unos ratones, a los que también inoculó la bacteria inactiva y pulverizada en la tráquea. Luego, se puso a buscar los cambios en los centros cerebrales que regulan el estado de ánimo en los ratones. Lo que descubrió es que el tratamiento con la bacteria afectaba a la producción de citoquina en los animales y activaba las neuronas que producen la serotonina en los centros claves del cerebro. Su conclusión fue que la bacteria «tenía el mismo efecto que un antidepresivo». Uno de los coautores del artículo de *Neuroscience*, Graham Rock, inmunólogo de la University College de

Londres, cree que la exposición a la *M. vaccae* estimula el crecimiento de las células inmunes que reprimen las reacciones inflamatorias inherentes a las alergias. Dado que la depresión puede ser, al menos en parte, un trastorno inflamatorio relacionado con una actividad anormal de la citoquina, la exposición a la *M. vaccae* podría ser una novedosa manera de estimular el estado de ánimo.

Hay un largo trecho entre los experimentos con unos cuantos ratones y las recomendaciones prácticas para las personas que quieren ser más felices, pero no hace ningún daño coger un poco de tierra y no tener miedo a inhalar un poco de polvo cuando estás cavando en el jardín. También puedes exponerte a las beneficiosas micobacterias comiendo verduras frescas del jardín... si no les sacudes hasta la última mota de tierra.

RESUMEN DE LAS ESTRATEGIAS CORPORALES PARA ALCANZAR EL BIENESTAR EMOCIONAL

- Antes de empezar con el programa de este libro, asegúrate de que tu salud física es buena y que no tienes ninguna enfermedad que pudiera estar socavando tu bienestar emocional.
- Te he contado que las mejores pruebas que tenemos de la efectividad de las intervenciones físicas para optimizar el bienestar emocional son las que hacen referencia al aceite de pescado y el ejercicio. El primero es tan fácil y tiene tantos beneficios preventivos y terapéuticos que le concedo una enorme prioridad. El ejercicio regular exige motivación y compromiso, pero también es un componente tan esencial de un estilo de vida sano que asimismo lo sitúo en lo más alto de la lista. Recuerda que el objetivo es realizar alguna actividad física todos los días, que el ejercicio integrador le sienta bien tanto al cuerpo como a la mente, y que hacer ejercicio de forma regular previene y alivia por igual los problemas anímicos.
- Tomar vitamina D y vitaminas del grupo B como suplementos es fácil, no lo es tanto cambiar tus hábitos alimenticios. El consejo dietético más importante que puedo darte es que dejes de comer alimentos manufactura-

dos, procesados y refinados. Lee los principios de mi Dieta Antiinflamatoria en el Apéndice A y empieza a incorporarlos a tu vida. Unas elecciones alimentarias con conocimiento de causa pueden ayudarte a reducir los riesgos generales de enfermedad, a mantener una buena salud a medida que envejeces y a sentirte mejor, tanto física como emocionalmente.

• Si eres propenso a la depresión o a la ansiedad o sólo quieres ser más feliz la mayor parte del tiempo, te insto a que analices las sustancias que puedas estar tomando que influyen en el estado de ánimo, desde la cafeína y el alcohol a las medicinas y todas las demás clases de sustancias de las que se han hablado en este capítulo; puede que estén afectando a tu vida emocional más de lo que piensas. Experimenta con los remedios naturales que he enumerado.

• Presta atención a tu sueño y sueños y averigua qué necesitas para mejorarlos. Duerme en completa oscuridad y procura estar al aire libre con luz intensa durante el día. Y busca las maneras de satisfacer la necesidad del contacto físico, a fin de estimular la complacencia y el consuelo.

6

La optimización del bienestar emocional mediante la reorientación y cuidado de la mente

La mayoría consideramos la mente como el hogar y origen de nuestras emociones, aunque frecuentemente también las experimentemos en el cuerpo. Se nos hace un nudo en la garganta con la emoción y seguimos nuestros instintos viscerales; el miedo se nos agarra a la boca del estómago; sentimos el amor y la pena en el pecho. El hecho es que nuestras dinámicas emociones se extienden por la unidad cuerpo-mente por mediación de una complicada red de nervios, neurotransmisores y hormonas. Si quieres aumentar tu resiliencia emocional o acercar tu punto de ajuste emocional a estados de ánimo más positivos o simplemente deseas estar más abierto a la posibilidad de la felicidad espontánea, puedes utilizar los métodos orientados al cuerpo, como los descritos en el capítulo anterior, o los métodos orientados a la mente, o mejor aún, ambos.

¿Quién no ha tratado de animar a un amigo o familiar deprimido ofreciéndole seguridad, cariño o sólo un oído compasivo? Algunos sólo necesitamos hablar de nuestros problemas para dejar de rumiarlos y sentirnos mejor; la variedad de psicoterapias disponibles para satisfacer esta necesidad es innumerable. Muchos de los profesionales de la salud mental que la brindan identifican esta cavilación depresiva como una causa fundamental de la infelicidad.

Se trata, en fin, de la tendencia a preocuparse por unos patrones característicos de pensamientos negativos y a perder el control sobre el proceso de reflexión, de manera que las ideas depresivas no dejan de entrometerse y de desplazar a las demás. Como te expliqué al final del capítulo 2, los psicólogos evolucionistas proponen que la razón de que seamos tantos los que tendemos a enfrascarnos en la cavilación depresiva es que la evolución la ha seleccionado como un rasgo eficaz. Así las cosas, argumentan que la depresión tiene sentido como una modalidad de resolución de problemas que nos espolea para sacar y considerar en profundidad cualquier problema o situación espinosa. En el mejor de los casos, se autolimita. O bien tanto rumiar lleva a encontrar una solución, o si no hay solución, debería amainar cuando a cierto nivel profundo nos damos cuenta de que la situación no se puede remediar, y decidimos avanzar.

Por desgracia, a menudo el proceso sale mal y hunde a las personas en un sufrimiento continuo. Cuando te atascas en una cavilación depresiva, no puedes dejar de rumiar tus problemas, algo que puede condensarse en una cosa tan imprecisa e irresoluble como repetirte: «Soy un fracasado». Eso no tiene fin. Nadie parece conocer la causa de que esto ocurra; es probable que la habitual mezcla de factores genéticos, sociales y de estilo de vida sea la responsable. En la práctica, el desafío consiste en hallar la manera de salir de ahí.

Ya te he contado que cuando estoy deprimido no puedo dormir, porque no soy capaz de desconectarme de mis pensamientos. Eso mismo me pasa también cuando estoy preocupado, y me gustaría hacerte partícipe de algunas ideas que tengo acerca de la preocupación como una variedad de la cavilación pesimista que no nos hace ningún bien. En inglés, tanto *rumination* [rumiar] como *worry* [preocuparse] tienen un significado original relacionado con la boca, la primera con la regurgitación y masticación del bolo alimenticio, y la última con el mordisqueo obsesivo, como el de un perro que roe un hueso. *Worry* proviene de un verbo del inglés antiguo que significa «estrangular o matar» a la manera en que un depredador atrapa a su presa por el cuello y la sacude de un lado a otro incansablemente sin soltarla. Esta es un imagen impresionante que confiere a la palabra un significado profundo.

Cualquiera que haya criado a un cachorro de perro sabe lo molesta que puede ser la etapa mordedora. A mi primer perro crestado rodesiano, una hembra, le empezó de un día para otro, como si de repente se le hubiera activado algún circuito en su desarrollado cerebro. Le acometían entonces frenesíes mordedores que se concentraban en cualquier objeto accesible, incluido yo. En una ocasión en que andaba tratando de distraer su interés por mi mano con un palo, nos miramos fijamente a los ojos, y entonces vi en los suyos una mirada que transmitía el total desamparo que sentía al enfrentarse a un abrumador impulso neurológico, como si estuviera diciendo: «No quiero seguir haciendo esto. Me está agotando, pero no puedo parar. ¡Socorro!» Pude identificarme con su angustia por ser incapaz de desactivar sus ansias roedoras y mordedoras, de dejar de preocuparse por todos los objetos que mordía, porque pude relacionar su desamparo con mi experiencia de la incapacidad para dejar de darle vueltas a los pensamientos que me angustian o entristecen.

Mark Twain ya lo aconsejaba: «Arrastra tus pensamientos lejos de tus problemas[...] por las orejas, por los talones, o de la manera que sea con tal de conseguirlo»; pero controlar los pensamientos tal vez sea uno de los retos más difíciles para el ser humano. Nuestras mentes generan pensamientos a oleadas y de manera continua, como si fueran una máquina a cuyos controles no tuviéramos acceso. Como es natural, algunas de estas oleadas son muy útiles, pues nos ayudan a andar por el mundo y pueden hacernos sentir más cómodos con nosotros mismos y más satisfechos de nuestras vidas. Sin embargo, estoy seguro de que buena parte del miedo, la ansiedad y la desesperación de las personas procede de los pensamientos negativos.

Hasta hace poco, la psicología occidental trataba de aliviar este tipo de sufrimiento emocional haciendo que las personas fueran conscientes de cómo llegan a desarrollar tales pensamientos; por ejemplo, mediante los recuerdos de acontecimientos de malos tratos o fracasos en las primeras etapas de la vida que podrían haber dado pie a tales pautas. Sigmund Freud identificó el inconsciente como el almacén de los recuerdos dolorosos reprimidos que generan los patrones de pensamiento y comportamiento neuróticos. El psicoanálisis, el método clásico que elaboró para integrar la mente, es sumamente poco rentable, tanto en tiempo como en dinero; la crítica más breve y mordaz al psicoanálisis que he oído es ésta: «Cuando tienes clavada una flecha envenenada, no necesitas saber cómo llegó allí; lo que quieres es saber cómo sacártela». El psicoanálisis freudiano está hoy día muy pasado de moda, aunque la mayoría de los modelos terapéuticos que han evolucionado a partir de él también se han centrado en sacar a la luz el «por qué» de los pensamientos negativos, sin darle a la gente ninguna herramienta práctica para cambiarlos.

Casi un siglo después de Freud, en el mundo occidental se han popularizado unas formas radicalmente nuevas de psicoterapias. Los profesionales de la psicología positiva y cognitiva enseñan a la gente a modificar los procesos de pensamiento y a sustituir los pensamientos negativos por otros positivos. Estos nuevos métodos me apasionan más.

LA PSICOLOGÍA POSITIVA: INTERVENCIONES QUE HAY QUE PROBAR

Aunque enraizada en la psicología humanística de la década de 1950, la rama independiente de la especialidad conocida como psicología positiva es bastante reciente. Su principal promotor es el doctor por la Universidad de Pensilvania Martin Seligman, que convocó la primera cumbre de la psicología positiva en 1999.

Seligman impulsó este movimiento porque le preocupaba que la psicología tradicional sólo tuviera como meta convertir a «las personas disfuncionales en funcionales». El acceso a las esferas más elevadas y dichosas de la emotividad humana —complacencia, compromiso, gratitud, alegría— se consideraba generalmente trivial e imposible, cuando no demasiado alejado del ámbito de lo terapéutico para intentarlo siquiera. A Seligman tal actitud se le antojaba una tontería: ¿Por qué excluir la mejor mitad de la experiencia humana del mundo de la psicología? ¿Por qué contentarse con convertir a las personas disfuncionales en funcionales si podrías hacerlas felices?

Seligman observó que aquellos que tendían a la depresión tras sufrir un revés en la vida, se diferenciaban de los demás en la manera en que se explicaban tales acontecimientos a sí mismos, que no era otra que la de considerarlos una confirmación de su falta de autoestima, en lugar de verlos sencillamente como pasajeros reveses de la fortuna. Esta diferencia en la forma de explicarse las cosas resulta ser la diferencia clave entre los optimistas y los pesimistas. Por otro lado, las investigaciones de Seligman demostraron que las personas pueden «aprender» a ser más optimistas reelaborando conscientemente su forma de interpretar lo que les ocurre. Tal descubrimiento tiene resonancias de ciertas filosofías de la Antigüedad. Por ejemplo, el filósofo griego Epicteto (55-135 d. C.), que impartió sus enseñanzas sobre todo en Roma y que fundamentaba su pensamiento en el de los primeros estoicos, propugnaba la transformación del yo a fin de alcanzar un estado de felicidad o prosperidad (*eudaimonia*) mediante la utilización adecuada de las impresiones. A lo que Epicteto se refería con la «utilización adecuada de las impresiones» era a la reinterpretación de la experiencia sensorial de manera que no tuviera reacciones emocionales negativas automáticas. En consecuencia, predicaba: «Recuerda que ni los insultos ni los golpes son en sí mismos un ultraje, sino tu juicio de que lo son. Así que cuando alguien te enfurezca, que sepas que es tu propio pensamiento quien te ha enfurecido. Por lo tanto, debes esforzarte en no dejarte llevar por tus impresiones».

Esta enseñanza es una de las piedras angulares de la psicología positiva. No podemos controlar siempre lo que nos sucede, pero sí podemos aprender a controlar nuestra interpretación de lo que nos ocurre y, al hacerlo, aprender a ser más optimistas y sentirnos mejor con nosotros mismos. Según lo veo yo, éste es un proceso que exige atención y práctica. Al igual que la mayoría de los autores, considero que los artículos y libros que escribo son una prolongación de mí mismo y tiendo a tomarme las críticas que se les hacen como algo personal. Durante los años en que era propenso a la distimia, me ganaba la vida como escritor, con frecuencia escribiendo artículos por encargo para revistas. Que un editor me rechazara un artículo era demoledor. Me lo tomaba como un rechazo personal y me sumía en un largo período de desesperación en el que no paraba de darle vueltas a mis defectos, no sólo como escritor sino también como persona. Epicteto habría dicho que me dejaba llevar por mis impresiones y, en consecuencia, me impedía experimentar la felicidad y ser lo mejor que pudiera. Con la práctica, he aprendido a reinterpretar los rechazos y las críticas a mi trabajo creativo como meras molestias que no tienen ningún impacto en mi autoestima. También trato de juzgarlas de manera desapasionada, a fin de ver lo que puedo aprender de la experiencia. Este cambio —todavía en proceso— me ha ahorrado una considerable dosis de pesadumbre.

En lugar de centrarse en las formas de identificar y eliminar los pensamientos negativos, Seligman diseñó una serie de ejercicios terapéuticos —que denominó «intervenciones»— para poner de relieve y potenciar las emociones positivas de los pacientes. Tales intervenciones de la psicología positiva buscan estimular tres tipos básicos de felicidad:

- el placer, lo que incluye goces sensoriales como una comida deliciosa o un sexo apasionado
- el flujo, o la sensación de estar totalmente absorto en una tarea que no sea ni demasiado fácil ni demasiado exigente
- el sentido, la realización general que deriva del aprovechamiento de tus capacidades más elevadas para algo más grande que tú

Desde sus modestos y recientes orígenes, la especialidad de la psicología positiva se ha expandido con rapidez, y cuenta ya con su propia revista profesional, una bibliografía académica y divulgativa y una conferencia internacional anual. Junto con sus colegas de orientación, Seligman ha analizado muchas intervenciones para ayudar a las personas a disfrutar de mayores cotas de placer, flujo y significado vital y ha descubierto tres que son especialmente efectivas. La Visita de Gratitud, en la que los participantes escriben y recitan composiciones de agradecimiento dirigidas a personas que han sido amables con ellas, provoca un aumento inmediato de la felicidad, aunque el efecto tiende a desaparecer al cabo de un mes. Las otras dos tienen un impacto más duradero. La intervención de las Tres Cosas Buenas obliga a los participantes a consignar diariamente por escrito, durante una semana, tres cosas que vayan bien y las razones de que así sea; esto es capaz de mejorar los niveles de felicidad durante seis meses completos. La intervención de la Utilización de las Capacidades Personales, en la que el participante hace una prueba para identificar sus capacidades personales, tales como la creatividad o la indulgencia, y utiliza una «capacidad superior» de una manera nueva y diferente cada día durante una semana, también produce una mejoría del estado de ánimo durante seis meses.

Muchas de las personas que han experimentado éstas y otras intervenciones de la psicología positiva están entusiasmadas con los resultados. Petrina, de treinta y siete años, terapeuta ocupacional en Hamilton, Ontario, Canadá, escribe:

> He vivido con la depresión desde mi primera juventud, y a lo largo de los años he aprendido que mi capacidad para reestructurar mis pensamientos ejerce una influencia descomunal sobre mi salud mental. Mi primer encuentro con la psicología positiva fue a través del libro de Martin Seligman *La auténtica felicidad*, que me resultó bastante útil. De todas mis lecturas sobre la depresión, aquella fue la primera que adoptaba un enfoque de la felicidad basado en las capacidades. Y aunque soy la primera en reconocer que la medicación, la terapia cognitiva-conductual y demás terapias centradas en la enfermedad tienen una importancia increíble para el tratamiento de enfermedades como la mía, le estoy sumamente agradecida al doctor Seligman por ofrecer una perspectiva alternativa. A mi modo de ver, me dio la oportunidad de aceptar una parte mayor de la historia completa de la persona que soy y me sugirió los medios para desarrollar unas habilidades, una perspectiva y un estilo de vida que se centraran en mantenerme en buen estado, en lugar de dirigirse simplemente a lo que no funcionaba en mí.

Y Brenda, una terapeuta de cuarenta y nueve años de Smyrna, Tennessee, tiene esto que decir:

> Soy licenciada con una maestría en asesoramiento, llevo toda la vida en tratamiento por mis síntomas depresivos y, además, tengo un largo historial de investigación personal y profesional sobre la depresión. La psicología positiva ha sido la herramienta más efectiva que he encontrado para manejar mis períodos de depresión. Para llegar ahí tuve que pasar por una

serie de experiencias del tipo revelador para las que, afortunadamente, me mostré bastante receptiva, incluso a través de la confusión causada por los síntomas. Tengo mucho que contar sobre mis experiencias con los aspectos de la psicología positiva, aunque la parte práctica fundamental consiste en permanecer en el presente y por consiguiente experimentar a tope lo que está sucediendo ahora, lo que a su vez conduce a provocar sentimientos de bondad utilizando el agradecimiento y la esperanza. Se puede tener alegría con solo estar abierto a ella.

Como se puede comprobar, soy un gran apasionado de la psicología positiva. Y estoy plenamente de acuerdo con la afirmación de Seligman de que gran parte de la infelicidad moderna proviene de la «sociedad del yo máximo», que fomenta una atención obsesiva sobre el individuo antes que sobre el grupo. Son numerosos los estudios que demuestran que las personas más felices son aquellas que dedican sus vidas a cuidar de los demás en lugar de centrarse en ellas mismas. Ésa es la razón de que muchas de las intervenciones de Seligman —como la de hablar con las personas sin hogar, realizar trabajos de voluntariado o dedicar tres horas a la semana a escribir cartas laudatorias a personas heroicas— se dirijan a fomentar el altruismo en la vida cotidiana, creando así oportunidades de desarrollar la empatía y la compasión y de anteponer los intereses ajenos a los propios.

Este movimiento plasma una sabiduría profunda. Así que te insto a explorarlo más. Aunque algunos terapeutas emplean sus intuiciones para trabajar, la psicología positiva no es una rama formal de la psicología clínica. La mejor manera de abordarla es leyendo el libro de Seligman *La auténtica felicidad* e intentar poner en práctica las intervenciones allí relacionadas. También puedes encontrar otros recursos en www.ppc.sas.upenn.edu, incluidos ejercicios que quizá te ayuden a desplazar tu punto de ajuste emocional. Algunos colegas imparten clases de psicología positiva, y los programas de educación para adultos también ofrecen cursos.

Una de las mejores cosas de la psicología positiva es que puedes escoger entre su «menú» de intervenciones aquellas que se adapten a tu estilo de vida, inclinaciones y horarios; algunas se pueden realizar en tan sólo una semana.

LA PSICOLOGÍA COGNITIVA
Y LA TERAPIA COGNITIVO-CONDUCTUAL

En 1960, cuando era estudiante de primero en Harvard, quería estudiar lo que más me interesaba: la conciencia. Pero al cabo de poco tiempo escogí psicología como especialidad, y me di cuenta de que había cometido un error. A la sazón, la psicología académica estaba bajo el hechizo del conductismo y su principal defensor, el mismísimo B. F. Skinner de Harvard, que se convirtió en mi asesor. Skinner era un profesor sumamente entretenido y convincente, además de un experimentador creativo; su trabajo de laboratorio con ratas y palomas nos proporcionó los términos «refuerzo positivo» y «refuerzo negativo». El objetivo de la psicología conductista era el de describir, predecir y en última instancia controlar el comportamiento (tanto el animal como el humano) en función de las influencias del entorno, como las recompensas y los castigos, con total ajenidad a los estados mentales internos, que se consideraban fuera del alcance de la investigación científica. En otras palabras: la conciencia estaba excluida de la psicología conductista y del Departamento de Psicología de Harvard, lo que se me antojó tan sumamente frustrante que me cambié a la botánica como especialidad.

Poco tiempo después, aunque en su momento no fui consciente del hecho, el nuevo campo de la psicología cognitiva empezó a desbancar al conductismo. «Cognición» proviene del latín, significa «conocer» y hace referencia a la totalidad de nuestras capacidades mentales: la percepción, el aprendizaje, el pensamiento, la memoria, el razonamiento y la comprensión. El estudio científico de estas funciones se vio facilitado por la aparición de los ordenadores y el avance en los campos de la informática y la inteligencia artificial. Aunque la mente y el cerebro humanos difieren de forma significativa de los ordenadores, éstos proporcionaron a los psicólogos un modelo para abordar los estados mentales internos de la cognición humana. Mediante el establecimiento de analogías con las operaciones de código internas de los ordenadores, los científicos cognitivos pudieron sugerir diferentes maneras de funcionamiento para nuestras mentes. Paradójicamente, fueron los experimentos con las máquinas, y no con las ratas y las palomas, los que llevaron a los psicólogos a comprender la conciencia y empezar a analizar sus contenidos. El nuevo movimiento arraigó rápidamente y ha tenido una enorme influencia. Si hoy yo fuera universitario, me sentiría mucho menos frustrado: en la actualidad, los estudios sobre la conciencia son una especialidad legítima en muchas universidades.

Al contrario que la psicología positiva, la psicología cognitiva sí que originó una sólida sección clínica. El psiquiatra norteamericano Aaron T. Beck (1921-), que desarrolló una teoría cognitiva de la depresión en la década de 1960, es considerado el padre de la terapia cognitiva. Beck atribuía la depresión a un proceso de información defectuoso en los individuos que tenían visiones negativas («esquemas») del mundo. Es posible que exista una predisposición genética a esto, pero Beck creía que tales perspectivas negativas solían derivar de rechazos, pérdidas y otros traumas experimentados en los primeros años de la vida. Con independencia de cómo se desarrollen, los esquemas deforman el pensamiento de maneras tales que refuerzan continuamente la inclinación a la negatividad. Por ejemplo, las personas deprimidas rápidamente generalizan en exceso y se engolfan en una percepción selectiva y un pensamiento de todo o nada. Por lo general, interpretan su experiencia a través de unas lentes deformadas, dejándose arrastrar por sus impresiones hasta los dominios de la infelicidad. (En su primer manual clínico, Beck escribió: «Los orígenes filosóficos de la terapia cognitiva se pueden rastrear hasta los filósofos estoicos». Su obra inspiró la de Martin Seligman). Al hacer a las personas conscientes de sus hábitos cognitivos y enseñarles maneras alternativas y sustitutivas de pensamiento y de interpretar las percepciones, la terapia cognitiva puede aliviar la depresión y restablecer el bienestar emocional.

La terapia cognitiva (TC) de Beck es ahora una más de los numerosos métodos terapéuticos englobados en el esquema más amplio de la terapia cognitivo-conductual (TCC). La Asociación Nacional de Terapeutas Cognitivos-Conductuales (www.nacbt.org), creada en 1995, es una organización amplia y activa con más de diez mil asociados que homologa a los profesionales y realiza derivaciones. Entre sus miembros se cuentan psiquiatras, psicólogos clínicos y trabajadores y asesores sociales autorizados que han realizado su formación en TCC. Sean cuales sean sus titulaciones, los practicantes de la TCC trabajan desde el supuesto de que nuestros pensamientos son los causantes de nuestros sentimientos y comportamientos y de que podemos cambiar nuestra manera de pensar para sentirnos mejor y actuar más correctamente. La rápida expansión de la TCC se explica fácilmente: no sólo funciona, sino que es mucho más rápida y rentable que las formas más tradicionales de la psicoterapia.

Muchísimos estudios clínicos demuestran que la TCC es efectiva. En 2011, una publicación de la British Royal College of Psychiatrists concluyó que la TCC:

- es uno de los tratamientos más efectivos para los trastornos en los que la ansiedad o la depresión son el principal problema
- es el tratamiento psicológico más efectivo para la depresión severa y moderada
- es tan efectiva como los antidepresivos en muchos casos de depresión

Generalmente, los pacientes necesitan de cinco a veinte sesiones de treinta a sesenta minutos con una periodicidad semanal o bisemanal. Lo primero que hacen es aprender el modelo de la TCC y empezar a dominar las técnicas que conlleva. Los síntomas depresivos suelen mejorar en esta etapa inicial, y muchos pacientes no vuelven a deprimirse después de sólo ocho o doce sesiones. El trayecto terapéutico completo abarca de catorce a dieciséis sesiones, con ocasionales sesiones de refuerzo durante el siguiente año a fin de sostener la mejoría. La TCC puede realizarse de forma individual o en grupo, y la gente también puede iniciarse con los libros de autoayuda y los programas en la red.

Para guiar a los pacientes hacia el descubrimiento de las clases de pensamientos que los hacen sentirse mal consigo mismos y el mundo, los profesionales de la TCC utilizan una diversidad de estrategias y métodos, entre los que se incluyen la mayéutica socrática, la dramatización, la visualización (véase página 163) y los experimentos conductistas. Una vez que los pacientes reconocen sus pensamientos negativos, se les puede pedir que decidan si hay alguna prueba que los respalde o si por el contrario otros pensamientos alternativos podrían reflejar mejor la realidad. Asimismo, se les encomiendan deberes para realizar en casa entre sesiones. Lo ideal es que, a medida que avanza la terapia cognitiva, el paciente pueda localizar los pensamientos distorsionados cuando surjan y se habitúe a «revisar» la situación. Aunque las horas de terapia formal son escasas, la TCC no es un apaño rápido. Puede hacer que seas consciente del pensamiento defectuoso responsable del sufrimiento emocional y proporcionarte las herramientas para corregirlo, pero luego tienes que practicar las técnicas que has aprendido.

Una innovación reciente es la terapia cognitiva basada en la *mindfulness* [conciencia plena], que combina la formación en mindfulness —esto es, la práctica de traer toda nuestra conciencia al aquí y el ahora— con la TCC. En un estudio publicado en el número de diciembre de 2010 de *Archives of General Psychiatry*, los investigadores del Centro para la Adicción y la Salud Mental de Toronto, demostraron que esta terapia combinada es tan efectiva como los antidepresivos para evitar las recaídas en la depresión. Para llegar a tal conclusión estudiaron a 160 pacientes de edades comprendidas entre los dieciocho y los sesenta y cinco años, tratados anteriormente por depresión mayor y con dos episodios depresivos en el pasado. A todos los pacientes se les administró antidepresivos hasta que los síntomas desaparecieron, tras lo cual algunos siguieron medicándose, otros recibieron un placebo y el resto fue destinado a una terapia cognitiva basada en mindfulness. Éstos asistieron a ocho reuniones grupales semanales y realizaron una serie de deberes diarios, que incluían la práctica de la mindfulness. La salud emocional de todos los pacientes fue evaluada a intervalos regulares. Al cabo de dieciocho meses, el índice de recaídas en el grupo de mindfulness fue del 30 por ciento, el mismo que entre los pacientes que siguieron tomando antidepresivos. En el grupo del placebo el porcentaje de recaídas fue mucho más alto: el 70 por ciento.

A menudo derivo a mis pacientes para que realicen una TCC y también te la recomiendo a ti por los resultado que he visto. He aquí un declaración de Renée, una trabajadora social de cuarenta ocho años que reside en Wichita, Kansas:

> He seguido una terapia cognitivo conductual y la recomiendo vivamente. Yo era una pesimista militante, pero gracias a la TCC he aprendido a transformar mi pensamiento negativo. Aunque todavía me deprimo, mantengo el optimismo. Sé que esto parece una contradicción en los tér-

minos, aunque en realidad no lo es. Según lo veo yo, la depresión es una enfermedad física, y en mi familia hay propensión a padecerla. Pero cómo decida reaccionar a ella es cosa mía, y decido ser positiva. Me suelo sentir bastante deprimida físicamente, pero mi vida mental es muy activa, positiva y trascendental. No paro de aprender cosas sobre mi enfermedad ni de intentar sentirme mejor. El replanteamiento cognitivo para el aprendizaje y algunas técnicas de control del estrés me han ayudado muchísimo.

Pan, una productora de televisión independiente de cuarenta y cinco años, tiene su opinión:

> Empecé a padecer depresión a los quince años, a causa fundamentalmente de la negligencia y censura maternas. Mis síntomas son atípicos (voracidad, somnolencia, sensibilidad al rechazo). Me han dicho que es posible que padezca una doble depresión, distimia a la que se le superponen episodios de depresión mayor. Mi depresión era grave. Causé baja por incapacidad laboral en tres ocasiones distintas y todos los días de mi vida me sentía como si quisiera morirme. La medicación me ha mantenido con vida, aunque no ha eliminado el daño que necesito remediar. Empecé una terapia hace varios años y acudí a diversos terapeutas doctorados que en gran medida utilizaron técnicas psicodinámicas. Esta modalidad de terapia fue prácticamente inútil en el tratamiento de la depresión, puesto que yo ya conocía perfectamente los conflictos subyacentes que contribuían a ella. No fue hasta que inicié un tratamiento con un terapeuta de familia y matrimonial, que utilizaba técnicas cognitivo-conductuales, que empecé a curarme y a experimentar cierta mejoría de mis síntomas depresivos. Entre los aspectos prácticos merece la pena destacar el tratamiento del pensamiento negativo, el catastrofismo, los pensamientos automáticos y la consideración negativa de mí misma. Por primera vez en treinta años de padecer una depresión crónica, persistente y debilitante, por fin empieza a remitir y lleva así un año. Si en un primer momento hubiera sabido buscar a un terapeuta que utilizara la TCC, quizás habría podido evitarme todos esos años de sufrimiento.

La TCC puede no ser útil para todo el mundo, y quizá no sea adecuada para ti. Parece especialmente indicada para aquellas personas que se sienten cómodas con la introspección y están dispuestas a utilizar un método científico para comprender el funcionamiento de la mente. Y como es natural, uno tiene que aceptar el postulado básico de la psicología cognitiva de que son los pensamientos los que generan nuestros estados de ánimo y comportamientos. A mi modo de ver se trata de una teoría convincente y útil. Si padeces una depresión o un trastorno de ansiedad o simplemente deseas tener más control sobre la volubilidad de tus emociones, te animo a que intentes seguir una TCC. Esta técnica representa un gran avance en la capacidad de la psicología occidental para mejorar el bienestar emocional.

EN CAMBIO, LA PSICOLOGÍA ORIENTAL ha abordado el reto de dominar los pensamientos de maneras bastante diferentes. Los practicantes avanzados del yoga y la meditación budista afirman ser capaces de detener realmente el pensamiento y liberar sus mentes, para así experimentar los estados más elevados de la conciencia.* La mayoría de nosotros jamás podremos hacer algo parecido, pero lo que sí podemos hacer es romper el hábito de prestar una atención constante a nuestros pensamientos, algo que tanto los filósofos budistas como yóguicos consideran una verdadera adicción causante de un sufrimiento considerable. Los objetos del comportamiento adictivo parecen ejercer un gran poder sobre nosotros. Las drogas, la comida, el juego y el sexo pueden parecer tan fascinantes y atractivos que algunos no nos podemos liberar de su aparente dominio ni somos capaces de establecer unas relaciones saludables con ellos. O nos los permitimos en exceso, a menudo perjudicándonos a nosotros mismos, como resultado de ello, o tratamos de abstenernos de su disfrute (lo que, por supuesto, no es una alternativa en el caso de la comida).

Desde los inicios de mi ejercicio profesional me dediqué al estudio de las drogas y las adicciones y llegué a adquirir renombre como experto en este campo de la medicina. Llegué entonces a la conclusión de que la adicción es

---

* Tal estado es conocido como *samadhi* en yoga, y *satori* en el budismo zen.

un problema humano fundamental y generalizado, con profundas raíces mentales y muy difícil de tratar. Dado que algunas manifestaciones del comportamiento adictivo —ir de compras, acumular riquezas o los enamoramientos frecuentes— son socialmente aceptados, no los consideramos como lo que son y en consecuencia no nos percatamos de la cantidad de personas que luchan contra la adicción.

Las alternativas de tratamiento para las adicciones son escasas. Uno puede tratar de modificar el comportamiento adictivo de manera que reduzca su potencial lesivo —como pueda ser pasar de chutarse heroína a consumir metadona por vía oral, o de una ingesta de alimentos excesiva a un ejercicio físico compulsivo— o intentar resolver la adicción en sus raíces. El primer método es práctico, el segundo muy difícil. Resolver la adicción de raíz es difícil debido a que tal cosa exige reestructurar la mente en su base, allí donde experimentamos la diferencia entre la percepción consciente y los objetos de la percepción, entre el yo que percibe y lo que se percibe.

Cuando las personas no pueden evitar coger la siguiente patata frita o el siguiente cigarrillo, es como si la patata y los cigarrillos controlaran la atención y el comportamiento. Pero en realidad, es la mente la que confiere a los objetos del comportamiento adictivo su poder y control. La liberación de la adicción llega de la mano de la toma de conciencia de ese proceso y de la capacidad para experimentar el objeto como objeto, sin conferirles una importancia desmedida. Ésta es la esencia de la enseñanza budista de que el sufrimiento procede del apego, y de que para reducir nuestro sufrimiento debemos esforzarnos en reducir las ataduras. Además, la psicología oriental insiste en que la mejor manera de experimentar los pensamientos es considerarlos como objetos de la percepción, exactamente igual que si fueran árboles o pájaros del mundo circundante. La causa de nuestro malestar emocional radica en nuestra incapacidad para dejar de prestar atención a nuestros pensamientos, para dejar de considerarlos una parte de nosotros y otorgarles, por lo general una importancia excesiva. Los maestros yóguicos y los profesores budistas recomiendan una diversidad de métodos para romper el apego que sentimos por ellos. Algunas son prácticas pensadas para desplazar el centro de atención a otra cosa, a la respiración, por ejemplo, o a imágenes que tengamos en la cabeza o a sonidos. Otros aspiran a desarrollar la capacidad de atención y aumentar el control voluntario sobre ella o a estimular la conciencia de la importante distinción entre el yo y los pensamientos.

Debería señalar que hablar de detener los pensamientos y separarse de ellos hace que algunas personas de nuestra cultura se sientan inquietas, y puede que hasta aterrorizadas. Los intelectuales y académicos que basan su ejercicio profesional y subsistencia en el pensamiento inteligente y creativo, pueden equiparar estas metas de la psicología oriental a perder la cabeza. Si son éstas tus preocupaciones, tal vez harías mejor en probar con las terapias occidentales que en educarte para modificar el pensamiento sin negar su validez o importancia. Personalmente, ambos enfoques me parecen igual de efectivos. Porque así como he encontrado valioso integrar las filosofías médicas occidental y oriental en mi labor como médico, de la misma manera he encontrado útil combinar los enfoques filosóficos oriental y occidental para enfrentarme al reto de controlar los pensamientos que provocan la ansiedad y la desesperación e impiden que disfrutemos de la felicidad espontánea.

Permíteme que haga un repaso de los métodos orientales que me han ayudado y que en su mayor parte recomiendo a los demás.

MANTRAM

El *mantram* (o *mantra**) hace referencia a la práctica de la repetición silenciosa (en la cabeza) de ciertas sílabas o frases. Es, en esencia, una manera de distraer la mente de los pensamientos, centrando la atención en los sonidos o palabras que se creen tienen un significado espiritual y unos efectos positivos. Aunque asociada más frecuentemente con el hinduismo, el budismo y otras religiones orientales, también es una práctica religiosa occidental, tal como pone de manifiesto el rezo del rosario en la Iglesia Católica y la oración a Jesús de la Iglesia Ortodoxa de Oriente [«Señor Jesús, hijo de Dios, ten piedad de

---

* Esta palabra sánscrita es indistintamente traducida como «instrumento del pensamiento» o «herramienta de la mente».

mí, pecador»]. El mantra más habitual del hinduismo es la sílaba *aum* (u *om*), que representa la esencia del universo; la fórmula budista más frecuente es *om mani padme hum*, una frase en sánscrito que hace alusión a la «joya en el loto [del corazón]», un símbolo de iluminación. En todas las tradiciones espirituales, desde las de los indios norteamericanos al judaísmo, se encuentran frases del mismo jaez.

No obstante, algunos psicólogos contemporáneos recomiendan el mantra como un método puramente laico de desviar la atención de los pensamientos molestos, con el único fin de reducir la ansiedad, la ira y el estrés. Un maestro espiritual y autor de libros de meditación, el difunto Eknath Easwaran (1910-1999), comparaba la repetición de un mantra con la vara de bambú que se les da a los elefantes en las procesiones festivas de la India para evitar que agarren cualquier cosa a su alcance, mientras avanzan por los estrechos callejones de los mercados callejeros.

> El elefante avanza con el palo en alto sujetado firmemente con la trompa, sin sentirse tentado de darse un festín con los mangos o los melones porque ya tiene algo en lo que ocuparse. La mente humana se parece bastante a la trompa de un elefante. Nunca descansa[...] va de aquí para allá, moviéndose incansablemente entre sensaciones, imágenes, pensamientos, esperanzas, lamentos, impulsos[...] Pero ¿y si le damos algo en lo que ocuparse? A dicho fin, lo que recomiendo es la repetición sistemática del mantra, que puede tranquilizar la mente en cualquier momento y lugar.

Utilizando *El libro de los mantras* de Easwaran, varios investigadores han documentado la eficacia de este método para mejorar el bienestar emocional. Un estudio, publicado en *Journal of Continuing Education in Nursing* en 2006, evaluó los resultados de un programa de cinco semanas de práctica del mantra entre una población de trabajadores de la salud (enfermeras y trabajadores sociales, principalmente mujeres), que pasaban por un período de alto nivel de estrés. Se pidió a las participantes que escogieran un mantra entre las frases recomendadas por las principales tradiciones religiosas, a la vez que se les proporcionaba unos contadores de muñeca para registrar la frecuencia diaria de la repetición. También se les pidió que empezaran practicando la repetición del mantra en momentos de mínima tensión, como antes de quedarse dormidas, «a fin de favorecer la asociación entre la palabra y un estado de tranquilidad fisiológica». Asimismo, se les enseñó los conceptos de la atención concentrada («una concentración centrada mentalmente en el mantra o en una actividad o tarea seleccionada con plena libertad por uno, sin dispersarse en la realización de varias a la vez) y de la ralentización («vivir sin prisas de manera intencionada»). A continuación, se les indicó que utilizaran el mantra siempre que se sintieran estresadas. Los investigadores descubrieron que el programa redujo el estrés y mejoró el bienestar emocional y espiritual de los participantes, y concluyeron que «la repetición del mantra es una estrategia innovadora para reducir el estrés: portátil, conveniente, fácil de llevar a cabo y gratuita».

Otros investigadores han llegado a conclusiones parecidas después de analizar la repetición mántrica en veteranos de guerra varones e individuos seropositivos. Los participantes aprendieron a utilizar la práctica para interrumpir los pensamientos indeseados y provocar una reacción de relajación. La mayoría manifestó haberla encontrado útil en una diversidad de situaciones estresantes, algo que concuerda con mi experiencia. Después de leer sobre el mantra apenas cumplidos los treinta años, empecé a repetir para mis adentros el *om mani padme hum* cuando me disponía a dormir, recorría en automóvil distancias largas o sencillamente me sentaba en silencio. Al cabo de un tiempo, descubrí que podía utilizarlo para interrumpir los ciclos de preocupación que me angustiaban o me impedían dormir. También me ayudó a pasar por intervenciones odontológicas y a mantener la calma en medio del caos. Yo no repito las palabras siguiendo un horario prefijado ni cuento el número de veces que lo hago, pero lo he hecho tan a menudo que ahora puedo ponerlo en práctica sin casi ningún esfuerzo consciente. Dado que la repetición mántrica es, en efecto, portátil, conveniente, fácil de ejecutar y gratuita, te la recomiendo como un método que vale la pena probar para que desvíes la atención de los pensamientos que te angustian o entristecen.

VISUALIZACIÓN

Otra alternativa al pensamiento como objeto de atención es la de la imagen mental. La imaginación visual es poderosa; es en lo que más nos centramos durante nuestras ensoñaciones diurnas, y puede cautivarnos por completo cuando nos ocupamos en una fantasía sexual. Una parte importante del cerebro, la corteza visual, es la responsable del procesamiento de los datos procedentes de las retinas y los nervios ópticos. Cuando no está ocupada en esta labor, es libre de generar por sí misma imágenes y de actuar como conducto entre la mente consciente y el inconsciente, permitiendo el acceso a las partes del sistema nervioso que regulan la circulación, la digestión y otras funciones del organismo que normalmente se consideran involuntarias. La meditación sobre las imágenes visuales es una práctica religiosa del hinduismo y el budismo, en las que se utilizan dibujos geométricos de significado espiritual.* Después de estudiar estos motivos, los practicantes aprenden a recordarlos en la mente. Aparte de su finalidad religiosa, a esta clase de meditación se le atribuye la propiedad de calmar el cuerpo y la mente. (C. J. Jung incorporó la utilización de los mandalas en su trabajo psicoanalítico con los pacientes; un analista jungiano, Gerald Schueler, escribe que «el caos de nuestras vidas puede ser transformado en orden por el proceso psíquico de dibujar un mandala, un símbolo psíquico universal del orden».)

Las imágenes visuales a las que prestamos atención frecuentemente son capaces de determinar el punto de ajuste de nuestras emociones con la misma fuerza que los patrones de pensamiento, y posiblemente más, debido a que influyen en lo fisiológico de forma tan poderosa que suscitan reacciones viscerales asociadas a los sentimientos. Para que te hagas una idea de su fuerza, cierra los ojos e imagínate una raja de limón recién cortada y reluciente por el zumo. Concéntrate en hacer la imagen lo más nítida y detallada que puedas; luego, imagínate que te llevas el limón a los labios, lo chupas y lo muerdes. Cuando hagas esto, lo más probable es que experimentes ciertas sensaciones en la boca y que empieces a salivar, igual que si hubieras chupa-

---

* Estos dibujos se conocen como *yantra* en el hinduismo y el yoga, y *mandala* en el budismo.

do una auténtica raja de limón. O piensa en la rapidez con que una fantasía visual puede hacer que te excites sexualmente. Los profesionales que utilizan la terapia de visualización y de la imaginería interactiva guiada enseñan a sus pacientes a modificar las enfermedades aprovechándose de este fenómeno corporal-mental, a menudo con buenos resultados. A lo largo de los años, he derivado a muchos pacientes a tales terapeutas y he sido testigo de mejorías en dolencias que iban desde la dermatitis atópica (eccema) a la autoinmunidad, pasando por el cáncer y la recuperación de intervenciones quirúrgicas.

A fin de optimizar el bienestar emocional, mi consejo es que hay que experimentar con la visualización de dos maneras. La primera consiste en practicar el desvío de la atención desde los pensamientos negativos a las imágenes mentales que suscitan sentimientos positivos. La segunda es la de seleccionar una imagen que asocies con tus estados de ánimo más positivos y te centres en ella a menudo. Por ejemplo, piensa en un lugar real donde te hayas sentido complacido, cómodo y sereno. Recrea esa escena en tu cabeza, y cada vez que lo hagas, concéntrate en mejorar los detalles, haciendo los colores más vivos, imaginándote incluso los sonidos, las sensaciones físicas y los olores que pudieran haber formado parte de la experiencia. Conserva esa imagen como un lugar al que puedas ir mentalmente siempre que te sientas estresado, angustiado o triste. Un lugar que visito de este modo es una poza solitaria en un pequeño cañón de los montes Rincon, al este de Tucson, Arizona, donde he pasado multitud de horas felices tumbado en las pulidas rocas y zambulléndome en el agua cristalina, apaciguado por el rumor del agua y asombrado por el escenario del desierto de Sonora. Aunque esté en el metro de Nueva York o en un embotellamiento de tráfico en Pekín, puedo transportarme allí en un suspiro con sólo cerrar los ojos. Entonces vuelvo a conectarme con la satisfacción que he experimentado en aquel lugar.

EJERCITAR LA RESPIRACIÓN

Centrar la atención en la propia respiración es otra de las maneras de apartarla de tus pensamientos. La respiración es un objeto tan lógico y seguro de atención que es el más comúnmente utilizado en la meditación. Cuanto más puedas entrenarte en desviar la atención de los pensamientos (o las imágenes) emocionalmente inquietantes, mejor te encontrarás, y la respiración es un lugar muy seguro hacia donde desviarla, algo así como poner el motor de tu mente en punto muerto.

La respiración conecta tanto el cuerpo con la mente como el consciente con el inconsciente. Trabajar la respiración es uno de los principales elementos del yoga por tres razones. Primero, permite el acceso al sistema nervioso vegetativo y hace posible influir en el sistema cardiovascular, digestivo y demás funciones que de ordinario están fuera del alcance del control consciente. Segundo, es una manera de tranquilizar la inquietud mental, facilitando una atención y meditación concentradas. Tercero, favorece el desarrollo y el bienestar espirituales, tema sobre el que volveré en el siguiente capítulo.

Llevo muchos años enseñando a estudiantes de medicina y a médicos la importancia de la respiración y la utilidad práctica del control respiratorio para mejorar el bienestar, tanto físico como emocional. También he enseñado a la mayoría de mis pacientes y a muchas otras miles de personas las sencillas normas del trabajo con la respiración:

1. Siempre que sea posible centra tu atención en la respiración.
2. Siempre que puedas, trata de respirar de manera más prolongada, lenta, tranquila y regular.
3. Deja que tu tripa se expanda hacia fuera cuando inhales.
4. Para hacerla más prolongada, practica exhalando más aire al final de cada respiración.

La correlación entre la respiración y las emociones es un ejemplo impresionante de la unidad mente-cuerpo. Cuando las personas están angustiadas, furiosas o inquietas, su respiración es «siempre» rápida, poco profunda, ruidosa e irregular. La respiración lenta, profunda, silenciosa y regular es sencillamente incompatible con una perturbación emocional, y es mucho más fácil aprender a regular la respiración que acabar con los estados de ánimo negativos. La medida ansiolítica más efectiva que conozco es una técnica respiratoria rápida y sencilla que denomino «la respiración 4-7-8». Es como sigue:

1. Coloca la punta de la lengua contra la cresta alveolar situada detrás y encima de las paletas. Mantenla allí durante todo el ejercicio.
2. Exhala todo el aire por la boca (con los labios fruncidos), haciendo un sonido «sibilante».
3. Cierra la boca e inhala prolongada y silenciosamente por la nariz mientras cuentas hasta 4 (en silencio).
4. Contén la respiración contando hasta 7.
5. Exhala el aire por la boca contando hasta 8, haciendo el mismo sonido.
6. Repite los pasos 3, 4 y 5 durante un total de cuatro respiraciones.

Esto se puede hacer en cualquier posición; si lo haces sentado, mantén la espalda erguida. Haz este ejercicio al menos dos veces al día y, también, siempre que estés estresado, angustiado o descentrado. No lo hagas más de cuatro veces por sesión durante el primer mes de práctica, aunque eso sí, practícalo siempre que quieras. Al cabo de un mes, si te encuentras a gusto con ello, aumenta a ocho respiraciones cada vez y ralentiza gradualmente el cómputo. El ejercicio mínimo a partir de entonces es de ocho respiraciones, dos veces al día, cada día.

Con la práctica, este ejercicio se convertirá en un poderoso medio de inducción de un estado de profunda relajación que mejora con el tiempo. También te permitirá detener en seco la ansiedad y te convencerá de que tienes la capacidad para controlar tus reacciones a los acontecimientos y situaciones potencialmente inquietantes, sin depender de los medicamentos ni de otras ayudas externas. Tan sólo necesitas dedicar unos pocos minutos al día a este ejercicio, pero debes hacerlo al menos dos veces cada día sin falta. Al imponer este ritmo a tu respiración con la ayuda de los nervios y músculos voluntarios, empezarás a influir en tu sistema nervioso vegetativo para que adopte un funcionamiento más equilibrado, lo que reportará unos beneficios fantásticos a tu salud en general. Convertir la respiración 4-7-8 en parte de tu rutina cotidiana aumentará tu experiencia de serenidad y complacencia y te proporcionará una mayor resiliencia emocional. A mí me ha resultado tremendamente útil para estabilizar y mejorar mis estados de ánimo, y por más que la recomiende, siempre será poco.

EL PERFECCIONAMIENTO
DE LA ATENCIÓN Y LA CONCENTRACIÓN

Aparte de su valor como métodos prácticos de despegarse de los pensamientos perturbadores, el mantra, la visualización y el trabajo de respiración nos ofrecen la oportunidad de aprender algo acerca de la atención. La atención es una herramienta mental. Piensa en ella como en un foco errante que lleva a la percepción consciente todo lo que ilumina. Los humanos podemos dirigir nuestra atención a los objetos tanto internos como externos, y en ocasiones los objetos captan nuestra atención. Sin embargo, y a menos que hayamos tenido un entrenamiento adecuado, con frecuencia dejamos que nuestra atención vague de una cosa a otra, sin que mantenga su foco sobre algo durante más de unos breves momentos. Al igual que la luz, la atención cobra fuerza a medida que se concentra. De la misma manera que unas lentes de aumento pueden concentrar la energía de la luz solar para encender un fuego, así una mente centrada puede concentrar la atención para producir unos efectos extraordinarios. El secreto del dominio de cualquier oficio, técnica o actuación y de hacer cualquier cosa bien, ya sea conducir un coche, cocinar o hablar en público, no es otro que una atención así de acentuada. Todos conocemos la experiencia de estar tan absortos en una tarea o actividad que perdemos la noción del tiempo y nos olvidamos de casi todo excepto de lo que estamos haciendo, pero pocos hemos aprendido la manera de desarrollar esa clase de atención de una manera sistemática.

«Una mente errática es una mente infeliz» es el título de un informe aparecido en el número del 12 de noviembre de 2010 de la revista *Science*, relativo a un experimento dirigido por dos psicólogos de Harvard, Matthew A. Killingsworth y Daniel T. Gilbert. Ambos desarrollaron una app para el iPhone que les permitió ponerse en contacto con 2.250 voluntarios de eda-

des comprendidas entre los dieciocho y los ochenta y ocho años a intervalos
aleatorios, para preguntarles lo felices que eran, qué estaban haciendo y si en
esos momentos pensaban en la actividad que estaban desarrollando o en
otra cosa. Por término medio, las mentes de los sujetos andaban vagando el
47 por ciento de las veces y nunca menos del 30 por ciento de las ocasiones
(salvo cuando estaban haciendo el amor). Otras conclusiones fueron que las
personas eran más felices cuando hacían el amor, realizaban algún ejercicio
o mantenían una conversación, y menos cuando se encontraban descansan-
do, trabajando o utilizando el ordenador de casa, esto es, situaciones que favorecen la mente errática. Al describir el estudio, uno de los investigadores
dijo: «El vagabundeo de la mente es un indicador excelente de la felicidad de
las personas. De hecho, la frecuencia con que nuestras mentes abandonan el
presente y el lugar al que tienden ir, son mejores indicadores de nuestra felicidad que las actividades que estemos desarrollando». A mayor abundamiento, los análisis de los desfases temporales en las respuestas de los sujetos
sugirieron que el vagabundeo de la mente era la causa, no la consecuencia,
de su infelicidad.

«Concentración» significa literalmente «reunir (algo) en un centro». Lo
que reunimos cuando practicamos la atención centrada es la percepción
consciente. En lugar de dejar que se difumine sin rumbo fijo y flote a la deriva
dentro de la irrealidad de los recuerdos del pasado y las fantasías del futuro,
la congregamos y la reunimos en la realidad del presente. Esta es la esencia del
mindfulness o atención plena. Como expliqué en el capítulo 4, el entrenamiento en mindfulness tiene ahora una oferta muy amplia; en la actualidad,
muchos profesionales de la sanidad, incluidos los profesionales de la salud
mental, lo están utilizando como parte del tratamiento integrador. Aprender
a estar más atento no conlleva ningún riesgo. Y no sólo puede ayudarte a en-
carar los problemas médicos y emocionales, sino que también puede hacerte
más eficiente y diestro en cualquier cosa que emprendas, mejorar tus relaciones y permitirte experimentar la vida de manera más plena, todo como consecuencia de volverte más diestro en concentrar y centrar tu atención. En
consecuencia, a los médicos y profesionales de la salud afines que se forman
en el Centro para la Medicina Integradora de Arizona les animo a que culti-

ven el mindfulness, y a menudo derivo pacientes a los programas de reducción del estrés basada en él (REBM). Hallarás abundante información de esta forma de meditación, derivada de la práctica budista, en los libros de autoayuda y en la red, incluidos los cursos *online*.

LA MEDITACIÓN

El mantra, la visualización y los ejercicios respiratorios son todas formas de meditación. La meditación no es más que la concentración dirigida, mediante la cual se mantiene el centro de atención sobre algún objeto. Aunque muchos occidentales la asocian con las religiones orientales, existen formas de meditación judías, cristianas e islámicas, además de aquellas puramente laicas, orientadas a reducir la tensión y suscitar la respuesta de relajación. En la psicología budista, a diferencia de la religión budista, se hace hincapié en la meditación como una forma eficacísima de reestructurar la mente, algo que se me antoja muy pertinente al tema de este libro. Más que sólo una técnica de desvincularse de los pensamientos indeseados, la meditación puede permitirte presenciar las producciones de tu mente, incluidos los pensamientos, desde una perspectiva desinteresada, libre e imparcial.

El moderno maestro espiritual Eckhart Tolle lo expuso sucintamente:

> Si eres capaz de reconocer, siquiera sea de manera ocasional, los pensamientos que cruzan tu mente como meros pensamientos, si puedes ser testigo de tus propios patrones reactivos mentales-emocionales cuando se producen, entonces esa dimensión ya está surgiendo en tu interior como la conciencia en la que se producen los pensamientos y las emociones, ese espacio interior intemporal en el que se revela el contenido de tu vida.
>
> El flujo de pensamientos posee un ímpetu tremendo que puede arrastrarte fácilmente a su paso. Todos los pensamientos aparentan importar muchísimo. Y cada uno quiere captar completamente tu atención.
>
> He aquí un nuevo ejercicio espiritual que puedes realizar: no te tomes demasiado en serio tus pensamientos.

Es incuestionable que la meditación no es un apaño rápido para nada. Antes bien, es una solución a largo plazo para el problema esencial de confundir la percepción con los objetos de la percepción (incluidos los pensamientos) y del sufrimiento que se deriva de las ataduras. En el capítulo 4 confesé que después de cuarenta años de ejercicio profesional, me sigue resultando difícil meditar y mantener el centro de mi percepción en el aquí y el ahora, y percibir los pensamientos y las sensaciones a medida que aparecen sin juzgarlos ni reaccionar a ellos. También te dije que hacer de la meditación un hábito diario, poco después de despertarte por la mañana, ha sido una de las formas de mantener a raya mi tendencia a la distimia. Ya en 1972 hablaba del valor de la meditación en mi primer libro, *La mente natural*, y he continuado escribiendo y enseñando acerca de ella desde entonces.

Dado que practicar la meditación puede ser una enorme contribución a un programa integrador que busque lograr un bienestar emocional óptimo, te recomiendo que lo intentes. Si encuentras que las conexiones entre la meditación y la religión en general y las religiones orientales en particular son un obstáculo, busca libros, programas de audio, cursos *online* o clases que te enseñen formas puramente profanas. El mero hecho de sentarse inmóvil y ejercitarse en mantener la atención en la propia respiración, es un método probado y efectivo que cualquiera puede hacer. Con que lo hagas siquiera durante diez minutos al día, cada día, empezarás a reestructurar tu mente de una manera que te conducirá a unos niveles mayores de complacencia, serenidad, consuelo y resiliencia emocional.

TE HE PROPORCIONADO UN MENÚ de opciones para controlar los pensamientos que te deprimen o angustian y acceder al camino de la felicidad espontánea, opciones procedentes tanto de la psicología oriental como de la occidental. Pero ocuparse de la mente significa algo más que enfrentarse a los propios pensamientos. En las páginas que siguen, analizaré otros factores mentales que influyen en tus estados de ánimo y te contaré lo que puedes hacer para controlarlos.

SONIDO Y RUIDO

El sonido tiene una influencia poderosa y directa sobre el sistema nervioso y nuestras emociones. Cuando oímos sirenas, discusiones, chirridos de neumáticos y llantos infantiles nos ponemos alerta y con frecuencia nos angustiamos. Una canción de cuna puede tener efectos tranquilizadores e inducir al sueño; las canciones pueden captar la atención y facilitar la meditación. La mayoría de las personas no son conscientes de los efectos del sonido en el cuerpo y la mente, ni siquiera en medio de la contaminación acústica tan característica de las ciudades y lugares de trabajo. No puedo excluir de este capítulo la información sobre las formas de protegerte de los sonidos molestos y de exponerte a los sonidos que te hagan sentir bien.

Las correlaciones más evidentes son aquellas que tienen que ver con la ansiedad y el insomnio. Si padeces una u otro, te insto a que prestes atención a los sonidos de tu entorno y averigües de qué manera podrían estar afectándote. Dos sencillos experimentos son apagar los televisores y las radios si no los estás escuchando de manera activa, y que observes cómo te hacen sentir los diferentes tipos de música.

La música afecta poderosamente al cerebro y la mente, y tiene la capacidad de tranquilizarnos o de excitarnos por igual, pudiendo estimularnos para que actuemos o paralizarnos de miedo. Si no eres consciente de este poder de la música, es probable que no prestes atención a los tipos de música que empeoran el estado de ánimo. Resulta demasiado fácil escuchar inconscientemente los sonidos que alejan al sistema nervioso de la tranquilidad y el equilibrio.

En su reciente y fascinante libro *In Pursuit of Silence: Listening for Meaning in a World of Noise*, el ensayista George Prochnik relata su experiencia de patrullar con un agente de policía de Washington, D. C., llamado John Spencer:

> De pronto, a eso de las tres de la madrugada, el agente Spencer se volvió hacia mí y dijo: «¿Sabe?, le voy a contar algo. En la actualidad, la mayoría de las peleas domésticas de las que recibimos aviso son debidas al ruido». ¿A qué se refería? Y se lo pregunté. «Acudes a esas casas donde la pareja, el compañero de cuarto o toda la familia se está peleando y te encuentras con

un televisor atronador que te impide pensar, y una radio que aún hace más ruido, y a alguien que llegó a casa del trabajo con ganas de relajarse o de dormir, y queda meridianamente claro el motivo por el que se están peleando. Se están peleando por el ruido. Ellos no lo saben, pero ése es el problema. Lo tienen todo encendido al mismo tiempo. Así que lo primero que les digo es: "¿Saben qué?, ¡que ni se les ocurra contarme por qué creen que se están peleando! Para empezar, bajen esa música. Apaguen la consola. Desconecten el televisor." Entonces hago que se sienten allí durante un minuto, y les digo: "Bueno, esto es otra cosa, ¿no les parece? Quizás el verdadero motivo de que se estuvieran peleando fuera el 'estrépito' que tenían dentro de casa. ¿Siguen teniendo algo que contarme? ¿Lo tienen?" Bueno, se asombraría con qué frecuencia eso acaba con el problema.»

Si has estado alguna vez en Las Vegas —he asistido allí a más de una conferencia sobre salud—, conocerás la experiencia de caminar por los casinos de los hoteles y ser incapaz de evitar los incesantes sonidos de las máquinas tragaperras. A mí personalmente, tienen la virtud de hacerme perder la serenidad y sumirme en el desconsuelo, igual que todos los demás pitidos, tintineos y zumbidos electrónicos, por no hablar de las alarmas de los coches, los ventiladores y los martillos neumáticos. Si no puedes huir de los sonidos molestos, la nueva tecnología de la cancelación avanzada del ruido te proporciona un medio de protegerte de ellos. Los auriculares de cancelación del ruido detectan el ruido ambiente mediante unos micrófonos incorporados y generan unas señales que lo neutralizan; se encuentran fácilmente y no son caros. Otra posibilidad, especialmente útil en el dormitorio, consiste en enmascarar los sonidos molestos con un ruido blanco, que podría simular el sonido del aire o el rumor del agua. Los generadores portátiles de ruidos blancos también son fáciles de conseguir y baratos, y existen sistemas de mayor tamaño que pueden cubrir oficinas o casas enteras. Algunos te permiten escoger entre una gran variedad de sonidos, desde las olas del mar a la lluvia.

Aparte de neutralizar o enmascarar los sonidos molestos, como es natural puedes escoger aquellos que tengan efectos positivos en tu estado de ánimo. Al contrario que la mayoría de los sonidos electrónicos, los sonidos de la naturaleza, como el del viento soplando entre los árboles o el agua corriendo sobre las piedras, son complejos y pueden «alimentar» el cerebro en ciertos aspectos. Los humanos evolucionamos con los sonidos de la naturaleza, y la carencia relativa de éstos en nuestros entornos artificiales de hoy día podría ser otra causa más del malestar emocional. Tienes muchas maneras de introducir un sonido reparador en tu espacio vital. Yo tengo un juego de grandes campanillas de viento graves que me alegran el ánimo cuando las oigo. El tono más grave tiene una considerable permanencia que me recuerda a las salmodias de los monjes tibetanos. Siempre que la oigo, tiendo a cerrar los ojos, centrar la atención en la respiración y dejar que el sonido fluya por mi cuerpo. Además de oírlo, lo siento, y siempre me devuelve a mi centro de sosiego y a menudo hace aflorar una sonrisa en mi rostro.

Por último, recomiendo cultivar el silencio como antídoto a los efectos emocionalmente perturbadores del sonido y el ruido. En el siguiente capítulo te hago algunas sugerencias al respecto.

LA NUTRICIÓN MENTAL

Ejercitar el control sobre los sonidos que permites entrar es uno de los aspectos de lo que denomino «nutrición mental». Sabemos muchísimo sobre nutrición y salud en relación a las elecciones dietéticas y su influencia sobre el bienestar y los riesgos de enfermedad. Sin embargo, la mayoría de las personas no consideran que lo que permitimos entrar en nuestras mentes sea tan importante como aquello con lo que alimentamos nuestros cuerpos y que influye notablemente en nuestro bienestar emocional. Pero lo lógico es ser tan cuidadoso con la nutrición mental como con la dieta.

Si habitual e inconscientemente escuchas música triste, lees historias tristes y ves películas tristes, es muy probable que estés más triste que si escogieras un consumo más alegre. Si de forma habitual sintonizas informativos que te enfurecen y disgustan, es muy posible que pases menos tiempo en la zona de la serenidad y la satisfacción. El desafío radica en ejercitar el control consciente sobre las cosas a las que prestas tu atención. El mundo es igual de maravilloso que terrible, tan hermoso como horrible. Y en todo momento uno puede «escoger» centrarse en los aspectos positivos o negativos de la realidad. Pero sin negar lo negativo, es posible practicar centrarse más en lo positivo, sobre todo si deseas desplazar tu punto de ajuste emocional en esa dirección.

Te aconsejo que prestes especial atención a tus elecciones con respecto a los medios de comunicación. Gran parte de su contenido está pensado para producir excitación y tensión; a menudo, exacerba la ansiedad y la sensación de sentirse abrumado y descontrolado. En mi Programa para una Salud Óptima de 8 Semanas hice del «ayuno de noticias» un elemento esencial: empieza por excluir las noticias en el soporte que sea durante un día a la semana y ve aumentando hasta conseguir una abstinencia absoluta durante una semana entera. Me he divertido mucho hablando sobre los beneficios de esta estrategia en los informativos televisivos nacionales. (No pocos presentadores me han dicho en privado que ojalá pudieran hacerlo ellos.) No son pocas las personas que, habiéndolo hecho, declaran haber logrado disminuir la ansiedad y las preocupaciones y aumentar la felicidad como consecuencia de limitar su consumo de noticias. Las informaciones que nos endilgan de manera activa, exigen de nosotros un gran esfuerzo para mantenerlas fuera de nuestro consciente. A mí me produce muchísimo resentimiento verme obligado a escucharlas en los ascensores de los hoteles y en las entradas a los aeropuertos. Y justo en el momento en que empecé a escribir esto, recibí un correo electrónico no deseado de un conocido que me recomendaba un sitio web [www.newseum.org/todaysfrontpages/flash] que te permite pinchar en cualquier ciudad del mundo con el ratón y ver los titulares del día de los periódicos locales. «Si pinchas dos veces, la página se hace más grande», escribe con entusiasmo el remitente. «Y si seleccionas el lugar adecuado, puedes leer todo el periódico de algunas ciudades. Te puedes eternizar en este lugar.» Lo que nos faltaba.*

---

* Recientemente, han aparecido en la red algunos sitios de «buenas noticias», tales como www. happynews.com y www.goodnewsnetwork.org. La mejor es www.odewire.com. No te recomiendo que obtengas toda tu información de sitios así, aunque puede merecer la pena que añadas uno de ellos a tu lista de Favoritos como antídoto a la negatividad que domina la mayoría de las fuentes de información.

Te contaré algunas de las formas que utilizo para controlar el acceso a mi mente. Para empezar, presto atención a los efectos que ejerce sobre mi estado de ánimo lo que leo, observo y escucho por mero entretenimiento. No veo la televisión salvo si estoy de viaje, y cuando me encuentro en la habitación de un hotel y navego por el siempre creciente número de cadenas, me aterra comprobar las escasísimas opciones aceptables que hay. No tengo ningún interés en los programas sobre policías y delincuentes; me traen al pairo las comedias de situación y los concursos sin sentido, y no pongo las noticias. En esos casos, veré documentales: biografías y programas sobre naturaleza, historia y ciencia; y de vez en cuando veo los canales de gastronomía. No leo periódicos ni revistas, aunque puedo echar un vistazo a los titulares en internet o escuchar esporádicamente la radio pública. Nunca me preocupa no estar informado; si sucede algo importante, ya me lo contará alguien. Cuando tengo la sensación de que soy vulnerable a un bajón en mi estado de ánimo, redoblo los esfuerzos por alimentar correctamente a mi mente.

No soy ningún árbitro del buen gusto, y no me corresponde a mí decirte lo que tienes que leer, escuchar o mirar. Sólo quiero que seas consciente de que las decisiones que tomes al respecto afectan a tu estado de ánimo y emociones, para bien o para mal. Así que te animo a que las tomes con tiento.

LIMITAR EL EXCESO DE INFORMACIÓN

La abstinencia de noticias es una manera de controlar la cantidad y calidad de la información que entra en tu vida. Por desgracia para todos, esto apenas tiene impacto sobre el problema mucho mayor, de origen bastante reciente, y que tiene graves implicaciones para la salud mental y el bienestar emocional. Se nos dice que vivimos en la Era de la Información, que la revolución en la recopilación y difusión de la información que han hecho posible los ordenadores, internet, el correo electrónico, los móviles y los medios digitales es la característica definitoria de nuestra época y la principal fuerza que conforma ahora la evolución de la sociedad humana. Estoy de acuerdo. El problema es que mucha de esa información es irrelevante o sospechosa, y que la cantidad misma de esa información nos está ahogando. A mayor abundamiento, los medios de comunicación que nos la suministra están cambiando la función cerebral, y no necesariamente para mejor. En el capítulo 2 escribí que todos los aspectos del entorno moderno y nuestros genes están desajustados, y citaría a la revolución en la comunicación y a la difusión de la información como los mayores contribuyentes a la epidemia de depresión

En estos momentos son numerosos los artículos académicos en versión impresa que tratan sobre el exceso de información y sus consecuencias físicas, psicológicas y sociales. Francis Heylighen, un ciberneticista* de la Universidad Libre de Bruselas, en un artículo de 2002 titulado «Complejidad y exceso de Información en la sociedad: Por qué una eficiencia creciente conduce a un control decreciente», escribe:

> Recibimos mucha más información de la que deseamos, porque estamos inundados por una cantidad cada vez mayor de correos electrónicos, informes internos, faxes, llamadas telefónicas, periódicos, artículos de revistas, páginas web, cadenas de televisión y programas de radio[...] La recuperación, producción y distribución de la información es infinitamente más fácil que en épocas anteriores, eliminados prácticamente los costes de publicación. Esto ha reducido el proceso natural de selección, que de lo contrario habría impedido que todo, salvo la información más importante, fuera transmitida[...] El resultado es una explosión de fragmentos de información irrelevante, confusa y sencillamente errónea. Esta sobreabundancia de información de baja calidad ha sido denominada «contaminación informativa»[...] Esto mismo se aplica a la cantidad cada vez mayor de información que nos llega a través de los medios de comunicación de masas[...] El problema es que las personas tienen unos límites claros en cuanto a la cantidad de información que son capaces de procesar.

Cuando la cantidad de información que les llega sobrepasa esos límites, las personas sufren. Es probable que ignoren u olviden la información que

---

* El que se dedica al estudio de la comunicación y los sistemas de control automáticos.

necesiten, que se sientan demasiado confiados basándose en información deficiente o incompleta, y que pierdan el control sobre sus vidas como resultado de ello. A largo plazo, el exceso de información aumenta el estrés, con todas sus predecibles consecuencias para la salud física y emocional.

Puedo ver sin dificultad hasta qué punto mi vida y las vidas de mis amigos y familiares han cambiado con la llegada de la Era de la Información. Cuando era pequeño, mis dos padres trabajaban, y trabajaban mucho, pero cuando su jornada acababa, acababa, y podíamos quedarnos en casa como una familia, preparando la cena y cenando juntos; y después fregábamos los platos, leíamos o veíamos nuestro programa favorito en el televisor. Por lo general, yo tenía deberes que hacer para el colegio, y mi madre podía coser o terminar los sombreros para la sombrerería que ella y mi padre regentaban, pero nuestras noches eran sumamente relajadas. Con el advenimiento de las máquinas de fax, los teléfonos móviles, los ordenadores y, por encima de todo, los correos electrónicos, me encontré con que mis jornadas laborales no terminaban nunca; la comunicación y la información relacionadas con el trabajo empezaron a invadir todas mis horas de vigilia. Luego, cuando internet se desarrolló y me hice más diestro en su utilización, dejé de necesitar ir a las bibliotecas o consultar las obras de referencia. En la actualidad, puedo conseguir casi toda la clase de información que necesito o quiero en pocos minutos, a veces en segundos, en el ordenador de casa: hechos históricos, referencias médicas, letras de canciones, recetas... casi cualquier cosa. Puedo comunicarme casi al instante con personas de todo el mundo y realizar entrevistas televisivas sin abandonar mi mesa. Gran parte de esto es fantástico; no me imagino volviendo a las enciclopedias y al correo normal. Por desgracia, también veo cambios que no me gustan un pelo.

Por una parte, siento que el tiempo pasa más deprisa; por ejemplo, parece como si las vacaciones de Navidad llegaran cada vez más pronto. Sé que a la mayoría de las personas les parece que el tiempo se acelera a medida que cumplen años,* pero hace unos cuantos me quedé bastante sorprendido cuando mi hija, a la sazón contaba doce, me dijo que ella y sus amigas tenían

---

* Esto es debido, quizás, a que cada año que pasa es una fracción cada vez más pequeña de la vida de uno.

la misma sensación. Recuerdo que el tiempo pasaba siempre tan lentamente cuando tenía su edad; las vacaciones de verano parecían muy largas, y las Navidades no llegaban nunca antes de que estuviera preparado para recibirlas. A mí me parece que es el exceso de información la que ha alterado nuestra percepción subjetiva del tiempo, al darnos más información para procesar a cada momento, hora tras hora, día tras día. Hay más acontecimientos por unidad de tiempo, más cosas que presenciar. Por convenientes y útiles que me parezcan las nuevas tecnologías de la comunicación y la información, también las responsabilizo de hacerme sentir como si nunca tuviera tiempo suficiente para ponerme al día. A menudo me siento abrumado por todos los correos electrónicos, llamadas y mensajes que tengo que contestar, y a media tarde estoy frenético. Me invade la sensación de no tener —o sacar— tiempo para leer tanto como leía antaño, y de que debo obligarme a dejar de pensar en las comunicaciones y el procesamiento de información cuando me meto en la cama de noche, si quiero tener un sueño reparador.

Es evidente que la sobrecarga de información impide centrar la atención. Como he escrito en este mismo capítulo, la atención centrada es la esencia del mindfulness y la clave para dominar cualquier actividad, además de una herramienta mental que vale la pena perfeccionar para ser más feliz. La excesiva información que nos llega a través de tantísimos canales nos obliga a tratar de atender a más de una cosa a la vez, a realizar múltiples tareas. Una buena cantidad de investigaciones psicológicas sugieren que el rendimiento se resiente cuando las personas intentan hacer varias tareas, por muy sencillas que sean, al mismo tiempo. Con las más complicadas —como conducir mientras se habla por un móvil— el riesgo es evidente. La realidad es que el cerebro humano no puede atender a dos o más tareas simultáneamente; en el mejor de los casos, puede cambiar de una a otra con rapidez. Es posible que las personas adquieran pericia en realizar este tipo de cambios y que los niños criados con los videojuegos y las tecnologías multimedia desarrollen aptitudes mentales que las personas mayores (como yo) no somos capaces de hacer. Los hijos de la Era de la Información puede incluso que tengan un funcionamiento cerebral mejor para tareas concretas, como pueda ser la coordinación motriz exigida para ganar en un videojuego. No obstante, lo que observo es una disminución colectiva del período de atención en nuestra sociedad, lo que a mi modo de ver es otro efecto pernicioso del exceso de información. Por ejemplo, cuando veo en la televisión dramas o películas contemporáneas, me llama la atención la menor duración de las escenas en relación a las del pasado. Y no puedo evitar pensar que la creciente incidencia del TDAH (Trastorno de Déficit de Atención e Hiperactividad) en los jóvenes es una manifestación del mismo problema.

Es posible que las nuevas tecnologías estén afectando a la actividad del cerebro de otras maneras, con consecuencias de largo alcance todavía desconocidas. Mi forma de escribir ha cambiado al adaptarme al procesamiento de textos de un ordenador, en lugar de redactar en una máquina de escribir. Gran parte del trabajo de redacción y revisión que hacía en la cabeza (para evitar tener que corregir o reescribir páginas ya mecanografiadas) ahora lo hago en la pantalla del ordenador. Se me hace inimaginable volver a la antigua y engorrosa costumbre de mecanografiar artículos y libros enteros, aunque me pregunto si no habremos perdido alguna valiosa capacidad mental con el cambio. Me resisto a utilizar los sistemas de navegación por GPS en los coches, porque me gusta confiar en mi intuición y sentido de la orientación para llegar adonde me dirijo, y no quiero perderlos. Un colega que enseña física a estudiantes de posgrado en una gran universidad de un estado vecino me dice que en los últimos años ha tenido que «simplificar» sus clases. Cree que los ordenadores y las calculadoras han menoscabado las capacidades intelectuales de sus alumnos; ninguno sabe cómo utilizar una regla de cálculo para resolver los problemas, y algunos no saben sumar columnas de números.

Más arriba he mencionado que la incapacidad para procesar la información puede hacer que las personas sientan que han perdido el control sobre sus vidas. Esta sensación y el sentimiento asociado de impotencia están íntimamente relacionados con los trastornos emocionales, tanto con la depresión como con la ansiedad. Si a lo que más atención prestas es a los aspectos atroces de tu entorno y del mundo, y te sientes impotente para cambiarlos, no tendrás muchas posibilidades de disfrutar de la serenidad emocional, la complacencia y el consuelo, sobre todo si te sientes arrastrado y abrumado por una precipitación temporal galopante.

Para terminar, me temo que la Era de la Información bien podría haber sido denominada la Era del Aislamiento Social. Cada vez pasamos más tiempo interactuando virtualmente con otras personas o no haciéndolo en absoluto, mientras navegamos por la red y nos deleitamos con las muchas formas de fantasía escapista disponibles en los soportes multimedia. El aislamiento social socava el bienestar emocional y nos predispone a la depresión. Debemos actuar con decisión para evitarlo.

Yo he aprendido la lección en cabeza propia. Poco después de que entrara mi primer ordenador en casa, un amigo me presentó un sugestivo juego donde se mezclaban el misterio, las pistas y la búsqueda en un mundo de fantasía. No tardé en engancharme y me encontré levantado hasta las tantas tres noches seguidas, pegado a la pantalla. A la mañana siguiente borré el *software* y decidí no volver a hacer nada parecido nunca más. Sin embargo, años más tarde tuve que esforzarme en romper el hábito de navegar por la red durante horas, yendo de un sitio sugestivo a otro, con una pérdida de tiempo parecida. Encontrar la paz con mi correo electrónico ha sido más que un desafío, porque se ha convertido en mi manera preferida de comunicación y de mantenerme en contacto con mis amigos y socios. Ahora atiendo mi correo electrónico casi exclusivamente en mi ordenador del escritorio, casi nunca en mi móvil ni en ningún otro dispositivo. El ordenador se queda en mi despacho, y cuando me marcho al finalizar la jornada, por lo general por la tarde, lo dejo allí, y con él el correo electrónico, hasta el día siguiente. Mi consejo es que te impongas alguna norma parecida para que el correo electrónico no se apodere de tu vida.

He tenido menos dificultades con los móviles por la sencilla razón de que cuando entraron en mi vida, vivía en una zona sin cobertura (al pie de una cadena montañosa al sudeste de Tucson). Aunque me he mudado recientemente, mi costumbre de utilizar el móvil sólo cuando estoy fuera de casa y luego con moderación está bien arraigada. Mi hija me enseñó a poner mensajes de texto hace unos años, pero no tengo ningún problema en reservar esa opción para situaciones excepcionales. Y no me suponen ninguna tentación las múltiples app que podría instalar en mi smartphone y que muchas personas encuentran en extremo fascinantes, utilizándolas de una manera que me recuerdan mi obsesiva navegación por la red del pasado. En general, me he esforzado conscientemente en cambiar mi relación con los teléfonos. Como resultado de mi formación hospitalaria, durante mucho tiempo me resultaba difícil no prestar atención a la llamada de un teléfono; me sentía impulsado a contestar, aunque ya no atendiera a ningún paciente. Durante años echaba a correr hacia el teléfono siempre que sonaba, desde otra habitación o incluso desde fuera de casa, las más de las veces para descolgarlo justo cuando el que llamaba colgaba, lo que me hacía sentir frustrado y furioso. Cuando aparecieron los contestadores automáticos, pensé que me ayudarían, pero llegué a sentir terror por llegar a casa y encontrarme con una larga serie de mensajes grabados. En la actualidad ya no dejo que el sonido de un teléfono exija mi atención o me sustraiga de lo que estoy haciendo. Me siento cómodo dejando que muchas llamadas acaben en el buzón de voz. Y me gusta recibir esos mensajes como documentos adjuntos de un correo electrónico. Diría que he tardado treinta años en conseguir sentirme en paz con los teléfonos.

Las investigaciones ayudan a explicar la razón de que nos resulte tan difícil ignorar los dispositivos digitales que cada vez son más importantes en nuestras vidas, de que exija tanto esfuerzo resistirse a consultar el correo electrónico antes de irnos a la cama, por ejemplo, o a no hacer caso al pitido que te informa de que ha llegado un nuevo mensaje de texto a tu móvil. Los experimentos de B. F. Skinner con las ratas y las palomas cobran una gran relevancia a este respecto. Cuando los animales enjaulados reciben el refuerzo de un grano de comida en respuesta a la presión ejercida sobre una barra o un botón, el esfuerzo que realizarán para obtener la recompensa estará en función de cómo se presente: después de un intervalo de tiempo variable o fijo o después de una cantidad variable o fija de presiones. Los programas de refuerzo de proporción variable —en los que el alimento aparece después de un cierto número de presiones, pero el número varía impredeciblemente de una recompensa a la siguiente— son los que controlan el comportamiento de forma más poderosa. Los animales se esforzarán hasta la extenuación cuando la presión sobre la barra es reforzada de esta manera. Así es como las máquinas tragaperras pagan sus premios, y los humanos se esforzarán sin descanso para conseguir su dinero. Me temo que la compulsión por comprobar a todas horas el correo electrónico es algo comparable. De vez en cuando recibes una recompensa —puede que noticias de un éxito empresarial o una nota amorosa o un vídeo que hace que te desternilles de risa—, pero los correos gratificantes llegan de acuerdo a un programa de proporción variable en respuesta a tu comportamiento, razón por la cual es tan difícil dejar de comprobar si ha aterrizado alguno en tu bandeja de entrada.

Por otro lado, los sonidos que nuestros dispositivos digitales emiten estimulan la liberación de dopamina en el cerebro. Recuerda que la dopamina es esencial para el sistema de recompensas del cerebro y nuestra experiencia del placer. En la misma medida que los sonidos electrónicos de los casinos a mí me resultan molestos, las personas amantes del juego (o adictas a él) los encuentran agradablemente estimulantes. Según parece, en la actualidad hay mucha gente que depende de la estimulación dopamínica proporcionada por las agendas digitales personales, los teléfonos móviles, los videojuegos y otros dispositivos; sin ellos, se aburren.

He hecho de la Limitación del Exceso de Información un elemento fundamental del programa que presentaré en la última sección de este libro y te sugeriré otras estrategias para que las pongas en práctica. No hay una vía directa para lograrlo, pero para proteger tu bienestar emocional de los efectos dañinos de la intoxicación informativa y los medios de comunicación, creo que deberías decidir hasta qué punto y cuánto tiempo quieres estar conectado y ajustarte a unos límites razonables.

PROTECCIÓN CONTRA EL AISLAMIENTO SOCIAL

Te he contado que cuando andaba hundido en la distimia, rehuía el contacto social. Tal comportamiento lo racionalizaba diciéndome que no me encontraba en condiciones para andar por ahí, no deseando que los demás me vieran tan descentrado, ni exponerles a mi desolación. A toro pasado, considero aquel aislamiento social tanto un síntoma esencial de mi depresión como un factor que contribuía de forma fundamental a mi estado patológico. Cuando me encerré rehuyendo el contacto social, entré en un estado por defecto de cavilación depresiva: metido en mí mismo, centrado en mis pensamientos y rumiando los mismos pensamientos negativos una y otra vez.

La interacción social es un soporte del bienestar emocional. Las personas alcanzan un mayor grado de éste cuando viven en tribus y verdaderas comunidades; en nuestro mundo moderno el nivel es mucho más bajo. A principios del siglo XX, las familias eran normalmente más numerosas y estables, el divorcio menos frecuente, y había relativamente pocas personas que vivieran solas. En 1900, sólo el 5 por ciento de los hogares eran unipersonales; en 1955, el 10 por ciento de los norteamericanos vivían solos, y en la actualidad esa cifra se ha incrementado hasta 11 por ciento, o casi 31 millones de personas. Como cabría esperar, esta tendencia está relacionada con un aumento en la prevalencia de la soledad.

Un estudio aparecido en 2006 en la *American Sociological Review* concluía que por término medio los norteamericanos sólo tenían dos amigos íntimos en quien confiar, por debajo de la media de tres existente en 1985. El porcentaje de personas que declaraban no tener ni siquiera uno de tales confidentes ascendió del 10 por ciento a casi el 25 por ciento. Según una estimación, el 20 por ciento de las personas que viven en Estados Unidos —unos 60 millones— se sienten solas. La soledad es frecuente en las grandes ciudades. A pesar de estar rodeados por millones de otras personas, muchos urbanícolas sufren la ausencia de una comunidad identificable. Como es natural, las que viven en ciudades pequeñas y pueblos también pueden sentirse solas, pero la mera cantidad de personas con quien uno entra en contacto a diario en una gran ciudad parece impedir una interacción significativa y aumentar la sensación de estar segregado y solo.

El aislamiento social y la soledad están íntimamente relacionados con la depresión. En su trabajo, *Suicide*, un clásico, Émile Durkheim (1858-1917), el padre de la sociología moderna, escribía: «El hombre no puede vivir sin el apego a algún objeto que lo trascienda y sobreviva[...] [Si] no tenemos más objeto que nosotros mismos, no podemos evitar el pensamiento de que todos nuestros esfuerzos acabarán finalmente en la nada, puesto que nosotros mismos desapareceremos». Como es natural, la soledad existencial es una parte ineludible de la condición humana, pero tendrás mucho más tiempo para habitar en ella si vives aislado, centrado en ti mismo. Durkheim atribuía la depresión al aislamiento social y sostenía que ésta es una de las causas frecuentes de suicidio. Una investigación reciente sobre los efectos psicológicos del régimen de aislamiento en los reclusos sugiere, para decirlo sin ambages, que las personas pierden la cabeza cuando se ven totalmente privadas de contacto; la creciente conciencia sobre esta verdad puede que acabe algún día con la práctica de meter a los reclusos «en el agujero», por lo que tiene de crueldad y anormalidad.

Los investigadores han documentado la relación entre el uso de internet y el aislamiento social, además de con la depresión, entre los adolescentes. (Lo que no está claro es si un uso elevado de internet debilita los lazos sociales o si los jóvenes con lazos sociales escasos gravitan hacia la actividad en internet. Me barrunto que la cosa funciona en ambos sentidos.) Cada vez con mayor frecuencia, personas solitarias de todas las edades se congregan en los sitios de la red para buscar ayuda o reducir su malestar emocional. Escribe «estoy solo» en un buscador, y encontrarás multitud de sitios que te ofrecen interacción virtual con otras almas solitarias. Puede que este espacio electrónico compartido proporcione algún consuelo, pero dudo que ofrezca la protección emocional de la relación real.

Durante gran parte de mi vida como adulto he vivido en lugares relativamente remotos, a menudo en el límite de la naturaleza virgen. He disfrutado de las recompensas de vivir cerca de la naturaleza, lejos del ruido, el tráfico y la polución, aunque a expensas de limitar el disfrute de la compañía humana. Pocas personas querían ir tan lejos en coche por carreteras en mal estado para visitarme, y a mí me exigía un gran esfuerzo desplazarme a una ciudad para pasar algún tiempo con los demás. Pensaba que me gustaban las cosas así, porque me paso mucho tiempo en la carretera para dar clases, hablar a grandes audiencias y aparecer en la televisión y la radio, y cuando regreso de tales viajes me gusta esconderme. Pero he llegado a darme cuenta de que mi prioridad por vivir alejado de las personas no me hace ningún bien. Para empezar, escribir es una ocupación solitaria, y estar físicamente aislado sólo me pone las cosas más fáciles para que acabe rumiando los pensamientos que me hacen infeliz, con independencia de la belleza del escenario. Al final, a punto de cumplir los setenta, he acabado por admitir ante mí mismo que necesito pasar más tiempo con las personas. Ya no puedo ignorar el hecho de que mis estados de ánimo se ven notablemente influidos por lo peor del aislamiento social y que, por el contrario, la interacción social los mejora considerablemente.

En 2010 puse en venta mi finca en el campo y me mudé a una casa en Tucson, la primera vez que vivía en una ciudad en casi cincuenta años. Cortar raíces y mudarme fue difícil, pero al cabo de unas semanas empecé a sentirme como en casa en mi nuevo hogar y sumamente complacido de ya no tener que conducir tanto tiempo si quería reunirme con alguien a comer o dar un paseo. También es mucho más fácil invitar a los amigos a que vengan a visitarme.

Muchos aspectos de la vida contemporánea favorecen el aislamiento social. Ahora vivimos en familias nucleares, no en tribus; aprendemos a sospechar de los extraños y a estar atentos a nosotros mismos; hemos llegado a acostumbrarnos a la naturaleza impersonal de muchas de nuestras interacciones, y estamos seducidos por la realidad virtual, los dispositivos multimedia y las formas de comunicación que simplemente simulan un contacto real. Si quieres disfrutar de una salud emocional óptima, sé consciente de que el aislamiento social se levanta entre tú y su consecución. Acércate a los demás; únete a algún grupo: para tocar la batería, meditar, cantar, coser, leer, lo que sea; busca una comunidad de personas: para practicar la jardinería, hacer trabajos sociales, viajar, lo que quieras. Los humanos somos animales sociales. La felicidad espontánea es incompatible con el aislamiento social. Y punto.

RESUMEN DE LAS ESTRATEGIAS MENTALES PARA ALCANZAR EL BIENESTAR EMOCIONAL

- Entender que la cavilación depresiva es una característica de la depresión y que los pensamientos son el principal origen de la tristeza, la ansiedad y otras emociones negativas, debería motivarte a controlarlos.
- Lee sobre la psicología positiva y selecciona unas cuantas intervenciones que hayan ayudado a las personas a ser más optimistas y felices. Pruébalas.

- Familiarízate con la teoría y métodos de la psicología cognitiva y plantéate seguir una TCC. La terapia cognitiva-conductual es la forma más económica y efectiva de la psicoterapia para el tratamiento de la depresión y la ansiedad.
- Si lo que escribí acerca de la repetición mántrica como herramienta para interrumpir los pensamientos negativos te interesa, selecciona una palabra o frase adecuada y experimenta con ello para ver si te ayuda.
- Experimenta con las imágenes mentales como alternativa para centrar tu atención. Trabaja con la imagen concreta de un lugar que asocies con emociones positivas y céntrate en ella siempre que estés triste, angustiado, estresado o atrapado por los pensamientos negativos.
- Siempre que te acuerdes, haz que tu respiración sea más prolongada, lenta, silenciosa y regular. Centra la atención en la respiración cuando te encuentres enganchado a los pensamientos inquietantes. Practica también la técnica de la respiración 4-7-8 y utilízala para controlar la ansiedad.
- Desarrolla tu capacidad de atención y concentración. Intenta ser más consciente del momento presente. La formación en mindfulness o atención plena es una manera excelente de hacerlo.
- Plantéate algún tipo de práctica de meditación diaria.
- Identifica los sonidos de tu entorno que te afectan para mal, y encuentra la manera de neutralizarlos o enmascararlos. Escucha los sonidos de la naturaleza y la música que te ponga alegre.
- Ejerce un mayor control consciente sobre lo que dejas acceder a tu mente, sobre todo lo procedente de los medios de comunicación. Procura descansar de las noticias.
- Pon límites a la cantidad de tiempo que dedicas a internet, al correo electrónico, al teléfono, a ver la televisión, etcétera. El exceso de información te atrapará si no tomas medidas para protegerte.
- Haz de las relaciones sociales una prioridad. Son una eficaz salvaguardia del bienestar emocional.

7

Espiritualidad laica
y bienestar emocional

La mayoría de los profesionales de la salud mental integradora creen que la vida espiritual y las emociones están conectadas. Algunos hasta sostienen que la depresión es fundamentalmente un trastorno espiritual que afecta a la mente, y que está asociada con determinados cambios secundarios en el cerebro y en el cuerpo. Como fundador y defensor de la medicina integradora, llevo mucho tiempo enseñando que los seres humanos son seres mentales/emocionales y entidades espirituales además de organismos físicos, y que la medicina debe ocuparse de «todos» los aspectos de los pacientes para ser completamente efectiva.

Sin embargo, me resulta incómodo hablar de espiritualidad por dos razones. La primera, porque muchas personas confunden espiritualidad con religión. Aunque ambas pueden solaparse, la religión suele exigir una adhesión dogmática a unas creencias que en última instancia no son demostrables, y las diferencias en estas creencias son causa común de suspicacias y conflictos en nuestro mundo. En segundo lugar, porque la realidad espiritual concierne al aspecto incorpóreo de nuestro ser. La ciencia y la medicina occidentales están adscritas a la filosofía del materialismo, que preceptúa que sólo es real aquello que se puede percibir, tocar y medir directamente; para los materialistas el término «realidad incorpórea» es un oxímoron.

Permíteme que te aclare a qué me refiero con «espiritualidad» en relación al bienestar emocional. No estoy hablando de creer en Dios ni en ninguna deidad, ni tampoco de aceptar nada por fe a expensas de la racionalidad. Y no me refiero a ninguna clase de ritual o práctica religiosa ni de dependencia de ningún libro o persona «sagradas». A lo que sí me refiero es a reconocer y atender al yo incorpóreo y esencial como parte del propio cuidado integral. Los médicos que formo en el Centro para la Medicina Integradora de Arizona aprenden a incluir un «inventario espiritual» como parte de un historial clínico completo y que comporta preguntas del tipo: «¿Cuáles son las principales fuentes de su energía?», «Si padeciera una enfermedad letal, ¿adónde acudiría en busca de apoyo?», «¿Qué es lo que le da significado y propósito a su vida?»

Olvida los usos que las religiones dan a la palabra «espíritu»;* ignora la confusión entre los espíritus y los fantasmas. En su lugar piensa en lo que la gente quiere decir cuando habla del espíritu de algo o de meterse en el alma de una actividad. ¿Por qué «desanimado» es sinónimo de «deprimido? ¿Y qué hay de la expresión: «Ése es el espíritu» como felicitación por una acción correcta?

Cuando escribía sobre los ejercicios de respiración en el capítulo anterior, prometí extenderme al respecto en éste. Desde la Antigüedad y en muchas culturas, tanto de Oriente como de Occidente, las personas han identificado el aliento con el espíritu; en muchos idiomas —curiosamente no en inglés— la misma palabra significa «aliento» y «espíritu». La respiración es la esencia de la vida, nuestra función esencial más vital. Cuando la respiración cesa, la vida cesa. Por supuesto, la respiración existe en el cuerpo físico, y el aire que entra y sale de los pulmones es una realidad física. Pero la respiración también es insustancial, un ritmo misterioso a caballo de la percepción consciente y la inconsciente, que une el cuerpo y la mente y nos conecta a todas las demás cosas vivas que respiran. El aire que inhalas cada vez que respiras ha sido inhalado y exhalado por muchos otros, pasados y presentes. Sin darle la espalda a la racionalidad y al método científico, puedo afirmar que me siento cómodo con la idea de que la respiración representa el movimiento del espí-

---

* Sánscrito *prana*, hebreo *ruach*, griego *pneuma*, latín *spiritus*.

ritu en el cuerpo y que podemos hacernos más conscientes del yo espiritual prestando atención a la respiración, observándola y meditando sobre ella.

Darme cuenta de que la esencia y la fuerza se encuentran menos en el ámbito físico que en el incorpóreo me ha proporcionado una comprensión más fértil de mí mismo y del mundo que me rodea. Aunque posea un cuerpo único y una mente única (aunque sólo sea por mis percepciones y recuerdos individuales), siento que la esencia espiritual de mi ser es la misma que la de todos los seres. Cuanto más sostengo la conciencia de este sentimiento, más conectado me siento a los demás y más empático y compasivo puedo ser, cualidades estas que considero esenciales para el bienestar emocional.

Escogí el término «espiritualidad laica» para el título de este capítulo a fin de recalcar que no tiene nada que ver con ninguna interpretación o explicación sobrenatural. Sin necesidad de creer en lo sobrenatural, uno puede reconocer aspectos de la experiencia humana que no se explican por el punto de vista materialista. (Incluso los ateos y los agnósticos comprenden la interconexión de todas las cosas y la importancia de vivir en armonía con la naturaleza y el universo.) En las páginas siguientes, te hablaré de las estrategias basadas en la espiritualidad laica que me parecen complementarias para los métodos mentales y corporales que he recomendado. Algunas, como tener flores en tu hogar y relacionarse con animales de compañía, te pueden parecer más laicas que espirituales. Otras, como la risoterapia, podría estar también en el capítulo anterior. Si sigues estando incómodo con el término «espiritualidad», aunque esté modificado por al adjetivo «laico», eres libre para considerar todas las estrategias que se indican a continuación como estrategias mentales adicionales para alcanzar una vida emocional mejor. Por otro lado, si eres religioso y ante todo conectas con el espíritu a través de una fe y práctica religiosas, considera las sugerencias de este capítulo como unos complementos para enriquecer esa experiencia.

Las investigaciones sobre las interacciones entre la mente y el cuerpo y su potencial utilidad en la medicina clínica hace mucho que se han visto frenadas por las limitaciones del modelo biomédico. La filosofía materialista insiste en que los cambios en los sistemas físicos deben tener causas físicas; no acepta ninguna causa no física de los sucesos físicos. Este prejuicio actúa como barrera para una mayor aceptación de las terapias como la hipnosis y las imágenes guiadas interactivas y ha vuelto ciegos a los médicos al valor de la respuesta al placebo (que hace tiempo considero como el mejor aliado de un médico). Todo esto está cambiando ahora como resultado de las nuevas investigaciones neurocientíficas sobre las que hablé en el capítulo 4. La medicina mente-cuerpo está empezando a despegar, y son cada vez más los científicos que se toman en serio las respuestas a los placebos. Pero si se ha tardado tanto tiempo en legitimizar la investigación científica centrada en las influencias de la mente sobre el cuerpo y la salud, imagínate los obstáculos para reunir las pruebas de la interacción de la espiritualidad y la salud. Se han realizado investigaciones sobre los efectos curativos de la oración y la relación entre la afiliación religiosa y una mejor salud, pero éstas no han arrojado luz sobre la fuerza de la espiritualidad laica, y en cualquier caso los hallazgos no son significativos para el tema de este libro. Siempre que pueda, citaré las investigaciones que apoyan las recomendaciones que estoy a punto de darte; de lo contario, las avalaré con mi experiencia profesional y personal.

Recuerda las palabras del sociólogo Émile Durkheim: «El hombre no puede vivir sin apego a algún objeto que le trascienda y sobreviva». A continuación, sugiero distintas maneras que te ayudarán a identificarte más íntimamente con tu esencia incorpórea, a experimentar una conexión más profunda con los demás y a vincularte a los «objetos» que te trasciendan.

CONECTA CON LA NATURALEZA

Aunque somos parte de la naturaleza, ésta es más grande que nosotros: infinita en su diversidad, fascinante en su ingenio, capaz de inspirar asombro, respeto y terror. Somos criaturas de la naturaleza y no podemos disfrutar de un bienestar físico ni emocional óptimo si nuestro contacto con ella es demasiado escaso. El biólogo E. O. Wilson acuñó el término biofilia, que significa «amor por la vida o los sistemas vivos», para describir esta necesidad innata del hombre. A mi modo de ver, creo que es tan real como nuestra necesidad de alimentos, sexo, amor y sociedad.

Hace unos años, tuve la oportunidad de hacer una visita guiada a uno de nuestros submarinos nucleares. Una de las muchas razones por las que sería incapaz de soportar la vida en uno de esos navíos —ni siquiera durante uno o dos días, para qué hablar de unos meses seguidos— es la desconexión total con la naturaleza. Salvo por la tripulación (en su mayor parte hombres muy jóvenes, escogidos para la tarea tras superar unas exhaustivas pruebas psicológicas), no vi nada natural en el submarino, ni siquiera una planta viva. Lamentablemente, el hecho no se diferencia tanto de los fríos y asépticos interiores de muchas oficinas y edificios de pisos. Los seres humanos pueden sobrevivir en lugares así, pero no pueden prosperar en ellos.

He tenido suerte de vivir cerca de la naturaleza y de pasar un tiempo generoso en escenarios naturales relativamente vírgenes durante gran parte de mi vida. Pero aunque vivas en el centro de Nueva York, Tokio o Londres, puedes encontrar formas de conectar con la naturaleza para alimentar tu yo espiritual. Una de las maneras es ir al parque. El Central Park de Nueva York es magnífico; sin él la ciudad sería mucho menos soportable. Como niño que vivía en una casa adosada en Filadelfia, me sentía atraído por el igualmente maravilloso Fairmount Park, donde pasaba mucho tiempo. La mayoría de las ciudades tienen parques, jardines públicos, viveros y cinturones verdes. Todo lo que has de hacer es ir a ellos y abrirte a las vistas, sonidos y olores de la naturaleza que te ofrecen.

También puedes llevar trocitos de naturaleza a tu espacio vital, incluso a un apartamento diminuto. Las plantas caseras necesitan cierta atención, pero a cambio devuelven mucho. Déjate aconsejar sobre las especies que sobrevivirán en las condiciones de tu hogar y selecciona las que te parezcan atractivas. Y, por supuesto, procura tener flores frescas por todas partes. Por una inversión mínima, tendrás a mano una belleza natural que te levantará el ánimo.

Una de mis aficiones es forzar* a las plantas bulbosas a florecer dentro de casa. En octubre, meto los bulbos de tulipán, narciso y jacinto en el frigorífico.

---

* Una palabra horrible: los bulbos están encantados de crecer de esta manera, y a pesar de lo que digan los libros, se pueden plantar en el exterior una vez florecidos, y con frecuencia volverán a florecer en los años siguientes.

Luego, a finales de diciembre, los planto en una maceta que dejo en un lugar protegido contra un muro exterior, y los voy regando. Muchas personas ignoran que estos bulbos tienen en su interior hojas y flores «embrionarias» completamente formadas. Con el agua y un calor mínimo salen del letargo, brotan y utilizan la energía de la luz solar para crecer. Cuando los tallos de las flores asoman entre las hojas, meto las macetas en casa, las voy exponiendo paulatinamente a mayor cantidad de luz y calor, y procuro no ponerme impaciente por asistir al espectáculo. Para mí, las plantas bulbosas son como unos fuegos artificiales a cámara lenta (me encantan los fuegos artificiales). Con independencia de lo a menudo que veo a esas plantas realizar su magia, no deja de cautivarme la belleza de las floraciones, y me embriago con sus fragancias. De esta manera, consigo disfrutar de la primavera en mi propia casa mientras fuera sigue siendo invierno, lo que provoca que mi felicidad se dispare. Aún obtengo mayor alegría de compartir este regalo con los demás, enviándoles recipientes con bulbos que están a punto de estallar.

Susan, de sesenta y ocho años, residente en Boynton Beach, Florida, describe su manera de conectar con la naturaleza:

> He descubierto que, cuando me siento triste, una visita a los cercanos humedales de la zona en la que vivo del sur de Florida infaliblemente me ilumina el humor y me levanta el ánimo. En cuanto pongo el pie en la tarima del paseo que serpentea por esos lugares, mi respiración se apacigua y la sonrisa aparece en mi rostro. Mis cuitas desaparecen mientras camino. Me encanta observar la vida salvaje que vive a escasos metros de la tarimas. Me parece que estar en plena naturaleza es mi mejor medicina.

En aras del bienestar emocional, te aconsejo que te protejas contra el trastorno de déficit de naturaleza permitiendo que ésta se te haga presente en tu conciencia siempre que puedas y de la manera que sea. Contempla las formas siempre cambiantes de las nubes, admira los árboles, escucha el viento, mira la luna, los pájaros, las montañas. Y cuando lo hagas, toma conciencia de que formas parte de la naturaleza, conectado a través de ella con algo mucho más grande que tú que te trasciende y te sobrevivirá.

RELACIÓNATE CON LOS ANIMALES DE COMPAÑÍA

Mi familia tuvo varios perros cuando era pequeño. Al que más unido estuve fue a una hembra de pastor alemán que tuvimos varios años cuando yo estaba en secundaria, y el momento de deshacernos de ella fue desolador; el animal necesitaba más espacio y libertad del que podíamos proporcionarle. No tuve ningún otro animal de compañía hasta que cumplí los cuarenta años, en un momento de notable desarraigo por mi parte y en plena crisis de la mediana edad, inclusión hecha de un duro episodio de distimia. Una vieja amiga me regaló una hembra de Rhodesian ridgeback por mi cumpleaños. Le dije que no podía hacerme cargo del cachorro, que mi vida estaba bastante desestabilizada, pese a lo cual me metió a la perra en los brazos y me dijo que el animal me ayudaría a estabilizarme. Cosa que el animal hizo con creces, y desde entonces los perros han sido mis compañeros. Ya voy por mi tercera generación de ridgeback, todos criados desde cachorros, todos unos verdaderos amigos que han permanecido a mi lado durante mis peores momentos de ánimo, a menudo sacándome de ahí y con frecuencia trayendo la felicidad a mi vida.

Numerosas investigaciones científicas confirman los beneficios para la salud en general y para la emocional en particular de vivir con animales de compañía, no sólo perros, sino también gatos, pájaros e incluso reptiles y peces. La doctora Lynette A. Hart, profesora de medicina veterinaria de la Universidad de California en Davis, escribe: «El consuelo y la complacencia que ofrecen los animales está documentado por un gran número de investigaciones con personas vulnerables, incluidos niños, ancianos y personas con discapacidades, enfermas y solas». ¿Te acuerdas del consuelo y la complacencia? Los animales de compañía pueden aportar mayores dosis de ambas a tu vida. «Todo parece indicar que estar rodeado de mascotas aviva el ánimo y fomenta el sentimiento de conexión emocional y de bienestar general», dice otro autor sobre la terapia con mascotas, ya un tratamiento acreditado de la depresión y otros trastornos anímicos.

Permíteme que te hable de algunos de los regalos que he recibido de mis compañeros caninos. Con frecuencia me recuerdan que la felicidad espontánea es una posibilidad real, siempre disponible, y lo demuestran delante de mí. Por ejemplo, pueden coger un hueso o un palo y empezar a correr o bailar de aquí para allá desenfrenadamente, encantados de la vida. Siempre expresan su júbilo por mi regreso después de una ausencia, da igual que sea de una semana o de una hora; me inundan de afecto, aunque esté desanimado o apagado; me animan a salir de casa y a estar físicamente activo; dependen de mí para que atienda sus necesidades y proteja su salud, impidiéndome que me centre excesivamente en mí mismo, y si estoy más aislado socialmente de lo que debería, impiden que me sienta solo. Yo los considero como de la familia. Me conmueven… y me animan. Y les agradezco todo esto a menudo, tanto con palabras como con afecto físico.

Tener un animal de compañía es una responsabilidad; la decisión de tener uno debe ser tomada meditadamente, igual que la de escoger el que más te convenga. En última instancia, un animal equivocado puede convertirse en el mejor de los casos en una molestia, o, en el peor, en una importante fuente de estrés y conflicto. Si estás deprimido a causa de la soledad, atrapado en la cavilación depresiva debido a tu ensimismamiento o te sientes desanimado por tu falta de conexión, considera el valor de un animal de compañía. Puede enriquecer tu vida notablemente.

VALORA EL ARTE Y LA BELLEZA

La belleza creada por el hombre puede tener el mismo poder para sacarnos de los pensamientos negativos y animarnos que la belleza natural. Hace algunos años, mantuve algunas consultas con una asociación japonesa de sanadores por energía que querían documentar los efectos de su método trabajando con los científicos. El método, llamado Johrei, envía la energía a través de las manos a un destinatario sin que exista contacto físico. Esta disciplina fue promovida por un maestro espiritual, Mokichi Okada (1882-1955), fundador de una de las muchas nuevas religiones del moderno Japón. Sus enseñanzas se centran en la existencia de un mundo espiritual que coexiste con el mundo físico y en la necesidad de recibir su influencia sin interferencias, y abogaba por la valoración del arte y la belleza como uno de los mejores medios para conseguirlo. Okada era coleccionista de fantásticas obras de arte y fundó un museo de fama mundial en las montañas que se alzan sobre la ciudad costera de Atami; también puso en marcha la escuela Sangetsu de arte floral. «Es importante desarrollar y estimular la percepción humana a través del arte», escribió. «A tal fin, me gustaría animar a las personas a colocar flores por todas partes, como el mejor medio de fomentar el amor a la belleza.» También animaba a la gente a que estuvieran cerca de las obras de arte.

He visitado el museo de Okada, y asistido a varias exposiciones de Sangetsu, con el subsiguiente gozo provocado por la elevación de mi consciencia. Experimento una sensación similar cuando voy a los museos y me paro delante de las obras de arte que me conmueven, o descubro objetos de artesanía popular estéticamente atractivos en los mercadillos callejeros. De mis viajes, me he traído cerámica y tejidos que me han llamado la atención, y los he colocado por toda la casa. Tengo algunos delicados tejidos antiguos bolivianos decorando mis paredes; bebo el té de una tetera de cerámica japonesa única que me eleva el espíritu siempre que la levanto, y escribo en mi mesa bajo la benevolente mirada de una gran estatua labrada de Ganesha, la deidad hinduista de cabeza de elefante, famoso por ser el Señor del Éxito y Eliminador de los Obstáculos. Mi Ganesha está tocando alegremente un tambor. Lo compré cuando visité Rajastán hace unos años, y mirarlo es siempre un motivo de alegría.

Mary, un ama de casa de cincuenta y un años de Fort Mill, Carolina del Sur, escribe:

Mi marido y yo nos trasladamos de Massachusetts a Carolina del Sur en 2004. Un mes antes, había ingresado a mi madre en una residencia porque tenía alzhéimer. Es innecesario decir que me sentí fatal y culpable cuando nos mudamos. Iba a Massachusetts cada seis u ocho semanas para visitarla. Dejarla se me fue haciendo cada vez más difícil, y me pasaba todo el camino de vuelta muy deprimida y llorando. Al cabo de más o menos un año, decidí pasar las tardes previas a ir a ver a mi madre en el Museo de Bellas Artes o en otro de los demás museos de Boston. Tomarme mi tiem-

po para mirar toda la belleza que proporciona el arte me tranquilizaba de
inmediato, y aunque seguía triste por marcharme, caminar entre todo
aquel arte permanente hizo que cambiara mi punto de vista y dejara de
estar deprimida.

Como es natural, la belleza es una cuestión de gusto personal (incluso
cuando se trata de las flores). Jamás me atrevería a decirte qué tipo de arte o
artesanía deberías valorar, pero como parte del enfoque espiritual laico para
alcanzar el bienestar emocional, te sugiero que dediques tu tiempo a exponerte a la acción del arte y la belleza en sus diferentes formas y expresiones y que
tengas los objetos que te parezcan hermosos en tu espacio vital.

PROCURA ANTEPONER A LOS DEMÁS

Si vives con un perro o un gato, a veces tienes que anteponer sus intereses y
necesidades a las tuyas; si vives con un cónyuge, unos hijos o un pariente
mayor, a menudo tienes que subordinar tus necesidades a las suyas. Cuando
las circunstancias nos obligan a hacer esto, es fácil que nos contraríen las exigencias de atención y tiempo que recaen sobre nosotros, pero anteponer a los
demás es una práctica comúnmente recomendada para estimular el propio
desarrollo y crecimiento espirituales. Además de reducir el aislamiento social,
también ayuda a disminuir el ensimismamiento que promueve la cavilación
depresiva y puede ser la vía para alcanzar mayores cotas de empatía y compasión.

Se nos ha dicho que la bondad conlleva su propia recompensa; de hecho,
hacer el bien a los demás lleva aparejada una recompensa muy tangible en
forma de beneficios para la salud mental y física. En su libro de 2001, *The
Healing Power of Doing Good*, el abogado Allan Luks, antiguo voluntario de
los Cuerpos de Paz y activista social, acuñó el término «subidón del altruista»
para describir la descarga de buenos sentimientos que experimentan las personas cuando ayudan a los demás. Luks sugería que se trataba de un estado
mediado por las endorfinas similar al más conocido del «subidón del corre-

dor». Desde entonces, los neurocientíficos han demostrado que ayudar a los demás activa los mismos centros cerebrales involucrados en las respuestas de placer mediadas por la dopamina hacia el sexo y la comida. En determinado estudio, estos centros del placer se iluminaban cuando los participantes pensaban simplemente en dar dinero para obras de caridad.

A partir de un estudio con una muestra de más de tres mil voluntarios, Luks concluyó que los que ayudan a los demás de manera regular decuplican sus probabilidades de gozar de buena salud con respecto a las personas que no practican el voluntariado. Una socióloga y experta en felicidad, la doctora Christine L. Carter, escribe que «prestar ayuda a los demás protege la salud en general el doble que la aspirina protege de las patologías cardíacas». Y sigue diciendo:

> Las personas de cincuenta y cinco años y mayores que se presentaron voluntarias para colaborar con dos o más organizaciones tienen un impresionante 44 por ciento menos de probabilidades de morir, y eso después de cribar todos los demás factores coadyuvantes, incluida la salud física, el ejercicio, el sexo, los hábitos como fumar, el estado civil y muchos más. Se trata de un efecto más profundo que hacer ejercicio cuatro veces a la semana o ir a la iglesia, lo que significa que el voluntariado es casi tan beneficioso para nuestra salud ¡como dejar de fumar!

Los altruistas también tienen muchas menos probabilidades de deprimirse y muestran una mayor tendencia a la felicidad. Una de las conclusiones de la Encuesta de Estándar Comparativo de las Comunidades de Capital Social, con una muestra de casi treinta mil norteamericanos y publicada en 2000, fue que los que contribuyen socialmente con su tiempo o su dinero tienen un 42 por ciento más de probabilidades de ser felices que aquellos que no lo hacen. Ésta es la razón de que te recomiende que trates de anteponer a los demás. Hay muchas maneras de hacerlo, tanto en pensamiento como en obra. Podrías asociarte a los Cuerpos de Paz o presentarte voluntario para realizar labores de ayuda en zonas catastróficas, aunque soy de la idea de que puedes obtener beneficios emocionales parecidos estando más atento al sufrimiento de los demás y dedicándoles parte de tu tiempo y energía para aliviarles. Uno puede realizar actos de altruismo tan normales como ser más correcto cuando se está detrás del volante del coche, o se puede decidir ser más amable al tratar a las personas. Todo funciona. La amabilidad y la generosidad con los demás puede hacerte realmente más feliz.

Si te comportas altruistamente para conseguir el subidón del altruista, mejorar tu salud o ser feliz, ¿estás siendo realmente altruista? ¿Y no es en realidad la caridad, en palabras del jesuita Anthony de Mello, «más que un acto de propia conveniencia enmascarado de altruismo? ¿Y eso tiene alguna importancia? El Dalai Lama utiliza el término «altruismo egoísta» sin ninguna connotación peyorativa. Y en la Segunda Carta a los Corintios 9:7 se advierte que «Dios ama al que da con alegría», lo que me sugiere que también en la fe cristiana es maravilloso conseguir la felicidad dando. Todos salen ganando.

Cuando pienso en las diversas maneras que he utilizado para dar a los demás y lo que he recibido a cambio, me doy cuenta de que algunas formas de generosidad me han hecho más felices que otras. No consigo un gran subidón de altruista porque a final de año extienda algunos cheques a organizaciones benéficas y otras instituciones meritorias, aunque sí tengo unos subidones fantásticos por ayudar a las personas de una en una, sobre todo a través de la enseñanza y la difusión de mis conocimientos. Lo he hecho gratis tanto como cobrando, y en el primer caso me ha hecho sentir muy bien. En 2005 pude crear una fundación privada financiada sobre todo con mis beneficios netos por las ventas minoristas de los productos autorizados por Weil Lifestyle, LLC. Hasta la fecha, la fundación ha concedido más de 2 millones de dólares en subvenciones a instituciones si ánimo de lucro de las ciencias médicas para avanzar en el campo de la medicina integradora. Como miembro de la junta directiva, me complace enormemente conceder esas subvenciones y hacer un seguimiento de los efectos beneficiosos que producen. A lo largo de los años, los amigos implicados en fundaciones familiares me han hablado de la felicidad que les proporciona ser unos filántropos.

Terry, que tiene setenta y siete años y vive en Monroe, Washington, nos dice lo siguiente:

Tú me has hablado del «subidón del altruista», y nunca antes lo había considerado de esa manera, pero debo decir que ahora lo experimento ¡regularmente! No sólo soy abuela de unos trillizos de dos años a los que ayudo a criar todos días, sino también defensora voluntaria de niños maltratados, y actualmente llevo cinco casos. La bondad es realmente un regalo que ME hago. Ayudar a criar a mis nietos es una bendición incomparable, y ser abogada de niños maltratados o abandonados me llena diariamente el corazón con más alegría de la que puedo expresar. ¡Entregarme es realmente el mejor subidón!

Las únicas veces que no me siento feliz cuando ayudo a los demás son cuando el hecho me deja indiferente, o porque me paso en ayudar o porque lo hago por obligación y no por generosidad. Es importante acordarse de cuidar de uno mismo. Los altruistas pueden extralimitarse en su generosidad y llegar a agotarse como resultado de ello, y se queman. Algunas personas llegan a esta sobredosis porque consideran egoísta atender sus propias necesidades cuando las de aquellos de quienes se ocupan son tan grandes. Si te sorprendes pensando de esta manera, aprende la lección de tu corazón. Lo primero que hace el corazón con la sangre oxigenada que recibe de los pulmones es alimentarse a sí mismo a través de las arterias coronarias. Y esto lo hace antes de enviar ni una gota al resto del cuerpo. Si no te cuidaras a ti mismo, no podrías entregarte a una vida de servicio. ¿Altruismo egoísta? Lo llames como lo llames, anteponer los intereses de los demás —ya para ayudarles o para hacerlos más felices, ya para ambas cosas a la vez— no significa dejar de lado tus propias necesidades.

APRENDE EMPATÍA Y COMPASIÓN

La empatía es la capacidad de sentir lo que los demás sienten, de conocer la experiencia de otra persona porque puedes conectarla con la tuya propia. La compasión es comprender lo que sienten los demás y utilizar tal comprensión para responderles con amor y ternura. Todos pensamos en la empatía y la compasión como virtudes, pero también son aptitudes susceptibles de aprendizaje que pueden aportar una felicidad mayor a nuestra vida y mejorar todas nuestras relaciones. En la actualidad, te puedes apuntar a diversas formas de formación empática, no sólo a las clases de meditación budista sino a los cursos empresariales laicos pensados para convertirte en un negociador o directivo mejor. En el mundo empresarial, la empatía tiene una elevada consideración por la sencilla razón de que las personas que son más empáticas tienden a ser eficaces.

La empatía y la compasión promueven la comunicación y los vínculos sociales, así como fortalecen la comunidad y reducen los conflictos interpersonales y la violencia. Para herir o matar a otro ser humano, lo primero que debe hacer uno es definir a esa persona como «otro», alguien esencialmente distinto a ti. La empatía evita eso.

La meditación compasiva es una práctica budista que conlleva la consideración del sufrimiento ajeno y la generación de sentimientos positivos, primero hacia los seres queridos, y al final hacia toda la gente, deseándoles bienestar, felicidad y que se vean libres del sufrimiento. Hacer esto es tan bueno para nosotros como para los demás. El Dalai Lama ha dicho que

la compasión y el afecto ayudan a facilitar el funcionamiento del cerebro. En menor grado, la compasión nos provee de fuerza interior; nos proporciona confianza en nosotros mismos y disminuye el miedo, lo que a su vez mantiene la mente en calma. Por consiguiente, la compasión tiene dos funciones: hacer que nuestro cerebro funcione mejor y aportarnos fuerza interior. Ambas cosas son, además, la causa de la felicidad.

En sus investigaciones mediante imágenes del cerebro, Richard Davidson y sus colegas han documentado los cambios experimentados en los cerebros tanto de los monjes tibetanos, como de las personas laicas formadas en la meditación compasiva. Tales estudios han encontrado una actividad notable en la ínsula, la región cerebral que media en las representaciones corporales de la emoción, además de en la encrucijada temporoparietal derecha, que parece estar involucrada en la detección de los estados emocionales de los demás y el procesamiento de la empatía. En un estudio ingenioso, los sujetos (todos meditadores formados) fueron colocados en un analizador fMRI (Imágenes por

Resonancia Magnética Funcional) y se les pidió que empezaran a practicar la meditación compasiva o se abstuvieran de hacerlo. Entonces fueron expuestos a sonidos humanos positivos, negativos o neutros: el llanto angustioso de una mujer, la risa de un bebé y los ruidos de fondo de un restaurante. Cuando los sujetos estaban sintiendo compasión, su reacción empática a las vocalizaciones positivas y negativas fue mucho mayor, lo que se reflejó en un incremento de la actividad en las dos regiones cerebrales citadas. Por otro lado, la magnitud de la activación estaba correlacionada con la intensidad de la meditación, de acuerdo con las indicaciones de los sujetos.

En su excelente libro *The Compassionate Mind*, el psicólogo Paul Gilbert, que dirige la unidad de investigación de la Salud Mental de la Universidad de Derby (Reino Unido), señala que el mindfulness y la compasión están íntimamente ligadas; escribe que la esencia de la compasión consiste en estar «aquí, ahora y con otro», y no «allí, luego y con tus pensamientos». Proporciona asimismo una serie de ejercicios para perfeccionar ambas aptitudes, siendo uno de ellos la creación de una imagen mental compasiva, bien para utilizarla como objeto de la practica de la meditación, o para concentrarte en ella siempre que uno se sienta estresado o triste. Gilbert recomienda crear una imagen propia desde cero, meditando si se quiere de un viejo o un joven, de un hombre o una mujer, de un ser humano o no. Se escoja la forma que sea, la imagen debería ser sensata, sólida, amable, cálida, estimulante e imparcial, y que desee tu bienestar y felicidad.

Aprender empatía y compasión contribuye al bienestar emocional, al promover el crecimiento espiritual. Tener estas capacidades te permite identificarte con los demás a un nivel profundo, disminuyendo el aislamiento y la soledad. Además, te protegen de la depresión y te brindan más posibilidades de experimentar la felicidad espontánea.

PRACTICA EL PERDÓN

Los filósofos y los santos enseñan normalmente que el perdón es una de las claves para alcanzar la felicidad. La razón estriba, dicen, en que tranquiliza la mente y el ánimo y neutraliza el resentimiento. Éste alimenta una de las formas más venenosas de la cavilación depresiva: el sumirse una y otra vez en espirales de pensamientos sobre ofensas pretéritas. «Me robó», «La amaba, y me traicionó», «¿Por qué me trata así?», «Me robaron mi idea». Las expresiones de este tipo socavan la salud emocional, así que libérate de ellas si quieres un mayor grado de felicidad espontánea en tu vida.

«Perdonar» es «renunciar a algo o abandonarlo», y más concretamente al deseo de castigar o vengarse de quien te ha herido o agraviado. Hazlo por ti, no por el otro. (No hagas caso del consejo de Oscar Wilde de «perdona siempre a tus enemigos; nada les molesta tanto».) Al practicar el perdón, estás reconociendo tu conexión e identidad con los demás seres, y al hacerlo mejoras tu bienestar espiritual y disminuyes la soledad. Aprender empatía y compasión te facilita el perdón, porque aquellas capacidades te permiten ver las cosas desde las perspectivas de los demás, sentir lo que sienten y comprender las razones de que te hayan agraviado.

Las investigaciones demuestran que los que perdonan gozan de mejores relaciones sociales en general y que con el tiempo se hacen más altruistas. La mejoría del bienestar tanto físico como emocional es una consecuencia de los actos de perdón, y un estudio de 2009 corrobora la correlación inversa entre el perdón y la depresión. El mero hecho de acordarte de las ocasiones en que perdonaste puede acercarte a las demás personas. E incluso sabemos algunas cosas sobre los mecanismos neurológicos implicados, como pueda ser la activación de la encrucijada temporoparietal derecha, la misma región cerebral asociada con la empatía y la capacidad de comprender las creencias y perspectivas de los demás.

Si perdonar nos resulta beneficioso, ¿por qué nos cuesta tanto ponerlo en práctica? Cuando encuentro difícil perdonar, se debe sobre todo a que no quiero absolver a la otra persona, a que no deseo considerar adecuadas sus acciones ofensivas. Si este mismo sentimiento se interpone en tu camino, podría serte útil saber que las definiciones académicas del perdón suelen especificar que éste no condona el comportamiento ofensivo, no minimiza su gravedad ni implica que el autor no sea responsable del acto. Esto es algo que procuro tener presente: que el perdón significa que los que me agraviaron tendrán que lidiar con las consecuencias de sus actos por su propia cuenta, con independencia de cuál sea mi respuesta. Cuando soy completamente sincero conmigo mismo, tengo que admitir que mi resistencia al perdón también podría contener una parte de goce en alimentar el daño emocional, de la misma manera que cuidar obsesivamente una herida física puede reportar satisfacción. Tomar plena conciencia de esto me ayuda a dejarlo.

Mi consejo es que «ejercites» el perdón, porque se trata de un proceso que exige un esfuerzo consciente y un compromiso permanente. Si consideras que necesitas ayuda con esto, puedes probar a ejecutar diversas intervenciones, tales como un «seminario de perdón orientado a la empatía» de seis horas. En él se te pedirá que describas incidentes del pasado en los que fuiste agraviado o herido y que luego consideres diferentes estrategias para hacer frente a tus sentimientos. También se anima a los participantes a que procuren comprender los pensamientos y sentimientos de las personas que se comportaron de manera ofensiva, además de que piensen en sus propios sentimientos cuando han sido perdonados por otro.

El doctor Frederic Luskin, que dirige el Proyecto del Perdón de Stanford de dicha universidad, ha documentado la efectividad de semejante formación, la cual ofrece a través de libros, programas de vídeo y audio y cursos en la red (www.learningtoforgive.com). El doctor Luskin ha trabajado con mediadores y otras personas interesadas en la resolución de conflictos, y algunos de sus discípulos utilizan sus métodos para ayudar a imponer la paz en zonas del mundo devastadas por los conflictos. La tesis doctoral de Luskin versó sobre la calidad espiritual del perdón. En ella afirmaba: «Para mí sería una limitación que estuviéramos tan atados desde el mundo material, tangible y mensurable a las preguntas y fines espirituales». Estoy de acuerdo. Ésa es la razón de que haya colocado esta información sobre las recompensas del perdón bajo el epígrafe de la espiritualidad secular.

He aquí el relato que hace Marcia, una auxiliar administrativa de cincuenta y tres años de Katy, Texas, sobre la fuerza del perdón:

> Cuando yo tenía dos años, mi madre se volvió a casar. Ella y mi padrastro estuvieron casados ocho años. Aquel hombre era un maltratador, física y verbalmente, y a mí me toco una buena parte. Aunque se divorcia-

ron cuando yo tenía diez años, estuve furiosa durante décadas. El maltrato afectó a todos los aspectos de mi vida, e incluso llegué a casarme a los veintiún años con un hombre que se parecía muchísimo a mi padrastro, aunque me divorcié un año después. Me pasaba las noches en vela deseándole la muerte a mi padrastro y culpándole por todo lo que me había pasado en la vida.

A los cuarenta y cinco años le volví a ver en casa de mi madre. Él estaba en la ciudad recibiendo un tratamiento de quimioterapia por el cáncer y le habían invitado a una reunión familiar. ¡Ni siquiera me reconoció! Yo estaba sumamente furiosa por todo lo que me había hecho pasar y por cómo había arruinado mi vida, y resultó que ni siquiera recordaba lo que había hecho ni quién era yo. ¡Increíble! Consideré la situación un par de horas en la reunión de mi madre, me tomé una o dos copas y luego me acerqué a él, le di un beso en la mejilla y le dije: «¿Sabes? Una vez realmente te quise», y le perdoné de corazón todos aquellos años de maltrato.

Al día siguiente me desperté libre de toda la ira, de toda la culpa, de toda la vergüenza. Me sentí más ligera, más fuerte, más segura de mí misma. Me parece increíble que me permitiera vivir un período tan dilatado de mi vida bajo una nube oscura, cuando todo lo que tuve que hacer fue perdonar, y la nube desapareció.

Conclusión: ahora tenemos pruebas científicas que apoyan la idea —adelantada durante siglos— de que el perdón te puede hacer sentir mejor.

LA SONRISA Y LA RISA

Cuando se trata de expresar las emociones positivas, la creencia común es que la causa y el efecto actúan en un sentido. Primero aparece el sentimiento de alegría, al que le sigue una sonrisa o quizás una carcajada. Luego, cuando el sentimiento sigue su curso natural, la expresión visible se detiene. El viaje de ida del «sentimiento» a la «exteriorización» se ha terminado.

Una explicación alternativa es la de la hipótesis de la retroalimentación facial de la expresión emocional. Tal hipótesis sostiene que expresar físicamente una emoción envía una señal bioquímica desde los músculos faciales que «regresa» al cerebro, de una manera muy parecida a como el sonido que sale de unos altavoces puede ser recogido por un micrófono y enviado de nuevo a través del altavoz como una retroalimentación amplificada. Charles Darwin se contó entre los primeros científicos en proponer esta idea, afirmando que «la expresión libre por signos externos de una emoción la intensifica. Por otro lado, la represión, en la medida de lo posible, de todo signo externo mitiga nuestras emociones[...] Incluso la simulación de una emoción tiende a suscitarla en nuestras mentes».

La mejor manera de poner a prueba esta teoría es simular las contracciones musculares de una expresión facial y ver si esto cambia el estado emocional del sujeto. Un estudio llevado a cabo en 1988 por los investigadores de la Universidad de Mannheim, República Federal de Alemania, fue eso exactamente lo que hizo. Se indicó a los participantes que sujetaran un bolígrafo con la boca de una de la dos maneras siguientes: con los labios, lo que activaba el músculo *orbicularis oris*, usado para poner ceño; o con los dientes, lo que empleaba el músculo *zygomaticus major* o el *risorius*, utilizados para sonreír. Un grupo de control simplemente sujetaba el bolígrafo en las manos. Luego, se les enseñó a los tres grupos una tira cómica, y se les pidió que valoraran lo divertido que les parecía.

Los integrantes del grupo de los «dientes» informaron que encontraban la tira cómica notablemente más divertida que los del grupo de los «labios» y los del grupo de control. Además, el estudio fue cuidadosamente pensado para evitar cualquier «interpretación cognitiva de la acción facial», en otras palabras, al contrario que en estudios previos que pedían a los participantes que simularan una sonrisa o un ceño, en éste no se les dio ninguna pista en absoluto en cuanto a las clases de emociones que se esperaba pudieran sentir.

Éste y otros estudios similares demuestran bien a las claras que las emociones estimulan las expresiones físicas «y» que las expresiones físicas estimulan las emociones. Esto presta apoyo científico a letras de canciones tan cursis como «Smile and the whole world smiles with you!» [«¡Sonríe y el mundo entero sonreirá contigo!»] También me hace sentir más intranquilo sobre el uso generalizado de las inyecciones de la toxina del botulismo (Botox) para eliminar las arrugas, paralizando los músculos faciales; ese tratamiento puede inhibir realmente la capacidad para sentir emociones.

El mecanismo de la retroalimentación facial que funciona individualmente también lo hace en el ámbito grupal. Cuando vemos u oímos a unas personas reírse, tendemos a reírnos también, lo que a su vez hace que ellas se rían aún más, y así sucesivamente. Esto significa que un grupo de personas riéndose constituye una poderosa colección de bucles de retroalimentación «interna» y «externa», convirtiendo lo de reírse juntos en uno de los mayores placeres de la vida. Ver películas cómicas con los amigos y asistir a espectáculos cómicos son maneras informales de disfrutar de esas redes sociales complejas y maravillosas de buenos sentimientos, aunque una práctica relativamente nueva conocida como yoga de la risa (o risoterapia) provoca situaciones así específica e intencionadamente. Iniciada por el doctor Madan Kataria, un médico de Mumbai, la India, el primer club de la risa se convocó en marzo de 1995 con un puñado de personas. Ahora, según la web oficial del yoga de la risa, hay más de seis mil clubes de Risa Social repartidos en sesenta países. He conocido al doctor Kataria, y tenido el placer de reírme con él. Él sabía que reírse era la mejor medicina y no sabía cómo conseguir que la gente lo hiciera más a menudo. Su gran descubrimiento fue que cuando las personas simulan reírse en grupo, la risa enseguida se vuelve real.

La risa verdadera acarrea la actividad del sistema nervioso vegetativo: los ojos se llenan de lágrimas, el diafragma sufre espasmos y la cara se pone colorada. Si se descontrola, puede acabar contigo doblado tirado por el suelo. Y sienta tan bien en el momento como después. Y la magnitud e inmediatez de su efecto estimulante sobre el estado de ánimo, pone en ridículo a los antidepresivos más potentes.

El método utilizado en los clubes de risa es directo. Después de unos breves ejercicios físicos y respiratorios bajo una dirección cualificada, las personas simulan reírse emitiendo enérgicos *jajás* y *jojós*. En un escenario grupal, esta risa falsa se convierte rápidamente en real y contagiosa y puede prolongarse durante media hora o más; el resultado final es alegría y un buen compañerismo. Y la alegría perdura; se ha demostrado que la participación habitual en los clubes de la risa mejora la salud física y emocional en diferentes aspectos, incluida una disminución notable del cortisol, la hormona del estrés.

Si quieres participar en un club de risas, la buena noticia es que tales grupos son, como la propia risa, gratis y de fácil acceso: no hay cuotas de socios ni formularios ni complicación alguna. Estos clubes están dirigidos por voluntarios cualificados, y son apolíticos, laicos y sin ánimo de lucro. Están supervisados por Laughther Clubs International en la India, y por Laughter Yoga International en los demás países. Para más información, entra en www.laughteryoga.org.

Si la práctica oficializada del yoga de la risa no te seduce, basta con que entiendas —como Darwin observaba— que la expresión de la emoción es un elemento clave para «sentir» la emoción. Hay muchas personas que se ríen poco, o por lo bajinis, como si les pareciera que reírse mucho y sonoramente fuera un comportamiento indigno e inaceptable. Puede que se trate de una cuestión cultural. Los japoneses suelen cubrirse la boca cuando ríen, como si quisieran ocultar la risa. Por el contrario, he conocido brasileños que suelen reírse de forma estentórea, echando la cabeza hacia atrás, y que a veces, cuando están en grupo, hasta se dejan caer al suelo y terminan formando una multitud risueña y agotada. Siento el mismo respeto por ambas culturas, aunque a este respecto me parece que los brasileños andan más acertados.

Si sólo te permites medias sonrisas y alguna que otra carcajada ocasional, procura abrirte y dejarte ir la próxima vez que sientas el impulso. Es posible que acabes encontrándote en el centro de tu propio club de risa espontáneo y que hagas más felices a todos los que habitan tu mundo —tú incluido— por haberlo hecho.

CULTIVA EL SILENCIO

Hay ensayos sobre el valor del silencio y dichos como: «El silencio es oro», que nos aconsejan no hablar demasiado. Muestro poca paciencia con las personas que son incapaces de estar calladas, y he descubierto que la mejor manera que tengo de adquirir conocimiento e información útil es escuchar y no hablar. Pero al recomendarte que cultives el silencio, te estoy invitando a que limites más lo que oyes que lo que dices. Ya he abordado el impacto negativo del ruido de la vida moderna sobre nuestros estados de ánimo. Creo que hacer un esfuerzo por experimentar el silencio de manera regular, aunque sea brevemente, ayuda a contrarrestarlo y a apuntalar nuestro bienestar, físico, mental y espiritual.

Esto puede exigir un esfuerzo serio. Los momentos y lugares silenciosos son difíciles de encontrar, tanto, de hecho, que me pregunto si es que no tendremos miedo del silencio. «¿Por qué —pregunta la escritora y crítica literaria inglesa Susan Hill—, tememos a lo que descubriremos cuando nos enfrentemos cara a cara con nosotros mismos una vez allí? Puede que no haya nada excepto un gran vacío, nada dentro de nosotros y tampoco nada fuera. Aterrador. Rápido, ahoguemos nuestros temores con un poco de ruido.» En una ocasión me senté dentro de una cámara anecoica, una habitación aislada de todo sonido utilizada en las investigaciones acústicas; el silencio antinatural casi se podía palpar, y al cabo de unos minutos me pareció opresivo. Pero aprecio el silencio natural, sobre todo cuando paso de un entorno ruidoso a otro silencioso; el contraste me refresca por completo, igual que un buen vaso de agua fría cuando estoy acalorado y sediento. Si el silencio te asusta, sumérgete en él brevemente pero a menudo, a fin de ir tolerándolo y de perder el miedo que puedas tenerle.

Comulgo por completo con Susan Hill en cuanto a que «el silencio es un suelo rico y fértil en el que pueden crecer y florecer muchas cosas, no siendo la menor la percepción de todo lo que está fuera y al margen de uno mismo, además, paradójicamente, de todo lo que hay dentro». Ésa es la razón de que incluya el silencio bajo el epígrafe de la espiritualidad laica: porque favorece el mindfulness y todos los beneficios mentales y emocionales de concentrar toda la percepción consciente en el momento presente.

Si los buscas, puedes encontrar oasis de relativo silencio en las grandes ciudades: en las bibliotecas y salas de lectura, museos, lugares de culto, parques y jardines. La mayoría de los hospitales en los que he trabajado tenían salas de meditación, y las he utilizado para huir de todos los sonidos estresantes de los pabellones y pasillos, aunque sólo fuera durante unos pocos minutos a salto de mata. También aprovecho los momentos de silencio del día y de la noche, levantándome un poco antes del amanecer, cuando la mayor parte del mundo que me rodea todavía no se ha despertado. Me resulta más fácil meditar entonces, y luego me gusta salir a pasear con mis perros, contemplar la salida del sol y disfrutar de las calles de mi barrio antes de que haya tráfico. El crepúsculo puede ser casi igual de silencioso, y me gusta el silencio de la noche. Si por casualidad me despierto en medio de la noche, en lugar de intentar volver a dormirme, me sumerjo en el silencio, doy gracias por ello y me concentro en mi respiración hasta que me quedo dormido.

Mejora en el control de los ruidos electrónicos de tu entorno, apagando televisores y radios a menos que haya algún programa que te interese, silenciando timbres y alarmas, poniendo los móviles en modo de vibración. Evita a las personas y lugares ruidosos, cultiva el silencio en tu vida y deja que te alivie y vigorice siempre que lo encuentres.

ESCOGE LA COMPAÑÍA ADECUADA

El término «felicidad contagiosa» sugiere que las emociones se pueden propagar de una persona a otra mediante el contacto, igual que si fueran enfermedades contagiosas. Estoy seguro de que conoces personas en cuya compañía te siente más positivo y optimista, y otras que te hunden en la miseria. En la actualidad disponemos de pruebas científicas que avalan la existencia del contagio emocional y que no sólo describen y cuantifican las formas en que los estados de ánimo transmisibles se propagan por las redes sociales, sino que también justifican poderosamente la selección de la compañía adecuada. Por ejemplo, si tienes un amigo feliz que vive a menos de un kilómetro y medio de ti, tus probabilidades de ser feliz se incrementan un 25 por ciento.

Ésta es una de las conclusiones de un estudio, publicado por el *British Medical Journal* en 2008, que analizó la información de una muestra de 4.739 personas a las que el Framingham Heart Study hizo un seguimiento desde 1983 a 2003. Otras son que las parejas convivientes felices aumentan mutuamente las probabilidades de felicidad del otro en un 8 por ciento, que los hermanos que viven cerca pueden incrementar su felicidad un 14 por ciento, y los vecinos cercanos un 34 por ciento. La intimidad facilita la propagación de la felicidad contagiosa. Así, tienes mayores probabilidades —un 42 por ciento más— de ser feliz si un amigo que vive a menos de un kilómetro y medio es feliz. Este efecto, por tanto, disminuye a medida que la distancia aumenta, hasta que finalmente se vuelve irrelevante. Los autores del estudio, un científico social de la Facultad de Medicina de Harvard y un científico político de la Universidad de California en San Diego, concluyeron que «los cambios en la felicidad individual pueden multiplicarse a través de las redes sociales y generar una estructura a gran escala en la red, dando lugar a una agrupación de personas felices».

Otros análisis de los mismos datos confirman que las emociones negativas son igual de transmisibles que las positivas. Cuanto más contacto tengas con personas descontentas, más probabilidades hay de que acabes descontento. Lo mismo vale para la depresión. El psicólogo clínico Michael Yapko publicó en 2009 un libro titulado *Depression Is Contagious: How the Most Common Mood Disorder Is Spreading Around the World and How to Stop It*. Yapko identifica a las malas relaciones como el problema esencial, e insta a los lectores a perfeccionar las capacidades sociales necesarias para establecer unas buenas.

Me gustaría creer que los seres humanos «resuenan» entre ellos en la dimensión del espíritu, de manera análoga a como un diapasón induce a otro cercano a vibrar al mismo ritmo. Sea cual sea el mecanismo, no hay duda de que las personas que escojas para asociarte pueden levantarte o bajarte el ánimo, alegrarte o entristecerte, tranquilizarte o angustiarte, hacerte sentir cómodo o incómodo. Por consiguiente, te pido que procures escoger las compañías adecuadas.

SIENTE Y EXPRESA LA GRATITUD

Disponemos de pruebas fehacientes sobre la capacidad de la gratitud para mejorar el estado de ánimo. Puedes informarte sobre las investigaciones en este campo en un libro reciente: *Thanks! How Practicing Gratitude Can Make*

You Happier, de Robert A. Emmons, profesor de psicología de la Universidad de California en Davis y redactor jefe del *Journal of Positive Psychology*. «¿Practicar la gratitud?» Es probable que nunca hayas oído esto, porque es una novedad. La conclusión más significativa hasta la fecha es que la práctica regular del pensamiento agradecido puede desplazar tu punto de ajuste emocional en cuanto a la felicidad hasta en un 25 por ciento en la dirección correcta. Ésta es una noticia fantástica, porque pone en entredicho la suposición convencional de que nuestro punto de ajuste emocional no se mueve durante toda la vida. Hasta que la práctica de la gratitud no empezó, la mayoría de los psicólogos creían que la capacidad de un individuo para experimentar la felicidad quedaba establecida en el nacimiento, consecuencia de la genética y de la estructura cerebral e imposible de verse influida por la experiencia, el entorno ni el esfuerzo consciente. Ahora parece que, al igual que pasa con muchos otros rasgos humanos, la interrelación entre los factores hereditarios y los no hereditarios domina los lugares del espectro de emociones en los que tendemos a pasar la mayor parte del tiempo.

A partir de los datos de las investigaciones que hemos revisado, considero que expresar la gratitud tiene que ser una de las mejores estrategias para realzar el bienestar emocional, a la altura del aceite de pescado, la actividad física o el control de los pensamientos negativos. Y al igual que el perdón, la gratitud se puede cultivar.

Ser agradecido consiste en acusar recibo de algo valioso —un regalo, un favor, un beneficio—, sentirse agradecido por ello y estar dispuesto a corresponder con generosidad. Gratitud viene del latín *gratus*, que significa «agradecido». Gratis, que también viene del latín, significa «don o favor», recibir algo sin esperar ningún pago a cambio. Otra palabra del mismo origen es gracia, definida en teología como «el favor y amor inmerecidos otorgados gratuitamente por Dios», y a veces aparece redundantemente combinado con otra palabra íntimamente relacionada en la expresión gracia gratuita, que significa la gracia otorgada por Dios a un individuo concreto con independencia de su moralidad y comportamiento.

La mayoría conocemos el acto de bendecir la mesa antes de las comidas como manifestación de agradecimiento por los alimentos recibidos. No era una costumbre de mi familia cuando yo era niño, y en las primeras comidas que compartí con gente que sí lo hacía me sentí incómodo, porque parecía ser un ritual religioso que exigía la creencia en una deidad. En mi recorrido por la contracultura norteamericana a finales de la década de 1960 y principios de la de 1970, adquirí la costumbre de cogerme de las manos con los demás alrededor de la mesa, a veces compartiendo unos escasos momentos de agradecimiento silencioso por la comida y la compañía, y en ocasiones entonando un *aum* o cantando una canción. Luego, en mis frecuentes viajes a Japón, me familiaricé con la costumbre de empezar las comidas juntando las palmas delante del corazón y diciendo en voz alta: *itadakimasu*, que se suele traducir como «buen provecho», aunque en realidad significa: «Recibo humildemente». He adoptado esta costumbre como una manifestación laica de dar las gracias, de expresar mi gratitud por la comida que hay sobre la mesa.

Emmons concibe la gratitud en dos etapas:

> En primer lugar, la gratitud es el reconocimiento de lo bueno que hay en la vida de uno. Al sentirnos agradecidos, estamos diciendo sí a la vida, y afirmamos que, considerando las cosas en conjunto, la vida es buena y contiene elementos que hacen que valga la pena vivirla. Es el reconocimiento de que hemos recibido algo que nos gratifica, ya sea por su presencia, ya por los esfuerzos del donante al escogerla. Segundo, la gratitud es el reconocimiento de que la/s fuente/s de esta bondad se encuentra/n, al menos en parte, fuera del yo. El objeto de la gratitud está guiado por otro; uno puede estar agradecido a los demás, a Dios, a los animales, pero nunca al propio yo[...] Las gracias se dirigen hacia fuera, hacia el donante de los presentes.

Por mi parte, añadiré que sentirse agradecido y expresar la gratitud son cosas distintas. Para obtener la máxima recompensa emocional, querrás hacer ambas cosas. Te puedes recordar ser agradecido; pero quizá tengas que aprender y probar diferentes maneras de expresar tu gratitud. Es mucho más fácil mejorar en este aspecto que en el del perdón, porque no hay ningún sentimiento desagradable que se entrometa, ninguna dificultad que superar ni nada a lo que renunciar. El único impedimento es la tendencia frecuente a despreciar los presentes y beneficios que recibimos.

¿De qué te tienes que sentir agradecido? Para empezar, ¿qué tal por estar vivo? ¿O por disfrutar de buena salud? ¿O por poder poner alimentos en tu mesa, alimentos de mejor calidad y de mayor variedad de lo que la gente ha tenido nunca? Ésta es una época de paz relativa. Tienes refugio y calor en invierno y unos recursos materiales inimaginables para tus antepasados. El sol te da gratis la luz, el calor y la energía que produce tu comida. Si asistes por casualidad a un amanecer, ésa podría ser una buena ocasión para sentirte agradecido por sus dones. A mí me parece que si no provoco tales ocasiones, me olvido de sentir gratitud. Es tan fácil despreciarlo todo. Y celebrar una vez al año la festividad de Acción de Gracias no va a mover tu punto de ajuste en cuanto a la felicidad.

El método más frecuentemente utilizado en las investigaciones sobre los efectos de la práctica del agradecimiento es el Diario de Gratitud. En este procedimiento, se pide a los participantes que dediquen una libreta a ese fin, que tomen nota mental a lo largo del día sobre las cosas que tienen que agradecer y que las incluyan en la libreta siempre en el mismo momento, como puede ser la hora de acostarse.

Jennifer, una enferma con esclerosis múltiple de cuarenta y un años, de Plano, Texas, declara:

Un diario de gratitud ha sido el causante de que cambiara mi forma de pensar y de reaccionar ante las cosas. Ahora busco los pensamientos positivos y me resulta más fácil desechar los negativos. En la actualidad estoy recibiendo un tratamiento intravenoso de esteroides de cinco días para mi esclerosis múltiple y acabo de escribir en mi diario que me siento agradecida por la medicación. Que estoy agradecida por la enfermera que viene a verme todos los días. Que estoy agradecida por poder trabajar mientras recibo este tratamiento que me va a poner más fuerte y hacer más productiva. Estos pensamientos superan el hecho de que me duelan los brazos, de que no duerma bien y de que a veces esté un poco malhumorada. El diario me permite apreciar las cosas que podría haber perdido si me hubiera revolcado en los aspectos negativos, y esto era algo que se me daba bastante bien. Me parece que me ha hecho más feliz, y sin duda me ha facilitado estar viva.

Otro método es la Visita de Agradecimiento, que describí en el capítulo 6 como una de las intervenciones de la psicología positiva: escribir una carta de agradecimiento a alguien que ha tenido una influencia benéfica en ti, y luego reunirte con esa persona y leerle la carta cara a cara.

Yo no he utilizado ninguna de estas técnicas, aunque sí procuro dedicar algunos instantes de mi meditación matutina a sentir agradecimiento y dar gracias en silencio por todo lo que tengo que agradecer. A consecuencia de hacer esto durante varios años, a lo largo del día suelo sorprenderme más a menudo tomando nota mental de las cosas que tengo que agradecer: por las flores que se han abierto dentro y alrededor de mi casa, por el amor incondicional que siento por mis perros, por una puesta de sol magnífica, por la lluvia en el desierto, por el regalo de la amistad, por la entereza de mi cuerpo.

El sentido de la práctica tanto de sentir como de expresar gratitud es la de cambiar tu punto de vista. «La gratitud es una actitud» puede que sea una perogrullada, pero una que casualmente es verdad: tomando conciencia de aquello por lo que tienes que sentirte agradecido, encontrarás cada vez más cosas que agradecer. Te harás menos pesimista y más optimista, y aprenderás a ver el vaso medio lleno y no medio vacío. (Un amigo me habla de la angustia y pesimismo de su madre, que no sólo ve el vaso medio vacío sino que cree «que podría volcarse en cualquier momento, derramarse sobre el suelo y romperse».) Creo que este cambio de actitud y perspectiva desatasca el punto de ajuste emocional y nos abre a mayores niveles de felicidad.

A lo largo de los años, muchos escritores, poetas, filósofos y profesores han escrito acerca de la gratitud. Mi cita favorita —concisa y certera— se debe al poeta, pintor y grabador William Blake (1757-1827): «El que recibe agradecido produce una copiosa cosecha». La felicidad espontánea puede ser una parte importante de esa cosecha.

RESUMEN DE LAS ESTRATEGIAS ESPIRITUALES LAICAS PARA ALCANZAR EL BIENESTAR EMOCIONAL

- El contacto insuficiente con la naturaleza nos predispone a la depresión. Busca las maneras de conectar con ella. Aprovecha los parques urbanos. Introduce la belleza natural en tu espacio vital.
- Si estás triste porque te sientes solo o careces de vínculos sociales, piensa en meter un animal de compañía en tu vida. No te olvides de pensar primero en la responsabilidad que entraña el cuidado de un animal y en la importancia de escoger uno que se adecue a ti y a tu situación. Las recompensas emocionales de la compañía de un animal son emormes.
- Entra en contacto con el arte y la belleza. Hacerlo puede sacarte de los estados de ánimo negativos y levantarte el ánimo. Ten flores frescas en tu casa y rodéate de objetos hermosos.
- Sin olvidarte de tus necesidades, procura anteponer las de los demás la mayoría de las veces. Presta tu ayuda haciendo voluntariado, trabajos sociales o simplemente haciéndole favores a la gente. A cambio, experimentarás el subidón del altruista y con el tiempo te convertirás en una persona más feliz.
- Aprende a ser más empático y compasivo. Sintiendo y comprendiendo lo que sienten los demás, establecerás unas relaciones mejores y aumentarás tu bienestar emocional.
- Practica el perdón como manera de desprenderte de los pensamientos y emociones negativas que pueden estar impidiéndote disfrutar de una salud emocional óptima. Recuerda que perdonas por ti, no por ningún otro.
- ¡Ríete! Pasa más tiempo con personas con las que te puedas reír. Intenta unirte a un grupo de risa.
- Busca lugares y ocasiones que ofrezcan silencio. El silencio revitaliza el ánimo, reduce la ansiedad y facilita la atención.
- Pasa más tiempo con personas que sean optimistas, positivas y felices, y menos con las que sean pesimistas y estén angustiadas o deprimidas. Las emociones son contagiosas.

- Recuerda sentirte agradecido por todo lo que tienes y aprende a expresar la gratitud con frecuencia. Ésta es la mejor manera y la más fácil de desplazar tu punto de ajuste emocional hacia una felicidad y positivismo mayores.

===

TERCERA PARTE

ENCAJANDO LAS PIEZAS

8

Programa de ocho semanas para alcanzar un bienestar emocional óptimo

Ahora ya entiendes que los cimientos del bienestar emocional los constituyen la complacencia, la serenidad y el consuelo. Que los estados de ánimo varíen es normal. Y experimentar por igual emociones negativas y positivas como respuestas adecuadas a los acontecimientos de la vida también lo es, aunque las subidas y las bajadas deberían compensarse y uno debería tener la resiliencia necesaria para recuperar el equilibrio. No deberías atascarte emocionalmente. Y tus estados de ánimo tampoco deberían socavar tu salud física, interferir en tu sueño o tu trabajo, dañar tus relaciones personas o limitarte en el compromiso pleno con la vida. Si te parece que disfrutas de una felicidad espontánea demasiado escasa, que sepas que puedes realizar cambios para conseguir más.

Las sugerencias y estrategias que te he aportado para optimizar el bienestar emocional derivan de un modelo de salud mental integrador. Éste aborda todos los factores que afectan a tus estados de ánimo. Seleccionar los que más convengan a tus necesidades individuales y trabajarlos con diligencia será más efectivo que confiar sin más en los medicamentos que tienen como meta alterar la química del cerebro. He explicado los argumentos que sostienen estas recomendaciones y los datos científicos que los avalan. Ahora te toca a ti ponerlos en práctica.

Para ayudarte en esta labor, he organizado las prescripciones de los capítulos 5, 6 y 7 en un programa de ocho semanas, en cada una de las cuales te asignaré una o más tareas (en algunos casos, te pediré que pruebes varias opciones, a fin de averiguar la que mejor te funciona). Como es natural, algunas de las tareas —como cambiar tu dieta, explorar la terapia cognitivo-conductual y expresar gratitud de manera habitual— exigen un compromiso duradero. Pero puedes dar los primeros pasos sin dificultad a lo largo de una semana, y te prometo que transcurridos un par de meses, cuando te «licencies», estarás disfrutando de un bienestar emocional mejorado.

Sé libre de avanzar en el programa a tu ritmo, tomándote todo el tiempo que necesites con las tareas. Si quieres dedicar dos semanas en lugar de una a cada sección, no dudes en hacerlo. Y ten paciencia contigo mismo: sé por experiencia que se tarda al menos ocho semanas en notar los efectos de los cambios en el estilo de vida sobre la salud, tanto física como emocional.

Semana 1: el comienzo

Para emprender un viaje, tienes que saber dónde estás y adónde te quieres dirigir. Tu misión esta semana consiste en valorar tu estado de salud actual, repasar tu estilo de vida y marcarte los objetivos. Voy a hacerte una serie de preguntas; anota las respuestas; luego, las revisaré contigo a fin de identificar tus necesidades más acuciantes.

Preguntas sobre tu salud general

- ¿Tienes alguna enfermedad?
- ¿Tienes algún síntoma que te preocupe?
- ¿Estás tomando algún medicamento, ya prescrito, ya sin receta?
- ¿Tomas habitualmente suplementos dietéticos o plantas medicinales?
- ¿Cuándo te hiciste un reconocimiento médico exhaustivo por última vez que incluyera un análisis de sangre? ¿Se detectó algo anormal?
- ¿Hay tendencia en tu familia a padecer alguna enfermedad?
- En una escala del 1 al 10, en la que 1 equivale a «muy mala salud», y 10 a «muy buena salud», califica tu estado de salud actual.

Preguntas sobre tu salud emocional

- ¿Te han diagnosticado alguna vez un trastorno del estado de ánimo?
- ¿Alguna vez has consultado a un profesional de la salud mental?
- ¿Has padecido alguna vez una depresión o cuadro de ansiedad?
- ¿Hay tendencia en tu familia a padecer enfermedades mentales?
- ¿Tiendes a ser pesimista u optimista?
- En general, y en una escala del 1 al 10, en que 1 equivale a «muy triste», y 10 a «muy alegre», ¿dónde está tu punto de ajuste emocional?
- ¿Qué crees que te haría más feliz?
- ¿Te recuperas rápidamente de los reveses emocionales?
- ¿Experimentas serenidad en tu vida? ¿Qué parte del tiempo te sientes complacido? ¿Y aliviado?

Preguntas sobre tu estilo de vida

- ¿Consideras que haces una dieta sana?
- ¿Disfrutas de la comida?
- ¿Cuánto de lo que comes son alimentos refinados, procesados o manufacturados?
- ¿Cuánta cafeína consumes? ¿Y en qué formas?
- ¿Alguna vez has sido fumador? ¿O consumidor de otras formas de tabaco?
- ¿Bebes alcohol? Y si es así, ¿cuánto, con qué frecuencia y en qué circunstancias?
- ¿Consumes algún tipo de droga social?
- ¿Realizas alguna actividad física con regularidad? ¿De qué tipo? ¿Cuánto y con qué frecuencia? ¿Qué te impide ser más activo?
- ¿Duermes bien?
- Valora tu nivel de estrés en una escala del 1 al 5, en donde 1 equivale a «nada estresado en absoluto», y 5 a «muy estresado? ¿Cómo te afecta el estrés? ¿Cómo lo controlas?
- ¿Cuál es la principal fuente de estrés en tu vida?
- ¿Qué haces para relajarte?
- ¿Qué haces para divertirte?
- ¿Disfrutas de tu trabajo?

Preguntas personales

- ¿Tus relaciones son satisfactorias?
- ¿Te parece que obtienes suficiente aliento emocional de tu interacción social? ¿Y suficiente apoyo social?
- ¿Tienes buenos amigos?
- ¿Te enfrascas en patrones de pensamiento que te deprimen o angustian?
- ¿Cómo sales de los estados de ánimo negativos?
- ¿Cuánto te cuesta limitar el tiempo que dedicas a internet, el correo electrónico y los móviles?

- ¿Cuántos amigos y parientes felices tienes? ¿Viven cerca de ti? ¿Los ves a menudo? ¿Son felices tus compañeros de casa y tus vecinos?
- ¿Eres religioso? ¿Eres practicante? ¿Asistes a los actos religiosos?
- ¿Te interesa la espiritualidad? ¿En qué aspectos de tu vida la experimentas?
- ¿Con qué frecuencia conectas con la naturaleza?
- ¿Eres una persona que perdona?
- ¿Eres agradecido? ¿Expresas tu gratitud?
- ¿Con qué facilidad y frecuencia te ríes?

Examinemos tus respuestas.

Si te preocupa tu salud o tienes cualquier síntoma que pudiera indicar la presencia de una enfermedad oculta, por favor, haz que te hagan un reconocimiento médico antes de empezar este programa. Sobre todo, asegúrate de que no padeces un desequilibrio hormonal ni un trastorno inmunitario que pudiera estar afectando a tu estado de ánimo.

Si sientes que no tienes una salud óptima, quiero que sepas que muchas de las recomendaciones que te voy a dar, como pueda ser la Dieta Antiinflamatoria (véase Apéndice A) y la actividad física regular, son elementos clave de un estilo de vida que favorece el bienestar general y la longevidad. Si los sigues, te sentirás mejor física y emocionalmente.

Si tienes antecedentes de depresión mayor o trastorno bipolar, no utilices este programa como sustitutivo de la medicación ni de la asistencia psiquiátrica profesional. Te puede resultar de gran ayuda junto con el tratamiento convencional, y te sugiero que lo hables con el especialista en salud mental que te atiende. Pídele que controle tus avances.

A continuación, observa tus respuestas a las preguntas sobre tu estilo de vida. ¿Dónde estás fuerte? ¿En qué flojeas? Puede que comas bien pero no hagas ejercicio. El estrés podría ser tu problema principal, o la falta de sueño. Quizás estés solo y aislado. O tal vez goces de una buena salud física y tengas buenos hábitos alimentarios y de actividad, pero estés sometido a pensamientos que te entristecen o angustian. O quizá jamás has pensado en la espiritualidad y su influencia en tu estado de ánimo y actitud.

Anota los aspectos de tu estilo de vida en los que más flojeas. A medida que avances en el programa en los días y semanas sucesivos, pon especial atención a los elementos que los abordan, y comprométete a que al finalizar la Semana 8 habrás mejorado sustancialmente en todos ellos.

Ahora piensa en qué es lo que más necesitas de este programa. ¿Deseas que te ayude con la depresión? Si ése es el caso, deberías priorizar las recomendaciones sobre la dieta, los suplementos dietéticos, la actividad física, la nutrición mental y la interacción social. ¿Necesitas controlar tu ansiedad? Si es así, presta especial atención a mis sugerencias sobre la cafeína, la actividad física, el sueño, el ejercicio respiratorio 4-7-8, el ruido y el exceso de información. En la Semana 4 te pediré que empieces a experimentar con los remedios naturales que recomiendo para la depresión y la ansiedad.

¿Deseas unos niveles mayores de resiliencia y equilibrio? En ese caso, utiliza el programa para crear un estilo de vida más equilibrado comiendo bien todos los días, pasando más tiempo en la naturaleza, prestando la misma atención al trabajo que a la diversión, mejorando el sueño y estando físicamente activo. Encuentra la forma de meditación que más te convenga y practícala. ¿Es más complacencia, consuelo y serenidad lo que quieres? La práctica de la meditación puede proporcionártelas, además de todas las recomendaciones semanales englobadas en el epígrafe «El cuidados de tu espíritu».

¿En general estás libre de la depresión pero no obstante quieres desplazar tu punto de ajuste emocional hacia un positivismo mayor? Si es así, realiza los ejercicios de la psicología positiva, empezando en la Semana 4 y dedicando especial atención a sentir y expresar la gratitud.

¿Deseas una mayor dosis de felicidad espontánea en tu vida? Ábrete entonces a ella completando todas las tareas semanales. Al hacerlo, estarás reajustando tu estilo de vida para crear un bienestar emocional óptimo.

Por último, pon por escrito tus principales objetivos para este viaje. Anota también todas las metas secundarias. Lee esto cada vez que empieces una semana del programa. Al finalizar la Semana 8, te pediré que evalúes tus progresos en cuanto a la consecución de tales objetivos y que reflexiones sobre el trabajo que tienes que hacer en las siguientes semanas, a fin de consolidar los cambios que hayas hecho y seguir adelante.

Semana 2: lo primero es lo primero

En esta semana darás los primeros pasos para alcanzar tu objetivo de tratar cualquier problema de salud importante, empezando por la modificación de tu dieta, la ingesta de los suplementos recomendados, la atención a tu actividad física y la familiarización con la técnica de respiración que se convertirá en una poderosa herramienta a lo largo de las siguientes semanas.

El cuidado de tu cuerpo

- Si no te has hecho una revisión médica completa en los últimos cinco años, pide que te la hagan. Averigua si debes hacerte alguna prueba diagnóstica o de detección. Hazte pruebas exhaustivas que incluyan una analítica de sangre y asegúrate de que ésta determine los valores de la función tiroidea y de la 25-hidroxivitamina D. (Si nunca te han medido los valores de la vitamina D, pídelos ahora aunque no necesites una revisión médica completa.)
- Revisa la información de las páginas 118 a 120 relativas a los efectos sobre el estado de ánimo de los medicamentos con y sin receta médica y los tratamientos a base de hierbas. Si estás tomando cualquiera de ellos y te sientes deprimido, angustiado o tienes cualquier otro problema anímico, puede que su uso esté contribuyendo a ello. En el caso de las prescripciones médicas, pregúntale a tu médico por un medicamento alternativo. Prueba a interrumpir el consumo de los demás productos para comprobar si tu estado de ánimo mejora.
- Si bebes café o consumes otras sustancias con cafeína a diario, intenta suprimirlas para ver si tienes alguna reacción a causa de la abstinencia. De ser así, suspende el consumo de cafeína hasta que determines en qué medida —si la hay— ha estado afectando a tu energía, sueño y estado de ánimo. A partir de ahí, puedes experimentar para decidir qué cantidad puedes tolerar y cuál es la forma que más te conviene; tal vez puedas tomarte un té de vez en cuando, en lugar del habitual café, por ejemplo. Si

padeces un trastorno de ansiedad, evita la cafeína en cualquiera de sus formas. Corta su consumo de raíz y, si lo tuvieras, aguanta con el síndrome de abstinencia unos días.

- Familiarízate con los detalles de la Dieta Antiinflamatoria del Apéndice A. Recuerda: lo más importante es que reduzcas el consumo de alimentos refinados, procesados y manufacturados. Echa un vistazo al frigorífico, al congelador y a la despensa para localizar tales productos y retíralos poco a poco de tu vida. Tienes tiempo de sobra en las semanas venideras para llevar tus hábitos alimenticios por el buen camino.

- Haz una lista de amigos y conocidos que tengan buenos hábitos alimentarios. Decide pasar más tiempo con ellos.

- Empieza a consumir aceite de pescado: de 2 a 4 gramos diarios de un producto que te proporcione tanto EPA como DHA (más del primero). Lee las etiquetas con atención a fin de asegurarte de que estás tomando de 2 a 4 gramos de ácidos grasos omega 3 (EPA y DHA), no de aceite. Descarta los productos que contengan ácidos grasos omega-6 u omega-9; no necesitas tomar ningún suplemento que los incluya. Compra sólo marcas que estén «molecularmente destiladas», o en su defecto que no contengan contaminantes tóxicos. Es posible que tengas que tomar de tres a cuatro cápsulas diarias para conseguir la dosis recomendada. Tómalas con el estómago lleno. Si te vienen regüeldos con sabor a pescado, procura mantener el producto en el frigorífico e ingerir las cápsulas frías.

- Empieza a tomar también 2.000 UI de vitamina D diariamente. También puedes recurrir a la D2 o a la D3. Ten en cuenta que si tus valores de 25-hidroxivitamina D son muy bajos, tal vez necesites ingerir unas dosis mucho más elevadas durante unas cuantas semanas, a fin de alcanzar los valores normales; tú médico puede asesorarte a este respecto.

- Si tomas algún complemento multivitamínico y multimineral cada día, asegúrate de que te proporcione 400 microgramos (mcg) de ácido fólico, al menos 50 miligramos (mg) de vitamina B-6 (piridoxina) y 50 mcg de vitamina B-12 (cianocobalamina); si no tomas ninguno, empieza ya. Para garantizar la correcta absorción y evitar síntoma de indigestión, tómalo después de una abundante comida.

- Si no realizas ninguna actividad física a diario, pregúntate qué es lo que te impide hacerlo. Procura dar un paseo a paso vivo todos los días de esta semana, sobre todo si no estás haciendo ningún otro ejercicio.
- Elabora una lista de amigos y conocidos que tengan buenos hábitos de actividad física. Empieza pasando más tiempo con ellos. Telefonea a alguno esta semana y salid a pasear juntos.

El cuidado de tu mente

- Empieza a practicar el ejercicio respiratorio 4-7-8 que describo en las páginas 166 a 167. Hazlo dos veces al día por lo menos, cada día, a partir de ahora, ¡SIN FALTA! Procura hacerlo por la mañana y por la noche antes de irte a dormir. Lo puedes practicar más a menudo, pero durante las próximas cuatro semanas, limítate a cuatro ciclos cada vez.

El cuidado de tu espíritu

- Lleva flores frescas a tu casa y disfruta de su belleza.

Semana 3: la planificación de las estrategias a largo plazo

Me gustaría que en esta semana pienses en tus opciones para manejar la ansiedad y la depresión. También quiero que te concentres en el sueño y en lo que sueñas. Y ha llegado el momento de aceptar el desafío de controlar los pensamientos negativos.

El cuidado de tu cuerpo

- Si estás tomando ansiolíticos, dile al médico que te los prescribió que quieres dejarlos. Dile que estás siguiendo unas recomendaciones para estabilizar y mejorar tu estado de ánimo que contemplan unas medidas concretas para combatir la ansiedad. Pídele que te proporcione por escrito un calendario para ir disminuyendo gradualmente la dosis y la frecuencia del medicamento; no empezarás a disminuirlo hasta que estés en la Semana 5 de este programa (allí te daré más indicaciones). Asimismo, comprométete a consultar con el médico a medida que vayas dejando la medicación.
- Si estás tomando antidepresivos, considera si los necesitas. Si llevas tomándolos más de un año, pregúntale al medico que te los prescribió si es el momento de intentar dejarlo y utilizar otros métodos para estabilizar y mejorar tu estado de ánimo. Háblale del programa que estás siguiendo, y si ambos estáis de acuerdo en que no pasa nada por dejar de tomar la medicación, pídele un calendario para ir disminuyendo sin riesgo la dosis del fármaco «una vez que hayas completado las ocho semanas».
- Recuerda que las evidencias más sólidas que tenemos para los tratamientos no medicamentosos de la depresión apoyan el suplemento dietético con ácidos grasos omega-3 y el ejercicio físico. Ya has empezado a tomar la dosis adecuada de aceite de pescado, y confío en que tu actividad física diaria será mayor esta semana que la anterior. Debes mantener la actividad física regular no sólo a lo largo de este programa, sino de toda tu vida.

- Procura conseguir el tiempo necesario de un sueño que te revitalice y fortalezca. Realiza una prueba de autoevaluación sobre tu higiene de sueño en http://psychologytoday.tests.psychtests.com/take_test.php?idRegTest=1329.

- Si tu sueño no es lo suficientemente reparador, procura encontrar los motivos de que así sea. Los más habituales son el exceso de cafeína, los dolores y malestares físicos, un colchón inadecuado, el ruido, el estrés, las preocupaciones y la incapacidad para dejar los pensamientos que te angustian. Lo más probable es que en esto último necesites ayuda, y enseguida te contaré lo que tienes que hacer. Las demás causas tienen un arreglo relativamente fácil. Asegúrate de que tu dormitorio se halle totalmente a oscuras cuando estés listo para irte a la cama, y hazte con un generador de ruido blanco si necesitas enmascarar los sonidos molestos. Para conseguir más ideas a este respecto, teclea *sleep* en www.DrWeil.com.

- Procura no utilizar somníferos, con o sin receta, salvo en contadas ocasiones.

- Si necesitas ayuda para dormir, prueba con la valeriana, una planta con efectos sedantes, 2 cápsulas o 500 miligramos de extracto estandarizado veinte minutos antes de querer irte a dormir. O prueba con 2,5 miligramos de melatonina en comprimidos sublinguales (esto es, que se disuelve bajo la lengua). El uso regular de ambas sustancias es seguro.

- Si no puedes mejorar tu sueño con estos métodos, considera consultar a un especialista del sueño.

- Prueba a registrar tus sueños. Ten una libreta junto a la cama y procura escribir todo lo que recuerdes de ellos nada más despertarte. (O cuéntaselo a tu pareja o a una grabadora.) Si tienes pesadillas que alteran tu sueño o tu estado de ánimo, éste es otro problema que tendrás que consultarle al especialista del sueño.

- Prueba a echar algunas cabezadas breves durante el día, de diez a veinte minutos por la tarde, preferiblemente tumbado y en una habitación a oscuras. Comprueba qué efecto tiene esto en tu sueño y emociones.

El cuidado de tu mente

- Es el momento de asumir el desafío de controlar los pensamientos negativos. Si te enfrascas en la cavilación depresiva, lo primero es desviar tu atención hacia la respiración. Experimenta con la repetición mántrica si es que te interesa. Lee algún manual de mantra, selecciona alguna frase que te guste y prueba con ella.
- Intenta utilizar también una imagen mental positiva como manera alternativa de centrar tu atención. Repasa la sección sobre la visualización del capítulo 6 y utiliza los recursos sobre la visualización descritos en el Apéndice B, si precisas ayuda.
- Si no consigues salir de los patrones repetitivos de pensamientos que te deprimen o angustian, plantéate seguir una terapia cognitivo-conductual con un profesional. La TCC es un método rápido y barato que funciona.
- Perfeccionar la respiración 4-7-8 es tu mejor protección contra la ansiedad. ¡No la dejes!

El cuidado de tu espíritu

- Esta semana pasa algún tiempo en la naturaleza, sin hacer nada, pero llenándote de sus vistas, sonidos y aromas. Si puedes ir a algún espacio natural, fantástico; pero puedes obtener el mismo beneficio caminando por un parque o jardín, contemplando una puesta de sol y mirando el cielo nocturno. Procura hacer esto la mayoría de los días de la semana, sobre todo si te sientes decaído o estresado.

Semana 4: las siguientes medidas

Al final de esta semana estarás en la mitad del programa y habrás puesto los cimientos de un estilo de vida emocionalmente saludable. Continuarás avanzando hacia tu objetivo aprendiendo a cuidar mejor de tu mente y tu ánimo.

El cuidado de tu cuerpo

- Procura realizar treinta minutos como mínimo de actividad física al menos seis días a la semana, incluidos algunos brotes de actividad lo bastante extenuantes como para hacerte echar el bofe.
- Repasa los remedios naturales descritos en el capítulo 5, de las páginas 128 a 138, y escoge uno con el que te gustaría experimentar. Empieza esta semana.

El cuidado de tu mente

- Lee acerca de la psicología positiva utilizando las fuentes del Apéndice B.
- Repasa estos dos ejercicios de la psicología positiva —cada uno de los cuales, como se ha demostrado, estimula la felicidad— y ponte a trabajar con el que te resulte más atractivo: el de la Visita de Gratitud, en el que haces una composición de agradecimiento a alguien que te ha ayudado, luego visitas a esa persona y se la lees en voz alta; o la intervención de las Tres Cosas Buenas, en la que escribes tres cosas que vayan bien, explicando las razones, todos los días durante una semana.
- ¿Qué tal se te ha dado la repetición mántrica, la atención a tu respiración o la utilización de una imagen mental para interrumpir los pensamientos negativos que te entristecen o angustian? Si la respuesta es que no muy bien, busca a un profesional para iniciar una TCC y pídele una primera consulta.
- Procura descansar de las noticias; por ejemplo, no escuchando ni viendo ningún informativo televisivo o radiofónico durante dos o tres días esta

semana. Toma nota de cualquier diferencia que percibas en tu estado de ánimo.

El cuidado de tu espíritu

- Haz una lista de personas de tu vida en cuya compañía te sientas más optimista, positivo y alegre y menos angustiado. Toma la decisión de pasar más tiempo con ellas. Queda con una de esas persona esta misma semana.
- Escucha música que te levante el humor y el ánimo.

Semana 5: evaluación del progreso

¡Felicidades! Ya has recorrido la mitad del camino. Éste es un buen momento para hacer balance de en dónde estás y de dónde vienes.

- ¿Cuánto has cambiado tu dieta en las últimas cuatro semanas? ¿Has reducido la ingesta de alimentos refinados, procesados y manufacturados? ¿Cuántos elementos de la Dieta Antiinflamatoria has incorporado a tu vida? ¿Qué es a lo que más te ha costado renunciar? ¿O que más te ha costado incorporar? ¿Eres más cuidadoso a la hora de seleccionar tus alimentos cuando vas a la compra o comes fuera?
- ¿Estás tomando con regularidad tu suplemento multivitamínico y multimineral, la vitamina D y el aceite de pescado diarios?
- ¿En qué fase te encuentras con la cafeína? ¿Crees que ha estado afectando a tu estado de ánimo? ¿Has intentado pasar sin ella?
- ¿Estás realizando una mayor actividad física diaria ahora que cuando empezaste el programa? ¿Has podido identificar y eliminar los obstáculos que te impedían estar más activo físicamente? ¿Has encontrado amigos con los que caminar?
- ¿Estás practicando los ejercicios respiratorios 4-7-8 al menos dos veces todos los días? Deberías hacerlo. ¿Estás empezando a notar algún efecto por hacerlo? ¿Te ayuda a relajarte y a quedarte dormido?
- ¿Qué tal tu sueño? ¿Has localizado algo que te impida conseguir la cantidad suficiente de sueño de buena calidad? ¿Qué medidas has adoptado para corregirlo?
- ¿Has recordado algún sueño?
- ¿Estás animado a tener flores en casa más a menudo?
- ¿Has pasado más tiempo en la naturaleza?
- ¿Qué tal la experiencia con el control de tus pensamientos?
- ¿Te has planteado seguir una TCC? ¿Has encontrado ya a un terapeuta? ¿Has pedido hora para una primera consulta?
- ¿Encontraste útil el ejercicio de psicología positiva? ¿Probarás a hacer el otro?

234 LA FELICIDAD TE ESTÁ ESPERANDO

- ¿Has estado con alguien más optimista y positivo que tú?
- ¿Estás utilizando alguno de los remedios naturales que te sugerí?

Espero que te parezca que has avanzando hacia tu objetivo después de llevar con el programa un mes. ¿Qué tareas te han resultado más fáciles? ¿Cuáles han sido las más difíciles? ¿Puedes apreciar algún cambio en tu vida emocional? ¿Estás preparado para seguir adelante?

El cuidado de tu cuerpo

- Si has estado tomando ansiolíticos y tienes ya un calendario para ir reduciendo gradualmente la dosis, puedes empezar a hacerlo esta semana. Si te angustias mientras lo haces, prueba a tomar valeriana o kava (véase la página 134).
- Procura salir bajo una luz intensa todos los días que puedas.
- Esta semana concédete el gusto de un masaje.

El cuidado de tu mente

- Es el momento de aumentar a ocho los ciclos cuando practiques la respiración 4-7-8. Ésa será la cantidad máxima que harás siempre en una sesión. El ejercicio es ahora de ocho ciclos de respiración, dos veces al día, sin falta. Puedes realizarlo las veces que quieras. A estas alturas, deberías sentirte a gusto haciéndolo y poder intentar ralentizarlo. Me gustaría que utilizaras la respiración 4-7-8 siempre que empieces a angustiarte o sentirte estresado.
- ¿A cuánto ruido estás expuesto? ¿Cómo te afecta? ¿Qué medidas puedes adoptar para reducirlo al máximo y protegerte de sus efectos? Consulta el Apéndice B en busca de los productos que te pueden ayudar.
- ¿Cuál fue tu reacción al hecho de descansar de las noticias? Sigue experimentando para adquirir mayor control sobre la cantidad de información que deseas para tu vida.
- Elige con cuidado los medios de comunicación. ¿Qué es lo que te gusta

leer, ver y escuchar por diversión y entretenimiento? ¿Su contenido es coherente con el/los objetivo/s que te has planteado alcanzar en este programa? Si no es así, empieza a realizar los cambios oportunos.

El cuidado de tu espíritu

- Esta semana lleva un Diario de Gratitud. (Quizá ya hiciste esto como ejercicio de psicología positiva la semana pasada; si es así, sigue manteniéndolo esta semana.) Dedica una libreta para esta tarea y tenla junto a tu cama. Toma nota mental a lo largo del día de las cosas por las que tienes que estar agradecido, y luego anótalas sucintamente en tu diario a la hora de acostarte. Dedica un instante a sentir agradecimiento.
- ¿Tienes algún animal de compañía? Si ése es el caso, pasa más tiempo con él esta semana y expresa el agradecimiento por su presencia en tu vida. Si no tienes ninguno, esta semana plantéate seriamente introducir alguno en tu vida.

Semana 6: cobrando impulso

Antes de que te des cuenta, habrás terminado este programa. Ya sabes que tendrás que seguir con los ejercicios que te he ido presentando a fin de conseguir alcanzar sus beneficios a largo plazo. A estas alturas, sin embargo, deberías tener ya una idea de la multitud de aspectos que pueden influir en tus emociones y cuáles son los que más tienen que ofrecerte. Empieza por pensar la manera en que puedes mantenerlos más allá de la octava semana. Y prepárate para coger por los cuernos el problema del exceso de información.

El cuidado de tu cuerpo

- Si has descartado o tratado cualquier problema de salud que pudiera ser responsable de tu insuficiente bienestar emocional; si estás eliminado progresivamente los alimentos refinados, procesados y manufacturados y estás siguiendo la Dieta Antiinflamatoria lo mejor que puedes; tomando aceite de pescado y otros suplementos dietéticos; realizado una actividad física saludable la mayoría de los días de la semana, durmiendo reparadoramente el tiempo suficiente, haciendo algunos cambios necesarios en el consumo de fármacos que alteran el estado de ánimo, y practicando la respiración 4-7-8 como te he indicado, estás haciendo todo lo que deberías, desde el punto de vista físico, para alcanzar un bienestar emocional óptimo.
- ¡Persevera! Si necesitas ayuda para mejorar tus hábitos alimentarios o realizar ejercicio con regularidad, pasa más tiempo con personas que tengan los hábitos que deseas contraer.
- Procura dar y recibir más abrazos esta semana.

El cuidado de tu mente

- ¿Cómo te valoras en empatía y compasión? Plantéate realizar un curso de formación en empatía. Piensa también en probar la meditación compasiva (los medios para ambas técnicas se incluyen en el Apéndice B).

- Es el momento de empezar a limitar el exceso de información. Empieza por hacer un seguimiento esta semana del tiempo que pasas al teléfono, en internet, en el correo electrónico, enviando mensajes de texto, etcétera. (Una búsqueda en Google de «contador de internet» te llevará al *software* que comprueba automáticamente el tiempo que pasas en la red.) ¿Cuántas veces al día compruebas tu correo electrónico? Estate atento a la frecuencia con que intentas realizar varias actividades al mismo tiempo. Al terminar la semana, echa un vistazo a tu historial y piensa en lo fácil o difícil que te resultará limitar esas actividades.

El cuidado de tu espíritu

- Esta semana ve a visitar un museo de arte y dedica algún tiempo a contemplar una o más obras de arte que encuentres hermosas y edificantes.
- Busca en tu casa objetos hermosos y dedica tiempo a disfrutarlos. Si tu espacio vital es deficitario en belleza, busca una obra de arte o de artesanía que te resulte agradable y asequible y llévatela a casa. Acuérdate de observarla, disfrutarla y sentirte agradecido por su presencia.

Semana 7: no pierdas de vista tu objetivo

Te estás acercando a la meta. Y esta semana tienes un trabajo importante que hacer, incluyendo ponerle límites al uso de internet, el correo electrónico y el móvil y escoger una técnica de meditación para llevarla a la práctica

El cuidado de tu cuerpo

- Si te gustan los masajes y encuentras que mejoran tu estado de ánimo, concierta una cita para que te den uno de forma regular. Si esto no satisface tus expectativas, prueba alguna otra forma de trabajo corporal; por ejemplo, aquellos que encuentran el masaje de tejidos profundos demasiado intenso, tal vez prefieran el método Trager, con sus suaves movimientos ondulantes, o el watsu, que se hace en una piscina de agua caliente.

El cuidado de tu mente

- Repasa la información sobre la meditación de las páginas 169 a 170. Echa un vistazo a las fuentes sobre meditación del Apéndice B y escoge una o más de una, ya sea un libro, un programa de audio, un sitio web, una clase o grupo al que unirte.
- Mira a ver qué tal te va con la meditación, aunque sólo sean unos minutos cada día. Siéntate cómodamente, relájate, realiza un ejercicio de respiración 4-7-8 y entonces prueba un método que te atraiga. Puede ser algo tan simple como seguir tu respiración y volver a concentrarte en ella siempre que te percates de que se ha ido por otros derroteros.
- Esta semana intenta limitar el tiempo que pasas en internet. Reduce las horas que pasaste conectado la semana pasada en un 25 por ciento. Utiliza el tiempo que te queda libre para salir a la naturaleza, hacer ejercicio o realizar actividades con amigos que te hagan sentir más positivo.
- Reduce el número de veces que consultas el correo electrónico al cabo del día. Por ejemplo, podrías decidir no hacerlo después de una determinada hora del día.

- Intenta reducir también el tiempo que pasas escribiendo y recibiendo mensajes de texto y hablando por el móvil.

El cuidado de tu espíritu

- ¡Ríete! ¿A quién conoces que sea propenso a reírse contigo? Invita a alguien que entre en esa categoría para que te acompañe a ver una película cómica.
- Encuentra un grupo de risoterapia en la zona donde vives y prueba la experiencia esta semana.

Semana 8: la recta final

En la última semana de este programa, vas a dar algunos pasos más importantes hacia tu/s objetivo/s, sobre todo en el ámbito del cuidado de tu ánimo.

El cuidado de tu cuerpo

- Si has estado utilizado uno o más de los remedios naturales sugeridos en las últimas cuatro semanas, deberías tener ya alguna idea de cómo te está funcionado. ¿Notas algún beneficio en tu estado de ánimo o bienestar? Si es así, sigue utilizándolo durante un mes más, y luego decide si quieres mantenerlo, suspenderlo para ver si los beneficios persisten, utilizarlo intermitentemente o sólo cuando te parezca que lo necesites, o bien cambiar a un remedio diferente.
- Si te estás desenganchando de los ansiolíticos, deberías sentirte bien durante ese proceso. Si tienes dificultades, ten paciencia. Utiliza la respiración 4-7-8 siempre que empieces a angustiarte.
- Si tomas antidepresivos y has decidido tras consultar con tu médico que es una buena idea intentar dejarlos, repasa el calendario de disminución gradual de la dosis y piensa si te sientes lo bastante seguro en tus avances de las últimas semanas hacia una mayor estabilidad emocional, para empezar a reducirlos. Puedes emplear todo el tiempo que necesites para hacerlo. También puedes seguir con la medicación si te parece que la necesitas

El cuidado de tu mente

- Te he iniciado en los métodos para que controles los pensamientos negativos y te salgas de los ciclos de cavilación depresiva. Por favor, sigue practicando los que mejor resultado te den, ya sea la repetición mántrica, la visualización o la meditación sobre la respiración, o los ejercicios de la psicología positiva o la terapia cognitivo-conductual. Cuanto más los practiques, más efectivos serán.

- La meditación es una eficacísima estrategia a largo plazo para reestructurar la mente y modificar el funcionamiento cerebral. Sólo te he dado una pequeña muestra de ella en este programa y no espero que hayas experimentado lo que puede hacer por ti. Te animo a que pruebes con diversas formas y estilos de meditación, hasta que descubras la que mejor se adapta a ti, y empieces a practicarla diariamente.

- También te ha dado consejos para protegerte de las dañinas influencias del exceso de información. Requiere esfuerzo y dedicación ponerlas en práctica. La tecnología de la información y la comunicación no van a dejar de desarrollarse y de afectar a nuestras vidas y mentes. Busca las maneras de limitar el tiempo que pasas con los dispositivos y medios de información.

- A estas alturas la respiración 4-7-8 debería formar parte de tu vida cotidiana, y ya deberías empezar a notar los efectos de practicarla. Empieza a utilizarla deliberadamente, por ejemplo, para librar a tu mente de las obsesiones, volverte a dormir si te despiertas en mitad de la noche o prevenir reacciones airadas a las molestias normales.

- Confío en que seas más consciente de tu nutrición mental y escojas lo que lees, ves y escuchas teniendo en cuenta los posibles efectos sobre tu actitud y estado de ánimo.

El cuidado de tu espíritu

- Ha llegado el momento de practicar el perdón. ¿Sigues enfadado o resentido con las personas que te han ofendido o agraviado? En ese caso, escoge a una para realizar este ejercicio. Todos los días de esta semana procura ponerte en el lugar de esa persona. ¿Puedes entender la razón de que actuara como lo hizo? Piensa también de qué manera los sentimientos negativos que albergas se interponen en tu camino de alcanzar el objetivo de un bienestar emocional óptimo.

- Antes de que termine la semana. Intenta librarte de estos sentimientos escribiendo una carta de perdón a la persona que los provocó. No tienes que enviarla —ni ahora ni nunca— a menos que te sientas impulsado a hacerlo. Lo que estás haciendo lo haces por ti. Guarda la carta. Al día siguiente vuelve a leerla y realiza los cambios que te parezcan pertinentes. Presta atención a los efectos que haberlo hecho tienen en tu ánimo.

- Si descubres el valor emocional del perdón, busca más oportunidades de practicarlo.
- Esta semana busca el subidón del altruista. Echa una mano, haz favores, intenta realizar algún voluntariado o trabajo social. (Busca la información en el Apéndice B.)
- Siempre que puedas, exponte al silencio esta semana. ¿Cómo te hace sentir? ¿Puedes encontrar otros medios de experimentarlo con más frecuencia?
- ¿Cómo te va con las relaciones sociales? Si necesitas más, busca grupos de intereses a los que te puedas unir, cursos y actividades que te diviertan y que puedas realizar con los demás.
- ¿Pasas más tiempo con personas emocionalmente saludables y positivas? ¿Y con la gente que te hace reír?
- ¿Te sientes agradecido y lo expresas? No es necesario que sigas con el Diario de Gratitud, al menos no diariamente, salvo que te resulte útil. Pero procura acordarte de sentirte agradecido por la comida cuando te sientes a la mesa a comer, por tu salud y por todo lo que sostiene y contribuye a tu bienestar. Y quizá también muestra tu agradecimiento a un amigo o amiga especial por estar en tu vida. Y recuerda que entrenarte para sentir y expresar gratitud desplazará tu punto de ajuste en cuanto a la felicidad en la dirección adecuada.

Una última tarea

- Revisa de nuevo las preguntas que planteé en la Semana 1 sobre tu salud emocional, estilo de vida y características personales y vuelve a responderlas. Comprueba en qué medida han cambiado tus respuestas a consecuencia de haber completado este programa.

Semana 9 y en adelante

Durante esta semana —y todas las venideras— utiliza las lecciones que has aprendido acerca de ti a lo largo del programa de 8 semanas para pulir y mejorar tu estilo de vida.

No te olvides de que en lo tocante a nuestras necesidades físicas, todos somos muy parecidos. Las recomendaciones «corporales» del programa son, me parece, adecuadas para casi todo el mundo. Seguir una dieta antiinflamatoria a base de alimentos sin procesar, un ejercicio regular y moderado, la práctica de la reducción del estrés y la utilización prudente de suplementos dietéticos nos puede parecer razonable a todos.

Pero incluso a este respecto hay margen de sobra para experimentar de forma sensata. Un amigo mío de unos sesenta y tantos años que andaba bajo de ánimo, era consciente de la importancia fundamental del ejercicio para conseguir un bienestar emocional, pero sencillamente había sido incapaz de conservar el interés por ningún programa de ejercicios concreto. Por casualidad, un día un pariente le pidió que practicara un poco con él en una pista de tenis, algo que no había hecho en su vida. El tenis se convirtió en su camino hacia un nuevo yo y contribuyó a su bienestar en aspectos que correr, los ejercicios aeróbicos y el culturismo no habían logrado jamás. Además de satisfacer sus necesidades de ejercicio físico, el tenis le proporcionó sol y aire fresco, amistades, oportunidades de viajar y hasta un cierto reconocimiento: se convirtió en campeón de su circuito de veteranos, lo que a su vez le confirió una sensación de realización que no había vuelto a sentir desde que se jubilara de su competitivo negocio. En pocas palabras, el tenis le levantó el estado de ánimo de forma espectacular, y todo ocurrió porque una tarde se mostró dispuesto a probar algo nuevo.

En las esferas de la mente y el espíritu, la espléndida diversidad de las necesidades es mucho mayor, y vale la pena tener presentes las palabras de Ralph Waldo Emerson: «Toda vida es un experimento. Cuantos más experimentos hagas, mejor». Al explorar el campo de los cometidos espirituales y mentales que pueden conducir a los seres humanos a la felicidad y la satisfacción, algunos encontrarán que es mejor trabajar en el ámbito de las disciplinas espirituales y psicológicas establecidas que te dicen qué es lo que tienes que hacer y no hacer. Otros preferirán unos principios organizativos más libres que les animen a establecer sus propias normas y sentirse a gusto con la incertidumbre.

Sea cual sea tu estilo personal, creo firmemente que el programa que he perfilado en este libro cubre todo lo esencial, aquellos aspectos necesarios del sustento físico, mental y espiritual humano que, si se atienden, pueden mejorar tu estado de ánimo y bienestar emocional de forma espectacular. En cuanto alcances un equilibrio nuevo mejorado, ya será cosa tuya descubrir las particularidades que te permitan mantenerlo, expresarlo y mejorarlo de la mejor manera posible.

Ánimo, persevera, experimenta para descubrir lo que mejor te funciona y echa una mano a los que te puedas encontrar en el camino. Te deseo un viaje lleno de éxitos.

Agradecimientos

Brad Lemley, director editorial de Weil Lifestyle, LLC, me alertó del hecho de que la depresión era la materia de la inmensa mayoría de las preguntas que se me dirigían a www.DrWeil.com. Cuando se lo comenté a mi agente, Richard Pine, éste me animó a escribir un libro sobre el tema y me ayudó a encontrar un espacio para hacerlo en Little, Brown and Company. Estoy en deuda con la editora de ésta, Tracy Behar, con todo el personal de Little, con Richard Pine y con Brad Lemley. Ahora soy notablemente más feliz por haber escrito este libro, y quiero expresar mi agradecimiento a todos los que inspiraron y apoyaron el proyecto.

Brad es también un escritor científico profesional con un inveterado interés por las investigaciones sobre el cerebro y la psicología. Su ayuda en la recopilación de la información necesaria y en el suministro del material que he utilizado no tiene precio. Ha sido un placer trabajar con él.

Susan Bulzoni Levenberg, colega de Brad en Weil Lifestyle y encargada de mis redes sociales, recopiló los relatos en primera persona de las experiencias con los tratamientos y estrategias que recomendaba. Tuvo que clasificar muchas respuestas y seleccionar las más relevantes. Le doy las gracias por su ayuda y, por supuesto, hago extensivo mi más sincero agradecimiento a todas aquellas personas que me permitieron contar sus historias en este libro.

Diversos amigos y colegas me aportaron ideas y sugerencias: la doctora Victoria Maizes, el doctor Bernard Beitman, el doctor Jim Nicolai, el doctor Russell Greenfield, el doctor Ulka Agarwal, el doctor Rubin Naiman, la doc-

LA FELICIDAD TE ESTÁ ESPERANDO

tora Tieraona Low Dog, Winifred Rosen, Charris Ford, Betty Anne Sarver y Richard Pine. El doctor Brian Becker dedicó una gran cantidad de su tiempo a ayudarme en la recopilación de las notas bibliográficas, además de revisar el manuscrito; deseo darle las gracias por todo su esfuerzo.

Debo darle las gracias de manera especial a mi socio, Richard Baxter, que se encargó de mi calendario para que dispusiera de tiempo para escribir y me ayudó a planificar la promoción del libro, y a mi entregada auxiliar ejecutiva, Nancy Olmstead. Y también agradezco la devoción constante de *Ajax* y *Asha*, mis compañeros caninos, que permanecieron a mi lado mientras escribía.

Apéndice A

LA DIETA ANTIINFLAMATORIA

Es cada vez más evidente que la inflamación crónica es la causa fundamental de muchas enfermedades graves, entre las que se incluyen las
patologías cardíacas, muchos tipos de cánceres y el alzhéimer. Todos
identificamos la inflamación cutánea como una hinchazón en la superficie del
cuerpo acompañada de enrojecimiento, calor y dolor. Son las respuestas cu-
rativas fundamentales del organismo, al irrigar más y aumentar la actividad
inmunitaria del lugar de la herida o infección. Pero cuando la inflamación
persiste o no responde a ningún fin, entonces daña el organismo y provoca la
enfermedad. El estrés, la falta de ejercicio, la predisposición genética y la exposición a las toxinas (como la del fumador pasivo al humo), son todas causas
que pueden contribuir a la inflamación crónica, de la misma manera que las
elecciones dietéticas desempeñan también un papel destacado. Saber de qué
manera ciertos alimentos influyen en el proceso inflamatorio, es la mejor estrategia para contener y reducir los riesgos de enfermedad a largo plazo.

La dieta antiinflamatoria no es una dieta en el sentido generalizado del
término; no está pensada como un régimen para perder peso (aunque se pueda perder y de hecho se pierda con ella), ni es ningún plan alimentario para
seguirlo durante un período limitado de tiempo. Antes bien, es un método de
selección y preparación de los alimentos basado en el conocimiento científico

de las maneras en que pueden ayudar a tu organismo a mantener una salud óptima. Además de afectar a la inflamación, esta dieta te proporcionará una energía constante y abundantes vitaminas, minerales, ácidos grasos esenciales, fibra vegetal y fitonutrientes protectores.

También puedes adaptar tus recetas actuales siguiendo estos principios dietéticos antiinflamatorios:

Consejos dietéticos generales

- Busca la variedad.
- Incluye la mayor cantidad posible de alimentos frescos.
- Reduce al máximo el consumo de alimentos procesados y grasientos.
- Come fruta y verduras en abundancia.
- Limita los dulces de todo tipo.

Ingesta calórica

- La mayoría de los adultos necesitan consumir entre 2.000 y 3.000 calorías diarias.
- Las mujeres y las personas más pequeñas y menos activas necesitan menos calorías.
- Los hombres y las personas más grandes y activas necesitan más calorías.
- Si ingieres el número de calorías adecuado a tu nivel de actividad, tu peso no debería experimentar grandes fluctuaciones.
- La distribución de las calorías que ingieres debería ser como sigue: entre un 40 y un 50 por ciento de carbohidratos, un 30 por ciento de grasas y entre un 20 a un 30 por ciento de proteínas.
- Procura incluir carbohidratos, grasa y proteínas en todas las comidas.

Carbohidratos

- En una dieta de 2.000 calorías diarias, las mujeres deberían ingerir entre 160 y 200 gramos de carbohidratos al día.

- Los hombres deberían consumir entre 240 y 300 gramos de carbohidratos al día.
- La mayoría de los carbohidratos consumidos deberían serlo en forma de alimentos poco procesados y refinados con un contenido glucémico bajo.
- Reduce tu consumo de alimentos hechos con harina y azúcar, en especial el pan y la mayoría de aperitivos envasados (incluidas las patatas fritas y galleta saladas).
- Come más cereales completos, como arroz integral o trigo bulgur, en los que los granos estén intactos o en trozos grandes. Son preferibles los productos de harina de trigo integral, que tienen casi el mismo índice glucémico que los productos de harina refinada.
- Come más judías, calabacines y boniatos.
- Cocina la pasta al dente y cómela con moderación.
- Evita los productos hechos con sirope de maíz rico en fructosa.

Grasas

- En una dieta de 2.000 calorías diarias, 600 pueden provenir de la grasa, esto es, alrededor de unos 67 gramos Las grasas deberían guardar una proporción de 1:2:1 de grasas saturadas, monoinsaturadas y poliinsaturadas.
- Reduce la ingesta de grasas saturadas comiendo menos mantequilla, nata, queso graso, pollo con piel y comidas grasientas, así como productos elaborados con aceite de palmiste.
- Utiliza el aceite de oliva virgen extra como aceite principal para cocinar. Si quieres un aceite con un gusto poco pronunciado, utiliza aceite biológico de canola prensado por expulsor. Las versiones orgánicas de los aceites de girasol y cártamo alto oleicos prensados por expulsor también son aceptables.
- Evita el consumo regular de aceites de girasol y cártamo, de maíz, de algodón y los aceites vegetales mezclados.
- Evita rigurosamente la margarina, la manteca vegetal y todos los productos que los contengan como ingredientes. Evita sin excusas todos los productos elaborados con aceites parcialmente hidrogenados de cualquier tipo.

- Incluye en tu dieta los aguacates y los frutos secos, sobre todo nueces, anacardos, almendras y mantequillas elaboradas a partir de tales frutos.
- Para obtener los ácidos grasos omega-3, come salmón (preferiblemente salvaje, tanto fresco como congelado, o salmón rojo enlatado), sardinas en lata en aceite de oliva o agua, arenque y bacalao negro (y palometa); huevos enriquecidos con omega-3 y semillas de cáñamo y de lino (preferiblemente recién molidas).

Proteínas

- En una dieta de 2.000 calorías diarias, tu ingesta diaria de proteína debería oscilar entre 80 y 120 gramos. Come menos si tienes problemas hepáticos o renales, alergias o una enfermedad autoinmune.
- Disminuye el consumo de proteína animal excepto la proveniente del pescado y del queso de alta calidad y el yogur.
- Come más proteína vegetal, sobre todo legumbres en general y soja en particular. Familiarízate con toda la gama de alimentos de soja entera disponibles, hasta que encuentres los que te gusten.

Fibra

- Procura ingerir 40 gramos de fibra diariamente. Esto puedes conseguirlo aumentando el consumo de frutas (especialmente de bayas), verduras (especialmente judías) y cereales integrales.
- Los cereales precocinados pueden ser una buena fuente de fibra, pero lee las etiquetas para asegurarte de que proporcionan al menos 4 gramos, y preferiblemente 5 gramos, de fibra por cada ración de unos 30 aproximadamente.

Fitonutrientes

- Para obtener la máxima protección natural frente a las enfermedades relacionadas con el envejecimiento (incluidas las patologías cardíacas, el cáncer y las enfermedades neurodegenerativas), además de contra la toxicidad medioambiental, come diferentes clases de frutas, verduras y hongos.

- Escoge frutas y verduras que cubran todo el espectro de colores, en especial bayas, tomates, naranjas y frutos amarillos, así como verduras de hoja verde.
- Siempre que puedas escoge productos orgánicos. Entérate de cuáles son los cultivos convencionales con más probabilidades de contener restos de pesticidas, y evítalos. (Visita http://www.ewg.org, el sitio de Environmental Working Group, para consultar sus listas de los Doce Asquerosos y los Quince Pulcros, los cultivos más y menos contaminados.)
- Come verduras de la familia de las crucíferas (la de la col) habitualmente.
- Incluye alimentos de soja entera en tu dieta.
- Bebe té en lugar de café, sobre todo té verde, blanco y oolong de buena calidad.
- Si bebes alcohol, consume vino tinto preferentemente.
- Disfruta del chocolate negro con moderación (busca el que tenga un contenido mínimo de cacao del 70 por ciento).

Vitaminas y minerales

La mejor manera de obtener todas tus vitaminas, minerales y micronutrientes diarios es haciendo una dieta alta en alimentos frescos con abundancia de frutas y verduras.

Además, complementa tu dieta con el siguiente cóctel de antioxidantes:

- Vitamina C, 200 miligramos diarios.
- Vitamina E, 400 UI de tocoferoles naturales mixtos (d-alfa-tocoferol con otros tocoferoles o, mejor todavía, un mínimo de 80 miligramos de tocoferoles naturales mixtos y tocotrienoles).
- Selenio, 200 microgramos en un compuesto orgánico (enriquecido con levaduras).
- Carotenoides mezclados, 10.000-15.000 UI al día.

- La forma más conveniente de tomar los antioxidantes puede ser como parte integrante de un suplemento diario multivitamínico y multimineral que también proporcione al menos 400 microgramos de ácido fólico y 2.000 UI de vitamina D. Dicho suplemento no debería contener hierro (a menos que seas mujer y tengas regularmente la menstruación) ni vitamina A preformada. Tomas estos suplementos con las principales comidas.

Otros suplementos dietéticos

- Si no consumes aceite de pescado al menos dos veces a la semana, toma como suplemento una cápsula de aceite de pescado o bien en forma de jarabe (2 o 3 gramos diarios de algún producto que contenga tanto EPA como DHA). Busca productos molecularmente destilados y que garanticen estar libres de metales pesados y otros contaminantes.
- Consulta a tu médico sobre la conveniencia de seguir una terapia de aspirina a dosis bajas de dos aspirinas infantiles al día (162 miligramos).
- Si no comes de manera habitual jengibre ni cúrcuma, considera tomarlos en forma de algún suplemento.
- Añade Coenzima Q10 a tu régimen diario: 60-100 miligramos en cápsula con las principales comidas.
- Si tienes propensión a padecer el síndrome metabólico, toma 200-400 miligramos diarios de ácido alfalipoico.

Agua

- Bebe agua pura o bebidas cuyo contenido sea mayoritariamente agua (té, zumo de frutas muy diluido, agua mineral con limón) durante todo el día.
- Consume agua embotellada o compra una depuradora casera si el agua del grifo sabe a cloro u otros contaminantes, o si vives en una zona donde se sabe o se sospecha que está contaminada.

Apéndice B

LECTURAS RECOMENDADAS, RECURSOS Y SUMINISTROS

Libros

Baumen, Syd, *Dealing with Depression Naturally: Complementary and Alternative Therapies for Restoring Emotional Health*, McGraw Hill, Nueva York, 2000.

Challem, Jack, *The Food-Mood Solution: All-Natural Ways to Banish Anxiety, Depression, Anger, Stress, Overeating, and Alcohol and Drug Problems-and Feel Good Again*, John Wiley & Sons, Hoboken, Nueva Jersey, 2007.

Easwaran, Eknath, *El libro de los mantras*, RBA Libros, Barcelona, 2001.

Haidt, Jonathan, *The Happiness Hypothesis: Finding Modern Truth in Ancient Wisdom*, Basic Books, Nueva York, 2006.

Horwitz, Allan V., y Jerome C. Wakefield, *The Loss of Sadness: How Psychiatry Transformed Normal Sorrow into Depressive Disorder*, Oxford University Press, Oxford, 2007.

Ilardi, Stephen S., *The Depression Cure: The 6-Step Program to Beat Depression Without Drugs*, Da Capo Press, Cambridge, 2009.

Larson, Joan Mathews, *Depression-Free, Naturally: 7 Weeks to Eliminating Anxiety, Despair, Fatigue, and Anger from Your Life*, Ballantine Books, Nueva York, 1999.

Nhat Hanh, Thich, *Happiness: Essential Mindfulness Practices*, Parallax Press, Berkeley, California, 2009.

Prochnik, George, *In Pursuit of Silence: Listening for Meaning in a World of Noise*, Doubleday, Nueva York, 2010.

Schachter, Michael B., y Deborah Mitchell, *What Your Doctor May Not Tell You About Depession: The Breakthrough Integrative Approach for Effective Treatment*, Wellness Central, Nueva York, 2006.

Seligman, Martin E. P., *Aprenda optimismo*, DeBolsillo, Madrid, 2004.

Solomon, Andrew, *The Noonday Demon: An Atlas of Depression*, Scribner, Nueva York, 2001.

Sood, Amit, *Train Your Brain, Engage Your Heart, Transform Your Life: A Two Step Program to Enhance Attention; Decrease Stress; Cultivate Peace, Joy, an Resilience; and Practice Presence with Love*, Morning Dew Publications, LLC, Rochester, Minnesota, 2010.

Watters, Ethan, *Crazy Like Us: The Globalization of the American Psyche*, Free Press, Nueva York, 2010.

Weil, Andrew, *Salud total en ocho semanas*, Ediciones Urano, Barcelona, 1997.

—, *Salud y medicina natural: manual para el bienestar y el cuidado de uno mismo*, Ediciones Urano, Barcelona, 1998.

—, *La curación espontánea*, Ediciones Urano, Barcelona, 1997.

Weil, Andrew y Rosie Daley, *The Healthy Kitchen: Recipes for a Better Body, Life, and Spirit*, Knopf, Nueva York, 2002.

Sitios web

Mi sitio web, www.drweil.com, brinda un gran contenido sobre la depresión, además de información relativa a las terapias recomendadas en este libro, incluidos los suplementos dietéticos, el ejercicio, la meditación, las técnicas respiratorias y más. Utiliza la función de búsqueda para encontrar los artículos y vídeos concretos. Pincha en «Free Health Emails from Dr. Weil» de la página de inicio para suscribirte a *Dr. Weil's Body, Mind and Spirit Newsletter*, que ofrece semanalmente consejos e inspiración por correo electrónico.

También tengo un sitio web especializado de *Spontaneous Happiness* que proporciona un exhaustivo programa paso a paso para mejorar la salud emocional. Para más información, visita www.SpontaneousHappiness.com.

El sitio web del Centro para la Medicina Integradora de Arizona, www. AzCIM.org, ofrece información sobre la medicina integradora y un localizador de médicos en la página de inicio.

Otros sitios web con información sobre la depresión que satisfacen mis exigencias de calidad son:

Medicinenet
www.medicinenet.com

National Institute of Mental Health
www.nimh.nih.gov

Netdoctor.co.uk
www.netdoctor.co.uk

WebMD.com
www.webmd.com

Los sitios recomendados con información relativa a terapias concretas recomendadas en este libro incluyen:

Terapia Cognitivo-Conductual:
National Association of Cognitive-Behavioral Therapists
www.nacbt.org

Formación en compasión:
Profesionales y cursos
www.training-classes.com/learn/_k/c/o/m/compassion/

Formación en empatía:
The Empaty Training Console
http://empathytrainingconsole.com/

Perdón:
Stanford Forgiveness Project
http://learningtoforgive.com

Gratitud:
Spirituality and Practice
www.spiritualityandpractice.com/practices/practices.php?id=11

Clubes de risa:
Laughter Yoga International
www.laughteryoga.org

Meditación:
Insight Meditation Center (Vipassana)
www.insightmeditationcenter.org

Project Meditation
www.project-meditation.org

Susan Piver (medios de meditación)
www.susanpiver.com

Adiestramiento en mindfulness
www.mindfullivingprograms.com.

Actividad Física
Clínica Mayo (sección salud)
www.mayoclinic.com/health/fitness/MY00396

Psicología Positiva:
Positive Psychology Center
www.ppc.sas.upenn.edu

Visualización:
Academy for Guided Imagery
www.acadgi.com

Ejercicios de Visualización:
www.key-hypnosis.com

Programas de audio

Jon Kabat-Zinn, «Mindfulness for Beginners», Sounds True audio edition, 2007.

Andrew Weil, «Breathing: The Master Key to Self Healing», Sounds True audio edition, 1999.

Andrew Wiel y Jon Kabat-Zinn, «Meditation for Optimum Health: How to Use Mindfulness and Breathing to Heal Your Body and Refresh Your Mind», Sounds True audio edition, 2001.

Andrew Weil y Rubin Naiman, «Healthy Sleep: Wake Up Refreshed and Energized with Proven Practices for Optimum Sleep», Sounds True audio edition, 2007.

La primera Conferencia de la Salud Mental Integradora se celebró en Phoenix, Arizona, el 22-24 de marzo de 2010, e incluyó ponencias de los líderes en este campo. En www.conferencerecording.com están disponibles los CD y DVD correspondientes; escribe «integrative mental health» en el cuadro de búsqueda.

También recomiendo las descargas de CD y grabaciones de audio de la psicoterapeuta Belleruth Naparstek, en especial las tituladas «Depression», «Relieve Stress» y «Healthful Sleep». Éstas y otras fuentes están disponibles en su sitio web www.healthjourneys.com.

Suplementos dietéticos

Recomiendo y uso las vitaminas, minerales y suplementos de la marca Weil Nutritional Supplements, que se pueden conseguir en DrWeil.com. He elaborado estas fórmulas científicas y supervisado su producción. Ve a www.drweil.com y pincha en la pestaña «Marketplace» o en el enlace «Vitamin Advisor». Estos productos también están disponibles en muchas tiendas especializadas en salud.

Entre los productos que están en consonancia con las recomendaciones de este libro se incluyen:

Antioxidantes y multivitaminas
Ayuda del estado de ánimo
Ayuda de Omega-3

(Todos los beneficios después de pagados los impuestos por las ventas de estos productos van a la Weil Foundation, www.WeilFoundation.org, una organización sin ánimo de lucro para apoyar el desarrollo de la medicina integradora a través de la educación, la investigación y la reforma de las políticas públicas.)

Otros productos que también cumplen mis exigencias de calidad:

Extractos estandarizados de ashwgandha, *Rhodiola rosea*, Hipérico y valeriana: Nature's Way Products, Inc.
3051 West Maple Loop Dr., Suite 125
Lehi, UT 84043
www.naturesway.com

Aceite de pescado en cápsulas y líquido:
Nordic Naturals, Inc.
94 Hangar Way
Watsonville, CA 95076
www.nordicnaturals.com

Extractos de basilisco sagrado, rhodiola y cúrcuma:
New Chapter, Inc.
22 High St.
Brattleboro, VT 05301
www.newchapter.com

Comprimidos sublinguales de melatonina:
Source Naturals
23 Janis Way
Scotts Valley, CA 95066
www.sourcenaturals.com

SAMe:
Nature Made
P.O. Box 9606
Mission Hills, CA 91346
www.naturemade.com/products/segments/SAMe

Otros Productos

Caja de luz (sin las longitudes de onda que pueden dañar la retina)
Lo-LIGHT Desk Lamp, modelo D 120
Sunnex Biotechnologies
Suite 657-167 Lombard Ave.
Winnipeg, MB Canada R3B-OV3
1-877-778-6639

Auriculares de cancelación del ruido ambiente:
Bose QuietComfort 15 Acoustic Noise Cancelling Headphones
Bose Corporation
The Mountain
Framingham, MA 01701
1-800-999-2673
www.bose.com

Generador de ruido blanco:
Marpac SleepMate 980A Electro-Mechanical Sound Conditioner
Marpac Corporation
P.O. Box 560
Rocky Point, NC 28457
1-800-999-6962
www.marpac.com

Notas

INTRODUCCIÓN

Pág. 8. **El psicólogo de Harvard Daniel Gilbert ha dedicado más de un decenio a estudiar la pésima aptitud de los seres humanos para de predecir qué acontecimientos futuros les harán felices:** «The Science of Happiness: A Talk with Daniel Gilbert», introducción de John Brockman, www.edge.org/3rd_culture/gilbert06/gilbert06_index.html.

Pág. 12. **Los cardiólogos saben ahora que esa pérdida de la variabilidad del ritmo cardíaco es un síntoma precoz de enfermedad:** Kristal, E., y otros, «Heart Rate Variability in Health and Disease», *Scand J Environ Health* 2, (21 abril 1995), pp. 85-95. Véase también el artículo de fondo de Karemaker, J. M., y K. I. Lie, «Heart Rate Variability: A Telltale of Health o Disease», *Europen Heart J* 31, 21, (marzo 2000), pp. 435-37, www.heartmath.org.

Pág. 12. **Ramakrishna Paramahnsa (1836-1886), un famoso santón hindú:** Neevel jr., Walther G., «The Transformation of Sri Ramakrishna», Smith, Bardwell L., ed., *Hinduism: New Essays in the History of Religions*, E. J. Brill, Países Bajos, 1976, pp. 53-97. Véase también Holleran, Peter, «Ramakrishna Paramahansa-God-Intoxicated Saint», www.mountainrunnerdoc.com/articles/article/2291157/31005.htm.

CAPÍTULO 1: ¿QUÉ ES EL BIENESTAR EMOCIONAL?

Pág. 28. **No obstante forzada, una alegría casi intimidante domina nuestra cultura:** Barbara Ehrenreich, *Bright-Sided: How the Relentless Promotion of Positive Thinking Has Undermined America*, Metropolitan Books, Nueva York, 2009.

Pág. 28. «El presidente casi exigía el optimismo», comentó la secretaría de estado de Bush Condoleezza Rice: Ehrenreich, ibíd., p. 10. Véase también Pine, Richard, «Bush's Toxic Optimism», *Huffington Post*, (16 septiembre 2007), www.huffington-post.com/richard-pine/bushs-toxic-optimism_b_64616.html.

Pág. 29. Uno de ellos, de 2004, observa: Uchida, Yukiko, y otros, «Cultural Constructions of Happiness: Theory and Empirical Evidence», *J Happiness Studies*, 5, (2004), pp. 223-239.

Pág. 29. Otros artículos académicos aportan notables diferencias de un país a otro en los niveles de la felicidad declarada: Rohani Rad, Roya, «Happiness: A Literature Review of Cross Cultural Implications», noviembre 2010, www.selfknowledge-base.com/files/happinessliteraturereview.pdf.

CAPÍTULO 2: UNA EPIDEMIA DE DEPRESIÓN

Pág. 31. La Organización Mundial de la Salud predice que en 2030 habrá en todo el mundo más personas deprimidas que afectadas por cualquier otra enfermedad: «Depression Looms as Global Crisis», BBC News, 2 sept. 2009, http://new.bbc.co.uk/2/hi/health/8230549.stm.

Pág. 31. El número de norteamericanos que toman antidepresivos se duplicó en el decenio de 1996-2005: Gardner, Amanda, «Antidepressant Use in U. S. Has Almost Doubled», *Healthday*, (3 agosto 2009), http://health.usnews.com/health-news/fa-mily-helth/brain-and/behavior/articles/2009/08/03/antidepressant-use-in-us-has-almost-double.

Pág. 31. En la actualidad, un asombroso 10 por ciento de la población de Estados Unidos, incluidos millones de niños, consume uno o más de estos medicamentos: Kaharine Kam, «Can Antideperessant Work for Me?», WebMD, 20 febrero 2011, www.webmd.com/depression/features/are-antidepressants-effective.

Pág. 32. el *Diagnostic and Statistical Manual of Mental Disorders* (DSM): *Diagnostic and Statistical Manual of Mental Disorders*, cuarta edición, texto revisado (DSM-IV-TR), publicado por la American Psychiatric Association, 2000. El DSM-V apareció en 2012.

Pág. 32. La actual edición del DSM proporciona criterios específicos para el diagnóstico de esta forma de depresión más grave: DSM-IV-TR.

Pág. 33. El novelista William Styron, autor de *La decisión de Sophie*, proporciona: Styron, William, *Esa visible oscuridad*, Mondadori, Barcelona, 2001.

Pág. 34. **El escritor inglés Aldous Huxley escribió lo siguiente de este lugar:** Huxley, Aldous, *Más allá del golfo de México*, Edhasa, Barcelona, 1986.

Pág. 35. **Según la clasificación del DSM, lo que se me habría diagnosticado sería un trastorno distímico, la forma entre leve y moderada más frecuente de la depresión:** DSM-IV-TR.

Pág. 36. **Un destacado sitio web relacionado con la salud deja constancia de que de un grupo encuestado:** «The Relationship Between Depression and Anxiety», HealthyPlace.com, 13 enero 2009, www.healthyplace.com/depression/main/relationship-between-depression-and-anxiety/menu-id-68/.

Pág. 37. **Las mujeres son dos veces más propensas que los hombres a padecer depresión:** Riolo, Stephanie A., y otros, «Findings from the National Health and Nutrition Examination Survey III», *Am J Pub Health* 65, 6, (junio 2005), pp. 998-1.000.

Pág. 37. **También sabemos que la depresión coexiste habitualmente con la enfermedad física:** National Institute of Mental Health, 2002, www.nimh.nih.gov/health/publications/depression/complete-index.shtml.

Pág. 37. **Sin embargo, los expertos en el envejecimiento están de acuerdo en que la depresión no es una consecuencia normal de hacerse mayor:** National Institute of Mental Health.

Pág. 37. **El Instituto Nacional de la Salud Mental de Estados Unidos informa de que en un año cualquiera, el 4 por ciento de los adolescentes de nuestra sociedad padece una depresión severa:** National Institute of Mental Health.

Pág. 38. **La depresión también está siendo diagnosticada con mucha más frecuencia que nunca en los preadolescentes:** Estudio de la Universidad de Harvard publicado en *Harvard Mental Health Newsletter*, (febrero 2002), www.health.harvard.edu/newsweek/Depression_in_Children_Part_I.htm. Véase también: www.about-teendeprression.com/teen-depression.html; «Depression Facts and Stats», www.upliftprogram.com/depression_stats.html#4; «Depression in Children and Adolescents Fact Sheet», National Alliance on Mental Illness, (julio 2010), www.nami.org/Template.cfm?Section=by_illness&template=/ContentManagement/ContentDisplay.cfm&ContentID=17623; Cox, E. R., y otros, «Trends in the Prevalence of Chronic Medication Use in Children: 2002-2005», *Pediatrics*, 122, 5 (noviembre 2008), e1.053-1.061, pediatrics.aappublications.org/cgi/content/abstract/122/5/e1053.

Pág. 38. **Junto con el trastorno de déficit de atención e hiperactividad (TDAH) y el autismo, la depresión explica la inaudita y generalizada prescripción de medica-**

ción psiquiátrica a nuestra población infantil: Estudio de la Universidad de Harvard presentado en *Harvard Mental Health Newsletter*, (febrero 2002), www.health. harvard.edu/newsweek/Depression_in_Children_Part_I.htm. Véase también: www. about-teen-depression.com/teen-depression-html; «Depression Facts and Stats», www.upliftprogram.com/depression_stats.html#4; Cox, y otros, ibíd., e1.053-1.061.

Pág. 38-39. **En 1996, la industria farmacéutica gastó 32 millones de dólares en publicidad directa; en 2005, esa cifra casi se había cuadruplicado, alcanzando los 122 millones:** Szabo, Liz, «Number of Americans Taking Antidepressants Doubles», *USA Today*, (4 agosto 2009), www.usatody.com/news/health/2009-08-03-antidepressants_N.htm.

Pág. 39. **En 2008 se extendieron más de 164 millones de recetas de antidepresivos, lo que ascendió a 9,6 millardos de dólares en ventas sólo en Estados Unidos:** «Study: Antidepressant Lift May Be All in Your Head», USAToday.com, (5 enero 2010), www.usatoday.com/news/health/2010-01-66-antidepressants06_ST_N.htm.

Pág. 39. *Crazy Like Us*: Watters, Ethan, *Crazy Like Us: The Globalization of the American Psyche*, Free Press, Nueva York, 2010.

Pág. 39. **Un nigeriano[...] algo parecido a la soledad.»:** Ibíd., p. 195.

Pág. 40. **Sin embargo, a lo largo del último decenio, una gigantesca campaña publicitaria lanzada en Japón:** Ibíd., p. 225.

Pág. 40. **El hecho de que la publicidad directa sea ilegal en Japón no supuso un gran impedimento:** Ibíd., pp. 187-248.

Pág. 41. **Un estudio publicado en el número de abril 2007 de los *Archives of General Psychiatry*:** Wakefield, Jerome C., y otros, «Extending the Bereavement Exclusion for Major Depression to Ohter Losses: Evidence from the National Comorbidity Survey», *Arch Gen Psychiat*, 64, n° 4, (abril 2007), pp. 433-440.

(Pág. 37. **la tasa [de depresión] es ahora más del doble[...] también está subiendo en el resto del mundo desarrollado:** Compton, W. M., y otros, «Changes in the Prevalence of Major Depression and Comorbid Substance Use Disorders in the United States Between 1991-1992 and 2001-2002», *Am J Psychiat*, 163, n°12, (diciembre 2006), pp. 2.141-2.147.

Pág. 44. **Aunque la misma investigación informa de que el sentimiento cotidiano de felicidad que cada uno siente («sentimientos positivos») está casi completamente desligado del nivel de ingresos:** Diener, Ed, y otros, «Wealth and Happiness Across the World: Material Prosperity Predicts Life Evaluation, Whereas Psychosocial Prosperity Predicts Positive Feeling», *J Pers Soc Psychol* 99, n°1, (2010) pp. 52-61.

Pág. 44. **El riesgo de padecer una depresión mayor se ha decuplicado desde la Segunda Guerra Mundial:** Seligman, Martin E. P., y In J. Buie, «'Me' Decades Generate Depression: Individualism Erodes Commitment to Others», *APA Monitor*, 19, nº 18, (octubre 1988), p. 18.

Pág. 44. **Las personas que viven en los países pobres tienen un riesgo menor de padecer depresión que los de las naciones industrializadas:** «Unipolar Depressive Disorders World Map», http://en.wikipedia.org/wiki/File:Unipolar_depressive_disorders_world_map_-_DALY_-_WHO2004.svg.

Pág. 44. **En los países modernizados, las tasas de depresión son más altas entre la población de las ciudades que entre los que viven en el medio rural:** Wang, JiamLi, «Rural-Urban Differences in the Prevalence of Major Depression and Associated Impairment», *Soc Psychiat and Psychiat Epidemiol*, 39, nº 1 (2004), pp. 19-25.

Pág. 44. **En general, los países con estilos de vida más alejados de los patrones de la vida moderna tienen los índices más bajos de depresión:** «Unipolar Depressive Disorders World Map.»

Pág. 44. **En Estados Unidos, la tasa de depresión entre los miembros de las comunidades amish:** Egeland, J. A. y A. M. Hostetter, «Amish Study, I: Affective Disorders Among the Amish, 1976-1980», *Am J. Psychiat*, 140, nº1 (enero 1983), pp. 56-61.

Pág. 44. **Las comunidades de cazadores-recolectores del mundo moderno tienen unas tasas de depresión extremadamente bajas:** Young, Chantal D., «Therapeutic Lifestyle Change: A Brief Psychoeducational Intervention for the Prevention of Depression», presentada al programa de título de grado en psicología y la Facultad de Posgrado de la Universidad de Kansas como cumplimiento parcial de las exigencias para el doctorado, 27 agosto 2009, 31, http://kuscholarworks.ku.edu/dspace/bitstream/1808/5946/1/Young_ku_0099-D_10545_DATA_1.pdf.

Pág. 44. **«en ninguna de estas culturas la presencia de la depresión se parece en nada a la frecuencia con que se da entre nosotros»:** Seligman, Martin E. P., y R. E. Ingram, eds., «Why Is There So Much Depression Today? The Waxing of the Individual an the Waning of the Commons», *Contemporary Psychological Approaches to Depression: Theory, Research, and Treatment*, Plenum Publishing, Nueva York, 1989-1990, pp. 1-9.

Pág. 45. **«Cuanto más "moderno" es el estilo de vida de una sociedad, mayor es su tasa de depresión[...] el organismo humano nunca estuvo pensado para el entorno pos-industrial moderno»:** Ilardi, Stephen, *The Depression Cure*, Da Capo Press, Cambridge Massachusetts, 2009, p. 6.

Pág. 45. **La agricultura nació hace diez mil años, y todavía hasta 1801 el 95 por ciento de los norteamericanos seguía viviendo en granjas:** www.landinstitute.org/vnews/display.v/ART/2004/04/08/4076b2169776a.

Pág. 46. **Y antes del advenimiento de la agricultura industrial, los agricultores llevaban unas vidas bastante más saludables de la que llevamos la mayoría en la actualidad:** Ilardi, *op. cit.*, p. 122.

Pág. 46. **El término *trastorno de déficit de naturaleza* acaba de entrar en el vocabulario popular:** Louv, Richard, *Lost Child in the Woods: Saving Our Childern from Nature-Deficit Disorder*, Algonquin Books, Chapel Hill, Carolina del Norte, 2005.

Pág. 47. **Los cazadores-recolectores y otros pueblos «primitivos» no desarrollan deficiencias visuales:** www.physorg.com/news168157251.html.

Pág. 49. **Más de veinte investigaciones apoyan la relación entre depresión y creatividad:** www.cnn.com/2008/HEALTH/conditions/10/07/creativity.depression/index.html.

Pág. 50. **Los psicólogos clínicos consideran que rumiar las cosas es una «manera de reaccionar a la ansiedad que conlleva centrarse de manera repetitiva en los síntomas de la ansiedad y en sus posibles causas y consecuencias»:** Nolen-Hoeksema, S., y otros, «Rethinking Rumination», *Persp Psychol Sci*, 3, (2000), pp. 400-424.

Pág. 50. **[...]un artículo publicado en 2010 en el *New York Times Magazine* titulado «Depression's Upside»:** Lehrer, Jonah, *New York Times Magazine*, 28 febrero 2010, 41, www.nytimes.com/2010/02/28/magazine/28depression-t.html.

Pág. 51. **«¿No ves cuán necesario es un mundo de penas y problemas para educar una inteligencia y tornarla en alma?»:** Keats, John, *Cartas*, Icaria editorial, Barcelona, 1982. ˙

CAPÍTULO 3: LA NECESIDAD DE UN NUEVO ENFOQUE DE LA SALUD MENTAL

Pág. 53. **En 1977, la revista *Science* publicó un provocativo artículo:** Engel, George L., «The Need for a New Medical Model: A Challenge for Biomedicine», *Science*, 196, n° 4.286, (8 abril 1977), pp. 129-135.

Pág. 57. **En 1980, la American Psychiatric Association revisó a fondo el *Manual de diagnóstico y estadísticas-III* (DSM-III) para adecuarlo al modelo biomédico:** www.allacademic.com/meta/p_mla_apa_research_citation/1/7/5/4/0/p175408_index.html.

Pág. 58. **En 1921, el farmacólogo alemán Otto Loewi (1873-1961) demostró que las células nerviosas (neuronas) se comunican mediante la liberación de sustancias químicas:** Sabbatini, Renato M. E., «Neurons and Synapses: The History of Their Discovery», capítulo 5 «Chemical Transmission», *Brain & Mind*, 17 (2003), www.cerebromente.org.br/n17/history/neurons5_i.htm.

Pág. 60. **El primer fármaco antidepresivo fue descubierto casualmente en 1952:** Lieberman, Joseph A., «History of the Use of Antidepressants in Primary Care», «Primary Care Companion», *J Clin Psychiat*, 5, S.7 (2003), pp. 6-10.

Pág. 61. **Amazon vende casi tres mil libros con dicha palabra en el título:** Búsqueda por palabras de «serotonina» realizada por el autor en agosto de 2010 en la sección de Libros de Amazon.com.

Pág. 62. **En efecto, un nuevo principio activo conocido como tianeptina —de venta en Francia y otros países europeos bajo el nombre comercial de Coaxial— ha demostrado ser tan eficaz como el Prozac:** Begley, Sharon, «The Depressing News About Antidepressants», *Newsweek Online* (29 enero 2010), www.newsweek.com/2010/01/28/the-depressing-news-about-antidepressants.html.

Pág. 62. **Como el profesor de psicología de la Universidad de Hull Irving Kirsch, de Inglaterra le dijo a Newsweek:** Ibíd.

Pág. 62. **El primero de tales análisis, publicado en 1998:** Ibíd.

Pág. 63. **En abril de 2002, el *Journal of the American Medical Association (JAMA)* publicó los resultados de un amplio estudio aleatorio y controlado:** Jonas, Wayne, y otros, «St. John's Wort and Depression», *JAMA*, 288, n°4, (abril 2002), pp. 446-449. Véase también: http://nccam.nih.gov/news/2002/stjohnswort/q-and-a.htm.

Pág. 63. **Zoloft tampoco era más efectivo que el placebo:** Begley, op. cit.

Pág. 63. **Irving Kirsch resumió el creciente número de pruebas en contra de los ISRS en su libro de 2010:** Kirsch, I., *The Emperor's New Drugs: Exploding the Antidepressant Myth*, Basic Books, Nueva York, 2010.

Pág. 64. **los análisis más recientes, publicados en el número del 6 de enero de 2010 de JAMA:** Fournier, Jay C., y otros, «Antidepressant Drug Effects and Depression Severity: A Patient-Level Meta-analysis», *JAMA*, 303, n°1, (5 enero 2010), pp. 47-53.

Pág. 64. **Alrededor de un 13 por ciento de las personas con una depresión presentan síntomas muy severos:** Begley, *op. cit.*

Pág. 64. **Uno de los autores del artículo de la JAMA, el doctor Steven D. Hollon de la Vanderbilt University, ha dicho:** Begley, *op. cit.*

Pág. 64. **La soledad, por ejemplo, es un excelente indicador de la depresión:** Schoevers, R. A., y otros, «Risk factors for Depression in Later Life: Results of a Prospective Community Based Study (AMS-TEL)», *J Affect Disord*, 59, n° 2, (agosto 2000), pp. 127-37.

Pág. 66. **Al hablar de los modelos conceptuales, cité a Albert Einstein:** La cita proviene de Einstein e Infeld, *Evolution of Physics*, Cambridge University Press, Cambridge, R. U., 1938, p. 152.

Pág. 68. **[...]los individuos formados en la meditación muestran una actividad cerebral distinta de los que carecen de dicha formación:** Hölzel Britta K., y otros, «Mindfulness Practice Leads to Increases in Regional Brain Matter Density», *Psychiat Res Neuroimaging*, 191, n° 1, (30 enero 2011), pp. 36-43.

CAPÍTULO 4: LA INTEGRACIÓN DE LAS PSICOLOGÍAS ORIENTAL Y OCCIDENTAL

Pág. 71. **Lewis Mehl-Madrona:** *Coyote Medicine*, Simon and Schuster, Nueva York, 1977.

Pág. 72. **«En la lengua lakota no existe un concepto preciso de salud mental»:** Mehl-Madrona, Lewis, comunicación personal y contenido de la conferencia, marzo 2010.

Pág. 72. **En estas formas de considerar la mente y la salud mental, la «comunidad» es la unidad básica de estudio, no el individuo:** Mehl-Madrona, comunicación.

Pág. 74. **Mente y Vida XV, celebrado en 2007 en la Emory University de Atlanta:** «Mind and Life XV», www.mindandlife.org/dialogues/past-conferences/ml15/.

Pág. 74. **las terapias basadas en la *mindfulness* [conciencia plena], junto con las técnicas que intensifican la compasión, puedan revelarse especialmente útiles en el tratamiento de la depresión»:** «Mind and Life XV», www.mindandlife.org/dialoques/past-conferences/ml15/.

Pág. 75. **Las investigaciones de Davidson, junto con las de otros, demuestran que la neuroplasticidad es una característica fundamental e nuestros cerebros:** Davidson, Richard y Antoine Lutz, «Buddha's Brain: Neuroplasticity and Meditation», *IEEE Signal Processing Magazine*, 25, n°1 (enero 2008), 174-176.

Pág. 76. **En una entrevista concedida en enero de 2007 al periódico británico** *The Independent*, **Ricard declaró:** www.independent.co.uk/news/ul/this-britain/the-happiest-man-in-the-world-433063.html.

Pág. 76. **El Dalai Lama, que cree que «el propósito de la vida es la felicidad», también enseña que «la felicidad se puede alcanzar con el adiestramiento de la mente»:** Su Santidad el Dalai Lama y el doctor Howard Cutler, *The art of Happiness: A Handbook for Living*, Putnam Books, Nueva York, 1998, pp. 13-14. Véase también: www.1000ventures.com/business_guide/crosscuttings/cultures_buddhism_dalai_lama.html.

Pág. 77. **Las investigaciones demuestran que es efectivo para mejorar los resultados y la calidad de vida en pacientes con dolor crónico y una diversidad de patologías:** Plews-Ogan, Margaret, y otros, «A Pilot Study Evaluating Mindfulness-Based Stress Reduction and Massage for the Management of Chronic Pain», *Gen Intern Med*, 20, n° 12, (diciembre 2005), pp. 1.136-1.138. Véase también: Bohlmeijer, E., y otros, «The Effects of Mindfulness-Based Stress Reduction Therapy on Mental Health of Adults with a Chronic Medical Disease: A Meta-Analysis», *J Psychosom Res*, 68, n°6 (junio 2010), pp. 539-544; y www.mindfullivingprograms.com/whatMBSR.php.

Pág. 77. **En un estudio publicado en enero de 2011 en** *Psychiatry Research: Neuroimaging*: Hölzel, Britta K., y otros, «Mindfulness Practice Leads to Increases in Regional Brain Gray Matter Density», *Psychiat Res Neuroimaging*, 191, n°1 (30 enero 2011), pp. 36-43.

Pág. 78. **Otra aplicación, la terapia cognitiva basada en el** *mindfulness* **(MBCT):** www.mindfullivingprograms.com/whatMBSR.php. Véase también: «Mindfulness-Based Cognitive Therapy», www.mbct.com y Segal, Zindel V., y otros, «Antidepressant Monotherapy vs. Sequential Pharmacotherapy and Mindfulness-Based Cognitive Therapy, or Placebo, for Relapse Prophylaxis in Recurrent Depression», *Arch Gen Psychiat*, 67, n° 12 (diciembre 2010), pp. 1.256-1.264, http://archpsyc.ama-assn.org/cgi/content/short/67/12/1256.

Pág. 78. **El doctor en Medicina Daniel Siegel, profesor clínico de Psiquiatría de la UCLA[...] denomina esta aptitud** *«mindsight»*: Siegel, Daniel J., *Mindsight. La nueva ciencia de la transformación personal*, Paidós Ibérica, Barcelona, 2011.

CAPÍTULO 5: LA OPTIMIZACIÓN DEL BIENESTAR EMOCIONAL MEDIANTE EL CUIDADO DEL CUERPO

Pág. 86. **Hasta un 20 por ciento de las personas que padecen una depresión presentan una escasez de hormonas tiroideas:** Hickle, I., y otros, «Clinical and Subclinical Hypothyroidism in Patients with Chronic and Treatment-Resistant Depression», *Austral NZ J Psychiat*, 30, (abril 1996), pp. 246-252. Véase también: «Depression Explored, with Barry Durrant-Peatfield», 19 noviembre 2003, http://thyroid.about. com/b/2003/11/19/depression-explored-with-dr-barry-durrant-peatfield.htm.

Pág. 86. **Las disfunciones de la hipófisis y las glándulas suprarrenales también afectan habitualmente a la salud emocional, igual que los fármacos utilizados para tratarlas:** Kelly, W. F., «Psychiatric Aspects of Cushing's Syndrome», *QJM*, 89 (1996), pp. 543-551, http://qjmed.oxfordjournals.org/content/89/7/543.full. pdf+html?sid=1ce50d74-b3f4-4d2a-b7b0-8d367d3133ee.

Pág. 86. (Nota al pie) **Preocupado por esta posibilidad como afectado por la enfermedad de Addison, John F. Kennedy:** Maugh, Thomas H., «John F. Kennedy's Addison's Disease Was Probably Caused by Rare Autoimmune Disease», *Los Angeles Times*, 5 septiembre 2009, http://articles.latimes.com/print/2009/sep/05/science/sci-jfk-addisons5.

Pág. 86. **[…]la depresión en algunos ancianos varones se puede aliviar elevando los bajos niveles de testosterona:** Amore, M., y otros, «Partial Androgen Deficiency, Depression and Testosterone Treatment in Aging Men», *Aging Clin Exper Res*, 21, nº1 (febrero 2009), p. 1-8.

Pág. 86-87. **Las personas con diabetes son más proclives a deprimirse que las que no padecen esta enfermedad:** An, Pan, y otros, «Bidirectional Association Between Depression and Type 2 Diabetes Mellitus in Women», *Arch Int Med*, 170, nº121 (22 noviembre 2010), pp. 1.884-1.891. Véase también, Golden S. H., y otros, «Examining a Bidirectional Association Between Depressive Symptoms and Diabetes», *JAMA*, 229, nº 23 (2008), pp. 2.751-2.759.

Pág. 87. **Una investigación reciente con animales con diabetes tipo 1 demostró la existencia de un efecto hasta entonces desconocido de la insulina:** «Insulin's Brain Impact Links Drugs and Diabetes», Vanderbilt University Medical Center, *Science-Daily*, 17 octubre 2007, www.sciencedaily.com/releases/2007/10/071017090131.htm.

Pág. 87. **Uno de cada tres supervivientes a un infarto de miocardio sufre depresión, al igual que una de cada cuatro personas que han tenido un derrame cerebral y uno de cada tres pacientes con sida:** «Co-Occurrence of Depression with Other Illnesses», de la publicación del National Institute of Mental Health «Men and Depression», *NIMH*, (2005), www.nimh.nih.gov/health/publications/men-and-depression/co-occurrence-of-depression-with-other-illnesses.shtml.

Pág. 87. **Un porcentaje aun más elevado —el 50 por ciento— de personas con la enfermedad de Parkinson padecen de depresión:** Hitti, Miranda, «Depression

Common with Parkinson's Disease», *WebMD Health News*, 29 septiembre 2004, www.webmd.com/parkinsons-disease/news/20040929/depression-common-with-parkinsons-disease.

Pág. 88. **«La depresión forma parte de la enfermedad, no es una simple reacción a ella»:** Ibíd.

Pág. 88. **Hasta un 25 por ciento de las personas con cáncer padecen depresión:** Jennings, Dana, «After Cancer, Ambushed by Depression», *New York Times*, Sección Salud, 29 septiembre 2009.

Pág. 88. **En algunas clases de cáncer —especialmente el de páncreas— este porcentaje es mucho más alto:** Brescia, Frank J., «Palliative Care in Pancreatic Cancer», *Cancer Control*, 11, n°1 (enero-febrero 2004), pp. 39-45.

Pág. 89-90. **Un efecto secundario frecuente de la terapia con interferones es una depresión severa; algunos pacientes incluso se han suicidado:** McElroy, Molly, «Scientits Build on Case Connecting Inflammatory Disease and Depression», Illinois News Bureau, 27 julio 2004, http://news.illinois.edu/news/04/0727depression.html.

Pág. 90. **Además de los graves efectos secundarios físicos, el tratamiento puede provocar paranoia y alucinaciones:** DiChiara, Timothy, «What You Need to Know About Interleukin-2 for Metastatic Melanoma», *About.com*, 31 de marzo 2009, http://skincancer.about.com/od/treatmentoptions/a/interleukin.htm.

Pág. 90. **[…]cuando se administran citocinas proinflamatorias a los animales, les provocan un «comportamiento de enfermedad»:** Kelley, K. W., y otros, «Cytokine-Induced Sickness Behavior», *Brain Behav Immun*, 17, 1, (febrero 2003), pp. 112-118.

Pág. 90. **[…]en la década de 1960 las investigaciones pusieron de manifiesto que el responsable era un agente transmisible por la sangre:** Holmes, J. E., y N. E. Miller, «Effects of Bacterial Endotoxin on Water Intake, Food Intake, and Body Temperature in the Albino Rat», *J Exp Med*, 118, (1963), pp. 649-658. Véase también, Miller, N., «Some Psychophysiological Studies of Motivation and of the Behavioral Effects of Illness», *Bull Br Psychol Soc*, 17 (1964), pp. 1-20.

Pág. 93. **[…]clasificados como de alto contenido glucémico, porque aumentan la glucosa en sangre rápidamente:** Brand-Miller, Jennie, y otros, *The Glucose Revolution: The Authoritative Guide to the Glycemic Index*, Marlowe & Company, Emeryville, California, 1999.

Pág. 94. **Las personas que están en forma y que hacen ejercicio de manera regular tienen menos inflamaciones que los demás:** Ford, E.S., «Does Exercise Reduce In-

272   LA FELICIDAD TE ESTÁ ESPERANDO

flammation? Physical Activity and C-reative Protein Among U. S. Adults», *Epidemiol*, 15, n° 5 (septiembre 2002), pp. 561-568. Véase también, Rauramaa, Rainer, y otros, «Effects of Aerobic Physical Exercise on Inflammation and Atherosclerosis in Men: The DNASCO Study: A Six-Yer Randomized, Controlled Trial», *Ann Int Med*, 140, n° 12 (15 junio 2004), pp. 1.007-1.014.

Pág. 94. **La cantidad y calidad de tu sueño también influye en la inflamación, al igual que el estrés:** «Poor Sleep Quality Increases Inflammation, Community Study Finds», *Science Blog*, 14 noviembre 2010, http://scienceblog.com/40178/poor-sleep-quality-increases-inflammation-community-study-finds/. Véase también, Anderson, Robert A., «Inflammation and Stress», *Townsend Letter for Doctors and Patients*, mayo 2005, http://findarticles.com/p/articles/mi-m0ISW/is-262/ai_n13675741/, y Simpson, N. y D. F. Dinges, «Sleep and Inflammation», *Nutr Rev*, 65, n° 12, 2ª parte, suplemento, (diciembre 2007), pp. 244-252.

Pág. 96. **Muchas investigaciones relacionan las carencias de determinados nutrientes con el funcionamiento cerebral y una salud emocional/ mental por debajo del nivel óptimo:** Horrobin, David F., «Food, Micronutrients, and Psychiatry», *Int Psychogeriat*, 14, n° 4 (enero 2005), pp. 331-334.

Pág. 96. **[...]ácidos grasos omega-3, unas grasas especiales de una importancia trascendental tanto para la salud física como para la mental:** «Fish Oils and Mental Health/Depression», publicado en *oilofpisces.com database*, 2010, ww.oilofpisces.com/depression.html.

Pág. 96. **Un suplemento dietético de estas grasas, en general en forma de aceite de pescado, se ha revelado como una terapia natural efectiva y no tóxica:** Ibíd.

Pág. 97. **En algunos tratamientos se han utilizado unas dosis muy altas de aceite de pescado —20 g al día o más— sin que se detectaran efectos nocivos:** Ibíd.

Pág. 97. **Un gorila, que come principalmente hojas y otras sustancias vegetales crudas, que son muy bajas en grasas, tiene un cerebro que representa aproximadamente el 0,2 por ciento de su peso corporal total:** Ahimie, Imonikhe, «The Difference Between Human Primates and Ape Primates», publicado en *Helium.com*, 1 septiembre 2009, www.helium.com/items/1572554-differences-between-human-primates-and-ape-primates.

Pág. 100. **[...]vitamina D, y esta casi es imposible de obtener exclusivamente de la dieta:** «Vitamin D Important in Brain Development and Function», *Science News*, 23 abril 2008, www.sciencedaily.com/releases/2008/04/080421072159.htm.

Pág. 100. [...]no sólo para la salud ósea, sino por la protección que facilita contra muchas clases de cáncer, la esclerosis múltiple, la gripe y otras dolencias: Ibíd.

Pág. 100. [...]más médicos comprueben los niveles en sangre de la vitamina D en sus pacientes y están documentando su deficiencia en muchos de ellos: Ibíd.

Pág. 101. Unos niveles altos de vitamina D pueden servir de protección contra el deterioro cognitivo relacionado con el envejecimiento: Lee, D. M., y otros, «Association Between 25-hydroxyvitamin D Levels and Cognitive Performance in Middle-Aged and Older European Men», *J Neurol Neurosurg Psychiat*, 80, n° 7 (Epub 21 mayo 2009), pp. 722-729.

Pág. 101. (Esta última correlación se plantea como una posible explicación a la incidencia sorprendentemente alta de la esquizofrenia entre los inmigrantes de piel oscura que se trasladan a los países del norte de Europa): Dealberto, M. J., «Why Are Immigrants at Increased Risk for Psychosis? Vitamin D Insufficiency, Epigenetic Mechanisms, or Both?», *Med Hypotheses*, 70, n° 1 (2008), p. 211.

Pág. 102. Se han descrito deficiencias de otras vitaminas y oligoelementos en personas con alteraciones anímicas: Horrobin, David F., «Food, Micronutrients, and Psychiatry», *Int Psychogeriat*, 14, n° 4 (enero 2005), pp. 331-334.

Pág. 103. Un reportaje de difusión nacional de junio de 2010 hablaba de un «tratamiento heterodoxo para ansiedad y las alteraciones de ánimo»: Blue, Laura, «Is Exercise the Best Drug for Depression?», *Time Magazine Online*, 19 junio 2010, www.time.com/time/health/article/0,8599,1998021,00.html.

Pág. 104. «Para que el hombre tenga éxito en la vida, los dioses le proporcionaron dos medios»: Platón, siglo IV a. C., citado en Struohle, Andreas, «Physical Activity, Exercise, Depression and Anxiety Disorders», *J Neural Transm*, 116, (2009), pp. 777-784.

Pág. 104. Son muchas las investigaciones que demuestran que los pacientes con depresión que observan un régimen de ejercicio aeróbico, mejoran tanto como los tratados con medicación y tienen menos probabilidades de recaída: Ibíd.

Pág. 104. Los datos también sugieren que el ejercicio previene asimismo la depresión y eleva el estado de ánimo en las personas sanas: Ibíd.

Pág. 105. La mayoría de los estudios prospectivos han utilizado en sus análisis programas de caminatas y footing: Ibíd.

Pág. 105. [...]algunos estudios revelan que los ejercicios anaeróbicos, como los que se centran en la fuerza y la flexibilidad, además del yoga, también son efectivos: Ibíd. Véase también, Bergen, B. G. Y D. R. Owen, «Mood Alteration with Yoga an Swimming: Aerobic Exercise May Not Be Necessary», *Percept Mot Skills*, 75, nº 3, 2ª parte, (diciembre 1992), pp. 1.331-1.343.

Pág. 105. **[…]el psicólogo clínico y especialista en yoga Bo Forbes explica:** la siguiente cita es de Forbes, Bo, *Yoga for Emotional Balance*, Shambhala Publications, Boulder, Colorado, 2010, p. 39.

Pág. 106. **Las conclusiones más importantes de las investigaciones realizadas hasta la fecha son que la actividad física regular:** Struohle, op. cit.

Pág. 109. **La mayoría de los expertos coinciden en que el sueño y el estado de ánimo están estrechamente relacionados:** Epstein, Lawrence J., MD, «Sleep and Mood», 15 diciembre 2008, http://healthysleep.med.harvard.edu/need-sleep/whats-in-it-for-you/mood.

Pág. 109. **Las investigaciones dicen que alrededor de un 90 por ciento de los pacientes con depresión mayor tienen problemas para iniciar y mantener el sueño:** Ibíd.

Pág. 110. **[…]el insomnio crónico —que se da de modo ocasional durante la mayor parte del año— es un sólido indicador clínico de depresión:** Ibíd.

Pág. 110. **Entre un 5 y un 10 por ciento de la población adulta de los países industrializados occidentales padece de insomnio crónico:** Ibíd.

Pág. 110. **La mayoría se centran en la privación del sueño: personas observadas en laboratorios durante días o semanas, mientras sólo se les permite dormir por debajo del número normal de horas:** Benca, Ruth M., «How Does Sleep Loss Affect Mood?», *Medscape Family Medicine*, 7, nº 2 (2005), cme.medscape.com/viewarticle/515564. Véase también, Haack, Monica y Janet M. Mullington, «Sustained Sleep Restriction Reduces Emotional and Physical Well-Being», *Pain*, 119, nº 1 15 diciembre 2005, pp. 56-64.

Pág. 110. **Un estudio de la Universidad de Pensilvania:** Dinges, David, y otros, «Cumulative Sleepiness, Mood Disturbance, and Psychomotor Vigilance Decrements During a Week of Sleep Restricted to 4-5 Hours Per Night», *Sleep* 20, nº4 (abril 1997), pp. 167-177.

Pág. 110-111. **Otro estudio, este llevado a cabo por los investigadores de la Facultad de Medicina de Harvard y de la Universidad de California en Berkeley, utilizaron las imágenes por resonancia magnética (IRM) funcional para evaluar los cambios que la privación del sueño ocasionaba en el funcionamiento del cerebro:**

Yoo, Seung-Schik, y otros, «The Human Emotional Brain Without Sleep-A Prefrontal Amygdala Disconnect», *Curr Biol*, 17, n° 20 (23 octubre 2007), R877-878.

Pág. 111. **[...]porque la privación del sueño también aumenta los procesos inflamatorios en el organismo:** Simpson, Deborah y David F. Dinges, «Sleep and Inflammation», *Nutr Rev*, 65 (diciembre 2007), S244-252.

Pág. 111. **Los trastornos del estado de ánimo también están estrechamente vinculados a[...] la fase REM (acrónimo de movimiento rápido de los ojos en inglés):** Cartwright, Rosalind, *The Twenty-four Hour Mind: The Role of Sleep and Dreaming in Our Emotional Lives*, Oxford University Press, Nueva York, 2010, p. 7.

Pág. 111. **«la pérdida de la fase REM o los sueños es la fuerza sociocultural ignorada más decisiva en la etiología de la depresión»:** Naiman, Rubin, «Circadian Rhythm and Blues: The Interface of Depression with Sleep and Dreams», *Psychology Today Blog by Rubin Naiman, PhD*, 28 febrero 2011, www.psychologytoday.com/blog/bloggers/rubin-naiman-phd.

Pág. 111. **No deja de ser significativo el hecho de que la mayoría de los medicamentos utilizados para ayudar a la gente a dormir supriman la fase REM y los sueños:** Ibíd.

Pág. 112. **Las investigaciones sugieren que el contenido emocional de muchos sueños es negativo:** Ibíd.

Pág. 119. **El uso prolongado de los esteroides provoca inestabilidad emocional, estados maníacos y, con mayor frecuencia, depresión:** Patten, S. B., «Exogenous Corticosteroids and Major Depression in the General Population», *J Psychosom Res* 49, n° 6 (diciembre 2000), pp. 447-449. Véase también, *Manual diagnóstico y estadístico de los Trastornos Mentales*, 4ª ed., (DSM-IV), editado por la American Psychiatric Association, 2000.

Pág. 121. **(Curiosamente, Islandia es una excepción, probablemente porque sus habitantes disfrutan de unos niveles de ácidos grasos omega-3 en los tejidos excepcionalmente elevados, gracias a su dieta rica en pescado azul además de a la alta ingesta dietética de vitamina D, también procedente del pescado):** Miller, Daphne, *The Jungle Effect: Healthiest Diets from Around the World: Why They Work and How to Make Them Work for You*, Harper, Nueva York, 2009, pp.137-139.

Pág. 121. **En 1984, el doctor Norman E. Rosenthal y sus colegas del Instituto Nacional de Salud Mental describieron una forma de depresión de recurrencia estacional:** Rosenthal, N. E., y otros, «Seasonal Affective Disorder: A Description of the

Syndrome and Preliminary Findings with Light Therapy», *Arch Gen Psychiat*, 41, n° 4, (1984), pp. 72-80.

Pág. 121. [...]su libro *Winter Blues*, publicado en 1993, es el tratado clásico sobre el tema: Rosenthal, Norman E., *Winter Blues*, Guilford Press, Nueva York, 1993.

Pág. 122. se calcula que un 6,1 por ciento de la población de Estados Unidos lo padece y más del doble de ese porcentaje es proclive a alguna forma leve denominada trastorno afectivo estacional subsindromal: Avery, D. H., y otros, «Bright Light Therapy of Subsyndromal Seasonal Affective Disorder in the Workplace: Morning vs. Afternoon Exposure», *Acta Psychiatrica Scandinavica*, 103, n° 4 (2001), 267-274. Véase también, Said, M., «Seasonal Affective Disorders» *Priory* (enero 2001), priory.com/psych/SAD.htm.

Pág. 122. Fuera cual fuera su causa, el tratamiento con luz de espectro total —que no es la misma que la luz de interiores normal— alivia el TAE con la misma efectividad que los antidepresivos y, además, con mayor rapidez: Golden, Robert N., y otros, «The Effect of Light Therapy in the Treatment of Mood Disorders: A Review and Meta-Analysis of the Evidence», *Am J Psychiat*, 162 (abril 2005), pp. 656-662.

Pág. 122. [...]aunque el análisis de los datos disponibles hasta el momento sugiere que puede ser útil para tratar la depresión no estacional, de nuevo con la misma eficacia que la medicación: Ibíd.

Pág. 123. Muchos de estos dispositivos incluyen longitudes de onda de luz azul que son peligrosas para el ojo y que aumentan el riesgo de la degeneración macular asociada a la edad (DMAE): «The Dark Side of Light: Rhodopsin and the Silent Death of Vision. The Proctor Lecture», *Investig Ophthalmol Vis Sci*, 46, (2005) pp. 2.672-2.682. Véase también, «The Risk of Eye Damage from Bright Light and Blue Light Therapy», www.sunnexbiotech.com, www.sunnexbiotech.com/therapist/main.htm.

Pág. 123. (Herbert Kern, el ingeniero pionero en probarla, declaró en un artículo publicado por *Science* en 2007): Bhattacharjee, Y., «Psychiatric Research. Is Internal Timing Key to Mental Health?», *Science*, 317, n° 5.844 (14 septiembre 2007), pp. 1.488-1.490.

Pág. 127. Investigaciones recientes sugieren que los antidepresivos pueden aumentar el riesgo: Rosenberg, Steven, «Study Hints at Link Between Antidepressants and Heart Trouble», ponencia del doctor Amit Shah en el congreso anual del American College of Cardiology, *HealthDay News*, 2 abril 2011; Cosgrove, L, Ling Shi, y otros, «Antidepressants and Breast and Ovarian Cancer Risk: A Review of the Literature and Researchers' Financial Associations with Industry», *PlosOne*, www.plosone.org/article/info%3Adoi%2F10.1371%2Fjournal.pone.0018210.

Pág. 129. Esta planta europea (*Hypericum perforatum*) tiene una larga tradición terapéutica, incluida su utilización como impulsor del estado de ánimo: Hammernes,
Paul, y otros, «St. John's Wort: A Systematic Review of Adverse Effects and Drug Interaction for the Consultation Psychiatrist», *Psychosomatics*, 44 (agosto 2003), pp. 271-282.

Pág. 129. [...]la mayoría de los resultados experimentales con la depresión leve a
moderada han sido positivos. En tales experimentos el hipérico ha funcionado
mejor que un placebo, a menudo igual de bien que los antidepresivos y a veces con
más efectividad que los fármacos: Ibíd.

Pág. 131. [...]la SALM ha sido exhaustivamente estudiada como antidepresivo y
la osteoartritis: «SAMe for Treatment of Depression», *The National Center for
Complementary and Alternative Medicine at the National Institutes of Health*, 22
diciembre 2008, www.healthyplace.com/depression/alternative-treatments/same-
for-treatment-of-depression/menu-id-68/.

Pág. 131. En una investigación reciente[...] investigadores de la Facultad de Medicina de Harvard y del Hospital General de Massachusetts administraron SALM
o un placebo a setenta y tres adultos con depresión: Papakostas, George I., y otros,
«S-Adenosyl Methionine (SAMe) Augmentation of Serotonin Reuptake Inhibitors
for Antidepressant Nonresponders with Major Depressive Disorder: A Double-Blind,
Randomized Clinical Trial», *Am J Psychiat*, 167 (agosto 2010), pp. 942-948.

Pág. 133. *Rhodiola rosea*: Brown, Richard P., y otros, «*Rhodiola rosea*: A Phytomedicinal Overview», American Botanical Council, *HerbalGram*, 56, (2002), pp. 40-52.

Pág. 133. [*Rhodiola rosea*] ha sido ampliamente estudiada por los científicos rusos y suecos: Ibíd.

Pág. 133. La raíz de la Rhodiola contiene rosavin, una sustancia que parece potenciar
la actividad de los neurotransmisores en el cerebro y que puede ser la responsable de
los efectos beneficiosos de la planta sobre el estado de ánimo y la memoria: Ibíd.

Pág. 133. En una investigación a doble ciego con humanos controlada por placebo realizada en Suecia en 2007: Darbinyan, V., y otros, «Clinical Trial of *Rhodiola
rosea* L. Extract SHR-5 in the Treatment of Mild to Moderate Depression», *Nordic J
Psychiat*, 61, n° 5 (2007), pp. 343-348.

Pág. 134. La valeriana se extrae de la raíz de una planta europea (*Valeriana officinalis*) utilizada de forma segura para estimular la relajación y el sueño: American
Botanical Council, *The ABC Clinical Guide to Herbs*, Thieme Publishers, Nueva York,
2003, pp. 351-364.

Pág. 134. **La kava es otra raíz de efectos sedantes:** Ibíd., pp. 259-271.

Pág. 134. **La kava es un excelente ansiolítico cuya efectividad es pareja a la de las benzodiazepinas, como ha sido demostrado en ensayos controlados en humanos:** Ibíd., pp. 259-271.

Pág. 135. **Las investigaciones en animales demuestran que la ashwagandha es igual de efectiva que el Panax, el verdadero ginseng, para aliviar los estados de tensión, pero sin los efectos estimulantes de este último:** «Materia Medica: Withania somnifera», *Europ J Herbal Med* 4, n° 2 (1998), pp. 17-22. Véase también, Bhattacharya, S. K., y A. V. Muruganandam, «Adaptogenic Activity of Withania Somnifera: An Experimental Study Using a Rat Model of Chronic Stress», *Pharmacol Biochem Behav*, 75, n° 3 (junio 2003), pp. 545-555.

Pág. 135. **Los estudios en humanos realizados en la India demuestran las propiedades ansiolíticas y revitalizantes de esta planta y confirman su falta de toxicidad:** Kulkarni, S. K., y A. Dhir, «Withania Somnifera: An Indian Ginseng», *Prog Neuropsychopharmacol Biol Psychiat*, 32, n° 5 (1 julio 2008), pp. 1.093-1.105.

Pág. 136. **La albahaca sagrada o tulsi (*Ocimum sanctum*) es una planta sagrada en la India[...] Las investigaciones modernas, tanto en animales como en humanos, demuestra su falta de toxicidad y una diversidad de beneficios:** Singh, S., y otros, «Evaluation of Anti-inflammatory Potential of Fixed Oil of *Ocimum sanctum* (Holy Basil) and Its Possible Mechanism of Action», *J Ethnopharmacol*, 54 (1996), pp. 19-26. Véase también, Winston, David y Steven Maimes, *Adaptogens: Herbs for Strength, Stamina, and Stress Relief*, Inner Traditions—Bear & Co., Rochester, Vermont, 2007, y Singh, Narendra y Yamuna Hoette, *Tulsi—Mother Medicine of Nature*, International Institue of Herbal Medicine, Lucknow, la India, 2002, www.holy-basil.com/6685.html y www.pharmainfo.net/reviews/ocimum-sanctum-and-its-therapeutic-applications.

Pág. 137. **Mi colega el doctor Jim Nicolai, director clínico del Programa de Bienestar Integrador en el Miraval Resort and Spa de Tucson, me cuenta que ha tenido un enorme éxito recetando albahaca sagrada a sus pacientes:** Comunicación personal, 2010.

Pág. 138. **La cúrcuma, la especia amarilla que le da color al curry y a algunas mostazas, es un potente agente antiinflamatorio natural:** American Botanical Council, *HerbalGram*, 84 (2009), pp. 1-3, http://cms.herbalgram.org/herbalgram/issue84/article3450.html.

Pág. 138. **Su principio activo, la curcumina, se ha revelado como un prometedor antidepresivo:** Kulkarni, S., y otros, «Antidepressant Activity of Curcumin: Involvement of Serotonin and Dopamine System», *Psychopharmacol*, 201, nº 3 (3 septiembre 2008), pp. 435-442.

Pág. 138. **Algunos investigadores hindúes sugieren que se hagan ensayos clínicos para explorar su eficacia como novedoso antidepresivo:** Kulkarni, S., y otros, «Potentials of Curcumin as an Antidepressant», *Scientific World J* 9 (noviembre 2009), pp. 1.233-1.241.

Pág. 131. **[…]su absorción se ve notablemente aumentada en presencia de la piperina, una sustancia que se halla en la pimienta negra:** Shoba, G., y otros, «Influence of Piperine on the Pharmacokinetics of Curcumin in Animals and Human Volunteers», *Planta Med*, 64, nº 4 (mayo 1998), pp. 353-356.

Pág. 138-139. **[…]en un ensayo controlado realizado en China en 1994, los pacientes con depresión tratados con acupuntura seis veces a la semana durante seis semanas experimentaron una mejoría igual que los tratados con amitriptilina (Elavil):** Yang, X., y otros, «Clinical observation on Needling Extrachannel Points in Treating Mental Depression», *J Tradit Chin Med*, 14, nº 1 (marzo 1994), pp. 14-18. Véase también, Jalynytchev, Pavel y Valentina Jalynytchev, «Role of Acupuncture in the Treatment of Depression, Benefits and Limitations of Adjunctive Treatment and Monotherapy», *Psychiat Times*, 26, nº 6 (12 mayo 2009), www.psychiatrictimes.com/depression/content/article/10168/1413274.

Pág. 139. **Algunos estudios utilizan la electroacupuntura:** Ulett, G. A., y otros, «Electroacupuncture: Mechanisms and Clinical Application», *Biol Psychiat*, 44, nº 2 (15 julio 1998), pp. 129-138.

Pág. 139. **Sabemos que las crías animales y los bebés humanos privados de contacto físico no se desarrollan con normalidad; en realidad, algunos enferman y fallecen:** Harmon, Katherine, «How Important Is Physical Contact with Your Infant?», *Scientific American Newsletters* (6 mayo 2010), www.scientificamerican.com/article.cfm?id=infant-touch.

Pág. 140. **Algunas nuevas y fascinantes investigaciones están documentando los beneficios bioquímicos del tacto:** Hyman Rapaport, Mark, y otros, «A Preliminary Study of the Effects of a Single Session of Swedish Massage on Hypothalamic-Pituitary-Adrenal and Immune Function in Normal Individuals», *J Compl Alt Med*, 16, nº 10 (18 octubre 2010), pp. 1.079-1. 088.

Pág. 140. **El tacto provoca la liberación de la oxitocina, que a su vez causa la liberación de la dopamina en el centro de recompensas del cerebro:** Zak, Paul J., y otros, «The Neurobiology of Trust», *Ann New York Acad Sci*, 1.032 (2004), pp. 224-227.

Pág. 141. **El doctor Paul J. Zak, fundador del campo contemporáneo de la Neuro-** economía: Zak, Paul con Susan Kuchinskas, «The Power of a Handshake: How Touch Sustains Personal and Business Relationships», *Huffington Post*, 29 septiembre 2008, www.huffingtonpost.com/paul-j-zak/the-power-of-a-handshake_b_129447.html.

Pág. 141. **Los cerebros de los que recibieron el masaje liberaron más oxitocina que los de aquellos que descansaron. Y los sujetos masajeados devolvieron un 243 por ciento más dinero a los extraños que les mostraron su confianza:** Morhenn, Vera B., y otros, «Monetary Sacrifice Among Strangers Is Mediated by Endogenous Oxytocin Release After Physical Contact», *Evol Human Behav*, 29, n° 6 (noviembre 2008), pp. 375-383.

Pág. 142. **Un artículo[...] con el provocativo título de «¿Es la suciedad el nuevo Prozac?»:** Glausiusz, Josie, *Discover*, julio 2007, http://discovermagazine.com/2007/jul/raw-data-is-dirt-the-new-prozac.

CAPÍTULO 6: LA OPTIMIZACIÓN DEL BIENESTAR EMOCIONAL MEDIANTE LA REORIENTACIÓN Y CUIDADO DE LA MENTE

Pág. 147. **Mark Twain ya lo aconsejaba: «Arrastra tus pensamientos lejos de tus problemas[...] por las orejas, por los talones, o de la manera que sea con tal de conseguirlo»:** Dicho atribuido popularmente a Mark Twain.

Pág. 148. **[...]especialidad conocida como psicología positiva es bastante reciente. Su principal promotor es[...] Martin Seligman:** Seligman, Martin E. P., *La auténtica felicidad*, Ediciones B, S.A., Barcelona, 2003.

Pág. 149. **«Recuerda que ni los insultos ni los golpes son en sí mismos un ultraje, sino tu juicio de que lo son»:** Cita atribuida a Epicteto (55-135 d. C.), *Internet Encyclopedia of Philosophy*, 2011, www.iep.utm.edu/epictetu.

Pág. 150. **Seligman ha analizado muchas intervenciones para ayudar a las personas a disfrutar de mayores cotas de placer, flujo y significado vital y ha descubierto tres que son especialmente efectivas:** op. cit.

Pág. 154. **El psiquiatra norteamericano Aaron T. Beck (1921-), que desarrolló una teoría cognitiva de la depresión en la década de 1960, es considerado el padre de la terapia cognitiva:** http://en.wikipedia.org/wiki/Aaron_Temkin_Beck.

Pág. 154. **(En su primer manual clínico, Beck escribió: «Los orígenes filosóficos de la terapia cognitiva se pueden rastrear hasta los filósofos estoicos»):** Beck, A. T., y otros, *Cognitive Therapy of Depression*, Guilford Press, Nueva York, 1979, p. 8.

Pág. 155. **En 2011, una publicación de la British Royal College of Psychiatrists concluyó que la TCC:** La enumeración que sigue procede de «Cognitive Behavioural Therapy (CBT)», *Royal College of Psychiatrists*, 2011, http://rcpsych.ac.uk/mentalhelathinformation/therapies/coginitivebehaviouraltherapy.aspx?theme.

Pág. 155. **Los síntomas depresivos suelen mejorar en esta etapa inicial, y muchos pacientes no vuelven a deprimirse después de sólo ocho o doce sesiones:** Butler, A. C. y A. T. Beck, «Cognitive Therapy for Depression», *The Clinical Psychologist*, 48, nº 3, (1995), 3-5.

Pág. 156. **En un estudio publicado en el número de diciembre de 2010 de *Archives of General Psychiatry*:** Segal, Zindel V., y otros, «Antidepressant Monotherapy vs. Sequential Pharmacotherapy and Mindfulness-Based Cognitive Therapy, or Placebo, for Relapse Prophylaxis in Recurrent Depression», *Arch Gen Psychiat*, 67, nº12 (diciembre 2010), pp. 1.256-1.264.

Pág. 161. **El elefante avanza con el palo en alto sujetado firmemente con la trompa:** Easwaran, Eknath, *Meditation: A Simple Eight-Point Program for Translating Spiritual Ideals into Daily Life*, Nilgiri Press, Tomales, California, 1991, p. 58.

Pág. 161. **Utilizando *El libro de los mantras* de Easwaran, varios investigadores han documentado la eficacia de este método:** Easwaran, Eknath, *El libro de los mantras*, RBA Libros, Barcelona, 2001.

Pág. 161. **Un estudio, publicado en *Journal of Continuing Education in Nursing* en 2006:** Bormann, Jill E., y otros, «Relationship of Frequent Mantram Repetition to Emotional an Spiritual Well-Being in Healthcare Workers», *J Cont Educ Nursing*, 37, nº 5 (septiembre-octubre 2006), pp. 218-224.

Pág. 162. **Otros investigadores han llegado a conclusiones parecidas después de analizar la repetición mántrica en veteranos de guerra varones e individuos seropositivos:** Bormann, Jill E., y Adam W. Carrico, «Increases in Positive Reappraisal Coping During a Group-Based Mantram Intervention Mediate Sustained Reductions in Anger in HIV-Positive Persons», *Int J Behav Med*, 16, nº1 (enero 2009), pp. 74-80. Véase también: Bormann, J. E., y otros, «Mantram Repetition for Stress Management in Veterans and Employees: A Critical Incident Study», *J Adv Nurs*, 53, nº5 (marzo 2006), pp. 502-512.

Pág. 163. **(C. J. Jung incorporó la utilización de los mandalas en su trabajo psicoanalítico con los pacientes):** Schueler, Gerald, «Chaos Theory: Interface with Jungian Psychology», 1997, www.schuelers.com/chaos/chalos1.htm.

LA FELICIDAD TE ESTÁ ESPERANDO

LA FELICIDAD TE ESTÁ ESPERANDO

Pág. 167. **«Una mente errática es una mente infeliz» es el título de un informe:** Killingsworth, Matthew A., y Daniel T. Gilbert, *Science*, 300, n° 6006 (12 noviembre 2010), p. 932.

Pág. 169. **Si eres capaz de reconocer, siquiera sea de manera ocasional, los pensamientos que cruzan tu mente como meros pensamientos:** Tolle, Eckhart, *El silencio habla*, DeBolsillo, Madrid, 2006.

Pág. 170. **Ya en 1972 hablaba del valor de la meditación en mi primer libro, *La mente natural*:** Weil, Andrew, *La mente natural*, Ediciones Obelisco, Barcelona, 2005.

Pág. 171. **En su reciente y fascinante libro *In Pursuit of Silence: Listening for Meaning in a World of Noise*, el ensayista George Prochnik relata su experiencia de patrullar con un agente de policía de Washington, D. C., llamado John Spencer:** El siguiente pasaje está extraído de Prochnik, George, *In pursuit of Silence...*, Doubleday, Nueva York, 2010, pp. 17-18.

Pág. 176. **Recibimos mucha más información de la que deseamos:** El pasaje está extraído de Heylighen, Francis, «Complexity and Information Overload in Society: Why Increasing Efficiency Leads to Decreasing Control», Universidad Libre de Bruselas, 202 (versión para *The Information Society*), http://pespmc1.vub.ac.be//Papers/ Info-Overload.pdf.

Pág. 183. **En 1900, sólo el cinco por ciento de los hogares eran unipersonales:** «Loneliness and Isolation: Modern Health Risks», *The Pfizer Journal*, 4, n° 4 2000.

Pág. 183. **Un estudio aparecido en 2006 en el *American Sociological Review* concluía que por término medio los norteamericanos sólo tenían dos amigos íntimos en quien confiar, por debajo de la media de tres existente en 1985:** McPherson, Miller, y otros, «Social Isolation in America: Changes in Core Discussion Networks Over Two Decades», *Am Soc Rev*, 71, n° 3 (2006), pp. 353-375.

Pág. 183. **El aislamiento social y la soledad están íntimamente relacionados con la depresión:** Schoevers, R.A., y otros, «Risk Factors for Depression in Later Life; Results of a Prospective Community Based Study (AMSTEL)», *J Affect Disord*, 59, n° 2 (agosto 2000), pp. 127-137.

Pág. 183. **En su trabajo, *Suicide*, un clásico, Émile Durkheim (1858-1917), el padre de la sociología moderna, escribía:** Durkheim, Émile, *Suicide*, Free Press, Nueva York, 1997, p. 210.

Pág. 184. **Los investigadores han documentado la relación entre el uso de internet y el aislamiento social además de con la depresión entre los adolescentes:** Hughes, Carole, «The Relationship of Use of the Internet and Loneliness Among College Studens», Boston College Disertations and Theses, Paper AAI9923427, 1 enero 1999, http://escholarship.bc.edu/dissertations/AAI9923427/. Véase también, Young, Kimberly S., y Robert C. Rodgers, «The Relationship Between Depression and Internet Addiction», *Cyber Psychol Behav*, 1, n° 1 (1998), pp. 25-28; Sanders, Christopher E., y otros, «The Relationship of Internet Use to Depression and Social Isolation Among Adolescents», *Health Publications*, verano 2000, http://findarticles.com/p/articles/mi_m2248/is_138_35/ai_66171001/pg_2/.

CAPÍTULO 7: ESPIRITUALIDAD LAICA
Y BIENESTAR EMOCIONAL

Pág. 190. **La medicina mente-cuerpo está empezando a despegar, y son cada vez más los científicos que se toman en serio las respuestas a los placebos:** Walach, Harald y Wayne B. Jonas, «Placebo Research: The Evidence Base for Harnessing Self-Healing Capacities», *J Alt Comp Med*, 10, n° 1 (2004), S103-112.

Pág. 193. **Numerosas investigaciones científicas confirman los beneficios para la salud en general y para la emocional en particular de vivir con animales de compañía:** Nimer, J., y B. Lundahl, «Animal Assisted Therapy: A Meta-Analysis», *Anthrozoo*, 20, n° 3 (2007), pp. 225-238.

Pág. 193. **La doctora Lynette A. Hart, profesora de medicina veterinaria de la Universidad de California en Davis, escribe:** Hart, Lynette, A., «Companion Animals Enhancing Human Health and Wellbeing (Proceedings)», *CVC Proceedings*, 1 agosto 2008, http://veterinarycalendar.dvm360.com/avhc/content/printContent-Popup.jsp?id=567242.

Pág. 193. **«Todo parece indicar que estar rodeado de mascotas aviva el ánimo y fomenta el sentimiento de conexión emocional y de bienestar general»:** Thompson Jr., Dennis, «Pet Therapy and Depression», *Everyday Health*, 2011, www.everydayhealth.com/depression/pet-therapy-and-depression.aspx.

Pág. 195. **«Es importante desarrollar y estimular la percepción humana a través del arte»:** Cita atribuida a Mokichi Okada (1882-1955), http://ikebanasangetsu.org/.

Pág. 196. **En su libro de 2001, *The Healing Power of Doing Good*:** Luks, Allan, *The Healing Power of Doing Good*, Fawcett Columbine, Nueva York, 1991.

Pág. 196. [...]el abogado Allan Luks[...] acuñó el término «subidón del altruista» para describir la descarga de buenos sentimientos que experimentan las personas cuando ayudan a los demás: Ibíd., xiii.

Pág. 197. Desde entonces, los neurocientíficos han demostrado que ayudar a los demás activa los mismos centros cerebrales involucrados en las respuestas de placer mediadas por la dopamina hacia el sexo y la comida: Alexander, Shoshana y James Baraz, «The Helper's High», *The Greater Good*, 1 febrero 2010, http://greatergood.berkeley.edu/article/item/the_helpers_high/.

Pág. 197. En determinado estudio, estos centros del placer se iluminaban cuando los participantes pensaban simplemente en dar dinero para obras de caridad: Ibíd.

Pág. 197. A partir de un estudio con una muestra de más de tres mil voluntarios, Luks concluyó que los que ayudan a los demás de manera regular decuplican sus probabilidades de gozar de buena salud con respecto a las personas que no practican el voluntariado: Luks, *op. cit.*, xi.

Pág. 197. «prestar ayuda a los demás protege la salud en general el doble que la aspirina contra las patologías cardíacas»: la cita y el pasaje están extraído de Carter, Christine L., «What We Get When We Give», *Psychology Today*, 18 febrero 2010, www.psychologytoday.com.

Pág. 197. Una de las conclusiones de la Encuesta de Estándar Comparativo de las Comunidades de Capital Social, con una muestra de casi treinta mil norteamericanos y publicada en 2000: Brooks, A. C., «Does Giving Make Us Prosperous?», *J Econ Finance*, 31, n° 3 (otoño 2007), pp. 403-411.

Pág. 198. ¿Y no es en realidad la caridad[...] «más que un acto de propia conveniencia enmascarado de altruismo?: De Mello, Anthony, *Awareness: A De Mello Spirituality Conference in His Own Words*, Stroud, Francis J., ed., Random House, Nueva York, 1192, p. 19.

Pág. 198. El Dalai Lama utiliza el término «altruismo egoísta» sin ninguna connotación peyorativa: Alexander y Baraz, *op. cit.*

Pág. 200. «la compasión y el afecto ayudan a facilitar el funcionamiento del cerebro»: El pasaje es del Dalai Lama, «Compassion Is the Source of Happiness», *The Berzin Archives*, mayo 2008, www.berzinarchives.com/web/en/archives/sutra/level2_lamrim/advanced_scope/bodhichitta/compassion-source-happiness.html.

Pág. 200. **En sus investigaciones mediante imágenes del cerebro, Richard Davidson y sus colegas han documentado los cambios experimentados en los cerebros tanto de los monjes tibetanos como de las personas laicas formadas en la meditación compasiva:** Lutz, Antoine, y otros, «Regulation of the Neural Circuitry of Emotion by Compassion Meditation: Effects of Meditative Expertise», *PLoS ONE*, 3, nº 3 (2008)

Pág. 201. **En su excelente libro *The Compassionate Mind*, el psicólogo Paul Gilbert:** Los pasajes que siguen pertenecen a Gilbert, Paul, *The Compassionate Mind*, Constable, Londres, 2009.

Pág. 202. **[...]«perdona siempre a tus enemigos; nada les molesta tanto»:** Frase atribuida popularmente a Oscar Wilde.

Pág. 202. **Las investigaciones demuestran que los que perdonan gozan de mejores relaciones sociales en general y que con el tiempo se hacen más altruistas:** Witvliet, C. V., y otros, «Forgiveness and Health: Review and Reflections on a Matter of Faith, Feelings, and Physiology», *J Psychol Theol*, 29 (2009), pp. 212-224. Véase también: Witvliet, C. V., y K. A. Phipps, «Granting Forgiveness or Harboring Grudges: Implications for Emotion, Physiology, and Health», *Psychol Sci*, 12 (2001), pp. 117-123.

Pág. 202. **[...]un estudio de 2009 corrobora la correlación inversa entre el perdón y la depresión:** Burnette, J. L., y otros «Insecure Attachment and Depressive Symptoms: The Mediating Role of Rumination, Empathy, and Forgiveness», *Personality and Individual Differences*, 46, nº 3 (febrero 2009), pp. 276-280.

Pág. 203. **[...]tales como un «seminario de perdón orientado a la empatía» de seis horas:** Sandage, Stephen J., y Everett L. Worthington, «Comparison of Two Group Interventions to Promote Forgiveness: Empathy as a Mediator of Change», *J Mental Health Couns*, 32, nº 1 (enero 2010), pp. 35-57.

Pág. 203. **«Para mí sería una limitación que estuviéramos tan atados desde el mundo material, tangible y mensurable a las preguntas y fines espirituales»:** La cita es de Frederic Luskin, en Rose, Teresa, «Director of the Stanford Forgiveness Project Frederic Luskin Suggests Forgiving to Mediators» (vídeo), *Examiner.com*, San Franciso, 4 junio 2010, www.examiner.com/sf-in-san-francisco/director-of-the-stanford-forgiveness-project-frederic-luskin-suggests-forgiving-to-mediators-video.

Pág. 205. **[...]«la expresión libre por signos externos de una emoción la intensifica. Por otro lado, la represión en la medida de lo posible de todo signo externo mitiga nuestras emociones[...] Incluso la simulación de una emoción tiende a suscitarla en nuestras mentes»:** Cita atribuida a Charles Darwin en *La expresión de las emociones en los animales y en los hombres*, Alianza Editorial, Madrid, 1998.

Pág. 205. **Un estudio llevado a cabo en 1988 por los investigadores de la Universidad de Mannheim, República Federal de Alemania, fue eso exactamente lo que hizo:** Stack, F., y otros, «Inhibiting and Facilitating Conditions of the Human Smile: A Nonobtrusive Test of the Facial Feedback Hypothesis», *J Pers Soc Psychol*, 54, n° 5 (mayo 1988), pp. 768-777.

Pág. 205. **[...]otros estudios similares demuestran bien a las claras que las emociones estimulan las expresiones físicas «y» que las expresiones físicas estimulan las emociones:** En tales estudios se incluyen: Zuckerman, M., y otros, «Facial, Autonomic, and Subjective Components of Emotion: The Facial Feedback Hypothesis Versus Externalizer-Internalizer Distinction», *J Pers Soc Psychol*, 41 (1981), pp. 929-944; Tourangeau, R., y P. C. Ellsworth, «The Role of Facial Response in the Experience of Emotion», *J Pers Soc Psychol*, 37, n° 9 (septiembre 1979), pp. 1.519-1.531; Adelmann, Pamela K., y R. B. Zajonc, «Facial Efference and the Experience of Emotion», *Ann Rev Psychol*, 40 (1989), pp. 249-280.

Pág. 206. **Iniciada por el doctor Madan Kataria, un médico de Mumbai, la India, el primer club de la risa se convocó en marzo de 1995 con un puñado de personas:** «What Is Laughter Yoga?», www.laughteryoga.org/index.php?option=com-content&view=article&id=180:what-is-laughter-yoga&catid=85:about-laughter-yoga&Itemid=265.

Pág. 207. **[...]se ha demostrado que la participación habitual en los clubes de la risa mejora la salud física y emocional en diferentes aspectos:** «Laughter Lowers Blood Pressure», 21 julio 2008, www.laughteryoga.org/index.php?option=com_cont ent&view=category&id=125&layout=blog&Itemid=275&limitstart=160.

Pág. 208. **«¿Por qué[...] tememos a lo que descubriremos cuando nos enfrentemos cara a cara con nosotros mismos una vez allí?»:** Pasaje de Hill, Susan, «Silence, Please», *StandPoint Magazine*, junio 2009, www.standpointmag.co.uk/silence-please-features-june-09-susan-hill.

Pág. 208. **«el silencio es un suelo rico y fértil en el que pueden crecer y florecer muchas cosas»:** Ibíd.

Pág. 209. **En la actualidad disponemos de pruebas científicas que avalan la existencia del contagio emocional:** Hill, Alison L., y otros, «Emotions as Infectious Diseases in a Large Social Network: the SISa Model», *Proc Biol Sci*, 277, n° 1.701 (22 diciembre 2010), pp. 3.827-3.835.

Pág. 209. **[...]si tienes un amigo feliz que vive a menos de un kilómetro y medio de ti, tus probabilidades de ser feliz se incrementan un 25 por ciento:** Fowler, James H., y Nicholas A. Christakis, «Dynamic Spread Of Happiness in a Large Social Network: Longitudinal Analysis over 20 years in the Framingham Heart Study», *BMJ*, 337, nº a2.338 (4 diciembre 2008).

Pág. 209. **Ésta es una de las conclusiones de un estudio publicado por** *British Medical Journal* **en 2008:** Ibíd.

Pág. 210. **Otros análisis de los mismos datos confirman que las emociones negativas son igual de transmisibles que las positivas[...]** Lo mismo vale para la depresión: Yapko, Michael, *Depression Is Contagious: How the Most Common Mood Disorder Is Spreading Around the World and How to Stop It*, Free Press, Nueva York, 2009.

Pág. 211. **Disponemos de pruebas fehacientes sobre la capacidad de la gratitud para mejorar el estado de ánimo:** Lo que se trata a continuación está extraído de las investigaciones de Robert Emmons. Véase Emmons, Robert A., *Thanks! How Practicing Gratitude Can Make You Happier*, Houghton Mifflin Harcourt, Nueva York, 2007.

Pág. 211. **la práctica regular del pensamiento agradecido puede desplazar tu punto de ajuste emocional en cuanto a la felicidad hasta en un 25 por ciento en la dirección correcta:** Lemley, Brad, «Shiny Happy People: Can You Reach Nirvana with the Aid of Science?», *Discover*, agosto 2006, http://discovermagazine.com/2006/aug/shinyhappy.

Pág. 212. **En primer lugar, la gratitud es el reconocimiento de lo bueno que hay en la vida de uno:** Emmons, *op. cit.*, p. 4.

Pág. 213. **El método más frecuentemente utilizado en las investigaciones sobre los efectos de la práctica del agradecimiento es el Diario de Gratitud:** Fernández, Álvaro, «Enhance Happiness and Health by Cultivating Gratitude: Interview with Robert Emmons», *SharpBrains*, 29 noviembre 2007, www.sharpbrains.com/blog/2007/11/29/robert-emmons-on-the-positive-psychology-of-gratitude/.

Pág. 214. **«El que recibe agradecido produce una copiosa cosecha»:** Blake, William, *El matrimonio del cielo y el infierno*, Ediciones Cátedra, Madrid, 2002.